传染性疾病体外诊断试剂发展与质量安全

主 编 李 挥 甄晓兰

U0309631

科学出版社

北 京

内 容 简 介

本书以传染性疾病体外诊断试剂的行业发展、产品设计、科学监管、质量控制为主线,详细阐述了传染性疾病体外诊断试剂的国内外发展现状、市场环境、法律法规、新产品设计与开发、生产质量控制、检测技术、审评要点等内容,为产品的研发、生产、注册及销售全过程、全环节提供了标准化的操作规范。本书重点突出了病毒性肝炎、结核病、新型冠状病毒感染等传染性疾病的体外诊断试剂相关内容。本书与当前传染性疾病体外诊断试剂发展相适应,为体外诊断试剂行业高质量发展提供了理论支持。

本书可供体外诊断试剂的监管人员、科研人员和相关企业研发、生产人员使用。

图书在版编目(CIP)数据

传染性疾病体外诊断试剂发展与质量安全 / 李挥,甄晓兰主编.—北京:科学出版社,2023.12
ISBN 978-7-03-077255-8

Ⅰ.①传… Ⅱ.①李… ②甄… Ⅲ.①传染病－诊断剂－研究 Ⅳ.①R510.4②R981

中国国家版本馆 CIP 数据核字(2023)第 248418 号

责任编辑:丁慧颖 / 责任校对:张小霞
责任印制:肖 兴 / 封面设计:吴朝洪

科 学 出 版 社 出版
北京东黄城根北街 16 号
邮政编码:100717
http://www.sciencep.com
涿州市般润文化传播有限公司 印刷

科学出版社发行 各地新华书店经销
*

2023 年 12 月第 一 版 开本:787×1092 1/16
2023 年 12 月第一次印刷 印张:11 3/4
字数:270 000
定价:86.00 元
(如有印装质量问题,我社负责调换)

《传染性疾病体外诊断试剂发展与质量安全》
编 委 会

前　　言

体外诊断试剂作为医疗器械，是指可单独使用或与仪器、器具、设备或系统组合使用，在疾病的预测、预防、诊断、治疗监测、预后观察和健康状态评价的过程中用于人体样本体外诊断或体外检测的试剂（盒）、校准品、质控品等。为了规范体外诊断试剂注册与备案行为，保证体外诊断试剂的安全、有效和质量可控，根据《医疗器械监督管理条例》规定，我国出台了《体外诊断试剂注册管理办法》，对体外诊断试剂产品实施注册制，并出台了许多国家（行业）标准、技术指导原则等规范性文件。在企业研发生产、监管执法、科学研究等过程中，部分人员对体外诊断试剂仍存在前沿技术了解不清、法规标准掌握不足、质量体系保障不严等问题，不时有人员向笔者及单位同事咨询。

《传染性疾病体外诊断试剂发展与质量安全》一书与当前传染性疾病体外诊断试剂发展状况相适应，满足了我国传染性疾病体外诊断试剂从业人员对行业发展、法律法规、技术操作等多领域的迫切需求。全书共分十章，从传染性疾病体外诊断试剂国内外发展现状，国内外注册法规、国行标、审查要点，新产品研发到上市全过程的质量控制几个层面进行详细介绍，重点突出了病毒性肝炎、结核病、新型冠状病毒感染等传染性疾病的体外诊断试剂及相关的质量控制，为产品的研发、生产、注册、检验、销售全过程及全环节提供了标准化的操作规范，是监管人员和体外诊断试剂行业人员开展研究、学习、工作的实用工具书。本书编者在编写过程中查阅了大量法律法规、标准文献，咨询了许多同行专家和从业人士，以期能够更为全面、准确地解答行业人员的疑惑，指导相关工作。本书在介绍相关技术原理的基础上，重点介绍了传染性疾病体外诊断试剂领域的操作性、应用性、局限性、创新性，以及未来相关领域的展望。此外，来自一线的企业研发专家就上、中、下游产业链相关产品的质量控制进行了详细解读，本书对关键环节内容以表格形式列举，对使用者进行标准化、条理化的解读指导。本书还在创新技术的临床转化与产品转化方面给出了科学、符合规范性的建议，对当前流行的传染性疾病的体外诊断技术进行了较为详细的介绍和说明，以期能够对同行的工作起到全面、科学、准确的帮助。

在本书即将出版之际，衷心感谢中国食品药品检定研究院，中国人民解放军联勤保障部队 980 医院的各位专家、学者及体外诊断试剂同行人士给予的大力支持和指导，由于时间仓促，资料收集不够充分，编者水平有限，书中难免存在疏漏和不足之处，敬请读者批评指正并提出宝贵意见！

编　者

2022 年 11 月

目　　录

第一章　体外诊断试剂产品的发展 ·· 1

　第一节　体外诊断试剂发展历程 ·· 1

　第二节　高风险传染性疾病体外诊断试剂产品发展现状 ············ 4

第二章　高风险传染性疾病体外诊断试剂产业市场环境 ·············· 8

　第一节　市场环境分析 ·· 8

　第二节　市场产业链分析 ··· 9

　第三节　市场发展及培育的建议 ·· 10

第三章　产品注册国内外法规要求 ··· 12

　第一节　我国体外诊断试剂注册管理现状分析 ·························· 12

　第二节　国外医疗器械注册法规现状分析 ································ 27

　第三节　国内应急产品审批制度现状分析 ································ 38

第四章　产品设计与研发及生产 ··· 51

　第一节　体外诊断试剂产品新技术应用概况 ····························· 51

　第二节　诊断试剂产品研发 ·· 57

　第三节　产品生产转化 ··· 75

第五章　生产质量控制技术 ··· 85

　第一节　基础设施的质量控制 ··· 85

　第二节　工作环境和污染的控制 ·· 88

　第三节　物料和产品品质的控制 ·· 89

　第四节　产品设计的质量控制 ··· 97

第六章　标准检验检测技术 ··· 101

　第一节　肝炎病毒检测试剂盒的检验 ·· 101

　第二节　新型冠状病毒试剂盒的检验 ·· 103

　第三节　人类免疫缺陷病毒试剂盒的检验 ································ 107

第七章　产品注册审评要点 ··· 109

　第一节　注册质量管理体系管理 ·· 109

　第二节　产品检验 ··· 114

第三节　临床评价 ……………………………………………………… 117

第四节　体外诊断试剂注册资料 ………………………………………… 121

第八章　病毒性肝炎体外诊断试剂 ……………………………………… 128

第一节　概述 ……………………………………………………………… 128

第二节　甲型肝炎病毒体外诊断试剂 …………………………………… 128

第三节　乙型肝炎病毒体外诊断试剂 …………………………………… 131

第四节　丙型肝炎病毒体外诊断试剂 …………………………………… 145

第五节　丁型肝炎病毒体外诊断试剂 …………………………………… 149

第六节　戊型肝炎病毒体外诊断试剂 …………………………………… 153

第九章　结核病体外诊断试剂 …………………………………………… 156

第一节　概述 ……………………………………………………………… 156

第二节　结核病分枝杆菌介绍 …………………………………………… 159

第三节　结核病诊断试剂检测原理 ……………………………………… 161

第四节　结核病诊断试剂新技术 ………………………………………… 165

第十章　新型冠状病毒感染体外诊断试剂 ……………………………… 171

第一节　概述 ……………………………………………………………… 171

第二节　新型冠状病毒的特点 …………………………………………… 172

第三节　新型冠状病毒诊断试剂检测原理 ……………………………… 174

第四节　冠状病毒诊断试剂新技术 ……………………………………… 175

第一章 体外诊断试剂产品的发展

第一节 体外诊断试剂发展历程

一、诊断试剂行业概述

体外诊断试剂作为医疗器械，是指可单独使用或与仪器、器具、设备或系统组合使用，在疾病的预测、预防、诊断、治疗监测、预后观察和健康状态评价的过程中，用于人体样本体外检测、体外诊断的试剂（盒）、校准品、质控品等。按照风险等级分为三类，高风险传染病体外诊断试剂属第三类医疗器械。

体外诊断试剂的发展史也是伴随对生命科学探索展开的。早期基于酸碱滴定等化学反应方法建立的生化诊断技术，灵敏度极低，临床应用有局限性。后来通过抗原-抗体技术（即包埋胶体金、荧光物质或者放射性物质在特定抗体上，抗体和抗原的特异性结合来检测抗原物质的存在和数量）建立免疫诊断技术，诊断试剂进入了商品化生产阶段，并广泛应用于临床诊断。目前生命科学已经进入到基因和分子水平，相应的新技术和新方法层出不穷，如普通 PCR 技术、荧光定量 PCR 技术、数字 PCR 技术等。诊断试剂与各类高精尖检测仪器融合正迈向高灵敏度、快速、小型化和家庭化的目标。

体外诊断试剂的应用场景包括医学临床检验、血液筛查、海关检测和食品安全检测、战地防化等，但医学检测依然是体外诊断试剂应用最广泛的领域，如医院检验科、体检中心、独立医学实验室等是诊断试剂产品的主要用户，诊断试剂行业与民生息息相关。

二、诊断试剂行业分类及相关企业

按检测原理可将诊断试剂行业分为生化诊断、免疫诊断、分子诊断、即时即地检验（POCT）、血液/体液诊断等。

1. 生化诊断

生化诊断是在人体外，基于生物化学反应测定人体内生物化学指标（如酶类、脂类、糖类、蛋白类和非蛋白类、无机元素类等）、获取临床诊断信息并判断人体疾病的方法。

数据显示 2014～2018 年国内生化诊断行业市场规模从 57.3 亿元增长至 75.7 亿元，年复合增长率达到 7.2%，预计 2018～2023 年生化诊断市场规模将保持 5.9% 的年复合增长率继续增长，到 2023 年年底市场规模将达到 101 亿元。

未来生化诊断行业的重要发展方向是突破生化诊断仪器设备和试剂的重大关键技术

壁垒，研制拥有自主知识产权的创新产品和具有国际竞争力的优质产品。

我国主流的生化诊断系统多为开放式系统，而在生化诊断技术已然成熟的背景下，各品牌企业通过制造封闭式系统以巩固自身产品覆盖率将成为必然趋势。例如，迈瑞医疗、安图生物均已自主研发出包括生化诊断和免疫诊断的全自动化流水线。生化诊断试剂的国内代表企业有中生北控、科华生物、迈克生物、万孚生物、安图生物、美康生物等。

2. 免疫诊断

免疫诊断的依据是抗原抗体的特异性结合反应，主要涉及化学发光、酶联免疫、免疫层析等技术，可实现传染病、激素、肿瘤、TORCH 等一系列项目的检测。免疫诊断是占比最大的细分领域，化学发光技术发展速度较快，磁微粒化学发光试剂仍保持主要的市场地位。免疫诊断试剂的国内代表企业有安图生物、迈瑞医疗、亚辉龙、新产业、透景生命等。

3. 分子诊断

分子诊断是应用分子生物学的方法，检测受检个体的遗传物质或携带的病毒、病原体基因结构与类型，进而从基因层面对疾病进行检测诊断。它是体外诊断行业相当重要的领域，也是发展最快的细分市场，年增速 20%左右。

分子诊断的国内主要应用场景：感染性疾病、遗传病检测，肿瘤分子诊断，药物基因组学研究。就感染性疾病中的肝炎领域而言：2016 年我国人群的乙肝表面抗原流行率为 1%，慢性乙型肝炎病毒（HBV）感染者约为 8600 万，诊断率为 18.7%，治疗率为 10.8%。截至 2019 年 1 月，有 32 家企业持有乙型肝炎病毒核酸检测试剂注册证，共计 70 种核酸检测试剂。有 21 家企业持有丙型肝炎病毒核酸检测试剂注册证，共计 30 种核酸检测试剂。乙型肝炎病毒检测 PCR 技术领域相关企业有厦门艾德生物医药、圣湘生物、达安基因；基因测序领域相关企业有华大基因、贝瑞和康、安诺优达等；产前诊断、基因检测领域发展最快的为迪安诊断，营业收入从 2015 年的 18.58 亿元增加至 2022 年底的 84.37 亿元。

受新型冠状病毒感染疫情的影响，国内新增大量 PCR 实验室，将拉动感染性疾病体外诊断试剂的发展。

4. 即时即地检验

POCT 是一种在采样现场进行的、利用便携式分析仪器及配套试剂快速得到结果的检测方式。其最大特点在于快速、可随时随地进行、对操作者要求低。POCT 的含义可从两方面进行理解：空间上，在患者身边进行的检测，即“即地检测（床旁检测）”；时间上，可进行“即时检测”。

POCT 技术大致经历了 4 个迭代。第一代：胶体金免疫层析（定性或半定量时代），代表企业如罗氏等。第二代：普通免疫荧光层析（定量时代），代表企业如万孚生物、基蛋生物等。第三代：改进荧光材料免疫层析，或改进反应载体被动型微流控（较为精准定量时代），代表企业如金准、微点、雷度米特等；第四代：微流控+化学发光时代（精准检测新时代），代表企业如日本三菱、深圳华迈兴微等。

5. 血液/体液诊断

血液/体液诊断是应用物理方法和化学方法等相关技术，如流式细胞术、电阻抗法、光电比色法,对涉及血常规、血栓与止血、尿常规等项目进行检测。血液/体液诊断试剂的代表企业有希森美康、迈瑞医疗、赛科希德、上海太阳生物、雷杜生命科学、迪瑞医疗、优利特等。

总之,诊断产品发展较快,以三诺生物、万孚生物和基蛋生物生产的血糖检测、心脏标志物、炎症感染检测产品表现较突出。生化诊断产品早已进入成熟期,整体毛利率不高。分子诊断产品虽处在上升期,但传统检测项目,如乙肝类检测,利润已不高;癌症筛查、肿瘤基因检测和无创产前筛查新型检测项目市场尚待开发,且前期投入较大。

三、行业发展现状及未来方向

1. 全球发展现状

从 20 世纪初第一台生化分析仪问世,体外诊断经历了生化诊断、免疫诊断、分子诊断、POCT 四个发展阶段,现今已经成为一个成熟的行业,2018 年市场规模约为 684 亿美元,预计 2023 年年底将达到 840 亿美元。

目前,全球医疗决策约有 2/3 是依据诊断做出的,其中体外诊断已成为预防诊断和治疗疾病过程中的重要环节。

体外诊断的上述四个发展阶段中,前三个阶段需在实验室中完成,最后一个阶段可在家中进行。分子诊断和 POCT 在全球范围内均处于上升期,未来具有较大的市场发展潜力。

2. 我国发展现状

目前我国已经产业化的体外诊断试剂仅有 60 多种产品,在肿瘤、艾滋病、心脑血管疾病等产品领域还较为薄弱,而全球成熟产品已经达到 1200 多种,对比国外,我国诊断试剂市场还有较大空白,同时也说明国内诊断试剂行业市场化水平不高。

目前我国高度重视诊断试剂的研发,并将其列为重点支持产业,给予大量的优惠政策促进行业发展。大量科研机构和海归人员积极参与新产品的研发与产业化,我国的诊断试剂新产品数量每年都保持快速上升态势,我国成为全球发展最快的市场。新产品的不断产业化填补了市场空白,推动行业的高增长。2021 年体外诊断试剂行业市场规模 846 亿元,同比增长 18.3%。

2020 年在全球新型冠状病毒感染疫情暴发的背景下,体外诊断领域的 PCR 技术及免疫检测技术用于新型冠状病毒的临床诊断、感染性筛查、流行病学调查等方面,发挥了重要作用。圣湘生物、达安基因等公司推出新冠核酸检测产品,并被列入各地集中采购目录。同年,东方生物完成新冠抗原检测试剂的开发,取得了欧盟 CE 认证,并列入商务部出口的名单,推向国外市场。热景生物获得德国新冠抗原检测订单,为欧洲抗疫做出了贡献。万孚生物作为第一批获得欧盟 CE 自测类认证的公司,在市场准入方面具有优势。

3. 未来展望

体外诊断试剂以临床需求为导向,创新产品逐渐步入发展期。随着二代测序技术的进步和临床需求的升级,从伴随诊断/用药指导向前、后延伸,分别进入疗效评估/复发监测、癌症早期筛查领域。微小残留病灶检测可以用于评估肿瘤治疗方案和预后指标。微小残留病灶对于评估癌症复发风险具有重要意义，可以通过患者术后或治疗后的循环肿瘤 DNA（ctDNA）判断是否存在分子生物学水平上的残留病灶，进而评估白血病、淋巴瘤、骨髓瘤等肿瘤，以及制订肺癌、结直肠癌等实体瘤患者的临床治疗方案。体外诊断试剂具有较强的临床需求和市场价值。

第二节　高风险传染性疾病体外诊断试剂产品发展现状

一、典型产品方法学研究及临床应用

1. 乙型肝炎病毒体外检测相关产品

乙型肝炎是由 HBV 感染引起的世界范围内流行的传染病，目前 HBV 感染检测主要有核酸水平的分子生物学检测和蛋白质水平的免疫学检测。HBV 感染的典型血清标志物主要有乙型肝炎表面抗原（HBsAg）、乙型肝炎表面抗体（抗 HBs）、乙型肝炎 e 抗原（HBeAg）、乙型肝炎 e 抗体（抗 HBe）、乙型肝炎核心抗体（抗 HBc）。检测方法主要有酶联免疫分析（ELISA）法、化学发光免疫分析法、胶体金免疫层析法等。

HBsAg 检测试剂的广谱性是衡量试剂性能的重要指标，其对所有血清感染都具有检出的能力。HBsAg 的"a"表位虽是共有表位，但氨基酸组成具有一定的差别。因此，即使同一试剂对不同血清型 HBV 的检测能力还是存在差异的。此外，HBsAg 变异株的"a"表位发生突变，可导致 HBsAg 试剂检测能力下降并易造成漏检。

酶联免疫吸附分析（ELISA）是一种结合抗原、抗体特异性反应和酶对底物高效催化作用的高敏感性免疫学试验技术。测定时，受检的标本与固相载体表面的抗原或抗体起反应。用洗涤的方法使固相载体上形成的抗原抗体复合物与液体中的其他物质分开。再加入酶标记的抗原抗体，通过反应结合在固相载体上。固相上的酶量与标本中受检物质的量成比例。加入酶反应底物后，底物被催化成有色底物，产物的量与标本中受检物质的量直接相关，可根据呈色的深浅进行半定量或定性分析。该种检测方法的优点是灵敏度较高，载体标准化难度较低，但也存在检测速度慢、易污染、步骤较为烦琐等缺点。在实际应用中，需要根据抗原抗体的特性设计不同的检测方法，如双抗体夹心法、直接法、间接法等。

化学发光免疫分析法是将高灵敏度的化学发光测定技术与高特异度的免疫反应相结合，用于各种抗原、抗体、激素等检测。该方法具有特异性强、线性范围宽、结果稳定、操作简化、环境污染少等特点，临床应用广泛，但该方法对设备、使用环境要求比较高，使用时需要配套相应化学发光仪器。

胶体金免疫层析法是以胶体金为示踪标志物，应用于抗原抗体检测的一种新型免疫标记技术。检测原理：氯金酸在还原剂作用下，可聚合为固定大小的金颗粒，形成带负电的疏水胶溶液，由于静电作用而形成稳定的胶体状态，故称为胶体金。胶体金标记的生物大分子可在 PVC 材质的试纸上固定，在加样孔中加入样品后，再滴加液体介质，可在试纸上进行层析。依据试纸上的免疫反应结果，即胶体金位置是否有红色条带推断检测结果。

血清中的 HBeAg 是临床抗病毒治疗的重要观察指标,优质的检测试剂应能提供稳定性良好的 S/CO 值,或采用 PEIU(Paul Ehrlich Institute Units)报告,便于随访和监测。如果 HBeAg 试剂检测灵敏度不够,通常检测不出微量抗原,可能会给临床疗效观察带来不可靠数据,从而给临床诊断带来困难。

患者感染 HBV 后,当血清中的 HBeAg 转阴后,可出现抗 HBe,临床上通常将此转换作为抗病毒治疗有效的指标之一。

抗 HBc 是在 HBV 感染后出现的,包括 IgM、IgA、IgG、IgE 等。抗 HBc 测定中的最大问题是灵敏度偏低、特异性较差、假阳性及单项抗 HBc 阳性结果解释的问题。目前,抗 HBc 的测定主要采用竞争 ELISA 方法,假阳性主要源于血清(浆)中存在交叉反应性抗体或干扰性物质。随着传染病防治工作的开展,今后抗 HBc 将取代 HBsAg 成为 HBV 感染的主要标志物,改善抗 HBc 检测水平具有重大的现实意义。抗 HBc IgM 被视为进行 HBV 急性感染的特异性标志物,然而,如果使用更灵敏的检测技术,在慢性乙型肝炎患者体内也可检出低水平的抗 HBc IgM。

2. 新型冠状病毒体外检测相关产品

新型冠状病毒常用的核酸检测方法包括病毒特异性核酸序列检测和病毒基因组测序。新型冠状病毒特异性核酸序列检测采用荧光定量聚合酶链反应(PCR)。由于新型冠状病毒是 RNA 病毒,检测原理基本上采用逆转录聚合酶链反应(RT-PCR),扩增病原体的核酸,通过荧光探针实时检测扩增产物。在 PCR 反应体系中,包含一对特异性引物及一个 Taqman 探针,Taqman 探针为一段特异性寡核苷酸序列,两端分别标记了报告基团和荧光猝灭基团。探针完整时,报告基团发射的荧光信号被猝灭基团吸收;如反应体系存在靶序列,PCR 反应时探针与模板结合,DNA 聚合酶沿模板利用外切酶将探针酶切降解,报告基团与猝灭基团远离而发出荧光。每扩增一条 DNA 链,就有一个荧光分子产生。荧光定量 PCR 仪能够监测出荧光到达预先设定阈值的循环数(C_t 值),该值与病毒核酸浓度有关,病毒核酸浓度越高,C_t 值(阳性判断值)越小。

抗体血清学检测方法包括酶联免疫吸附试验法、化学发光免疫分析法、胶体金免疫层析法。

针对新型冠状病毒抗原检测,胶体金免疫层析法是一种简易快速的检测方法,有两种胶体金试纸,分别采用检测新型冠状病毒的抗原-双抗体夹心法,以及检测患者血液中特异性针对新型冠状病毒 IgM 抗体的 IgM 捕获法。

二、行业监管情况

1. 监督抽验情况

2020~2022 年国家药品监督管理局发布 10 家企业 17 批诊断试剂产品监督抽验结果为不合格。

2. 飞行检查情况

2020~2022 年国家药品监督管理局共对 13 家诊断试剂生产企业进行飞行检查,对其中 3 家企业发出停产整顿通知,不符合项分别如下。A 家:厂房与设施、文件管理、质量控制。B 家：机构人员、生产管理、质量控制、不良事件。C 家：生产管理、质量控制。此外，普遍存在质量控制未达到法规要求，其次是生产管理未达标。

对另外 10 家企业现场检查给出的 134 项不符合项进行汇总、梳理的结果如下。机构人员：共 14 项，占比 10.4%。厂房与设施：共 23 项，占比 17.2%。设备：共 22 项，占比 16.4%。文件管理：共 12 项，占比 9.0%。设计开发：共 7 项，占比 5.2%。采购：共 11 项，占比 8.2%。生产管理：共 22 项，占比 16.4%。质量控制：共 15 项，占比 11.2%。不合格品控制：共 1 项，占比 0.7%。销售和售后服务：共 1 项，占比 0.7%。不良事件：共 6 项，占比 4.5%。

占比前三项分别是厂房与设施、设备、生产管理。此外，占比超过 10% 的还有两项，分别是机构人员、质量控制。

上述结果表明：国内诊断试剂生产企业在资源配置、生产和质量关键环节方面与相关法规的要求普遍存在一定的差距。

三、行业发展情况

1. 行业发展中的问题

以肝炎、艾滋病为代表的传染病在我国呈高发态势，据《2016 年我国卫生和计划生育事业发展统计公报》显示，全国甲、乙类传染病发病 295.7 万例，死亡 17 968 人，其中病毒性肝炎 122.15 万例，占总发病人数的 41.3%，是所有传染病中发病率最高的。虽然艾滋病发病病例基数较小，但增长迅速。

2. 行业发展的趋势

（1）医保控费、分级诊疗等政策利好国产产品加速进口替代：医保控费推动医院收支的成本端的改革，使得医院着力于成本控制，这使得国产优质体外诊断试剂产品获得更多的机会，进一步加速替代进程。随着分级诊疗推行，基层医疗机构对医疗器械的需求将大幅度增加。由于基层医疗机构采购成本有限，国产体外诊断试剂的性价比优势将在基层医疗市场竞争中得以更好发挥。

（2）医疗诊疗量的持续提升：体外诊断市场规模与医疗诊疗量直接相关，近年随着人均可支配收入的提升、医疗保健意识的提升、医保报销比例的上升、老龄化的加剧使得诊疗量持续提升，医疗卫生机构诊疗人次始终保持增长趋势。预计未来体外诊断产品的需求将随着医疗就诊量人次的持续增长保持稳定增长。

（3）病原体筛查推动体外诊断试剂的发展：体外诊断在传染病的检测和预防方面优势明显，在病原体筛查方面可以发挥重要作用，在新冠病毒流行期间各类新冠病毒检测试剂盒为疫情防控发挥了重要作用。因此，传染病发病率的上升对于体外诊断行业的发展起到推动作用，同时，随着国家对于传染病控制力度不断加大，将进一步推动体外诊断试剂的发展。

3. 利用 SWOT 模型分析 [机会与威胁分析（OT），优势与劣势分析（SW）] 科学评估行业发展

优势：行业内部因素，有利的竞争态势、充足的财政来源、良好的企业形象，技术

力量、规模经济、产品质量、市场份额、成本优势等。

劣势：行业内部因素，设备老化、管理混乱、缺少关键技术、研究开发落后、经营不善、产品积压、竞争力差。

机会：行业外部因素，新的产品、新的市场、新的需求、外国市场壁垒解除、竞争对手失误。

威胁：行业外部因素，新的竞争对手、替代产品增多、市场紧缩、行业政策变化、经济衰退、客户偏好改变、突发事件。

行业内部因素：能够做的。

行业外部因素：可能做的。

通过 SWOT 模型分析方法，可以从宏观和微观两方面分析诊断试剂行业所处的环境，确定企业自身的优势和劣势，理清外部的机遇与威胁，做出适应环境的动态抉择，从而指导行业环境建设。结合当下的时代和社会背景，利用管理学的方法对行业进行战略方向分析，从而整合行业的碎片化信息，以此为依据做出科学合理的决策。

4. 促进行业发展建议

（1）行业标准完善工作：科学技术的迅速发展为体外诊断试剂行业领域的技术革命奠定了基础。标准作为一种规范性文件，对市场的引领和产品质量提高有很重要的作用，同时它也是政府宏观经济调控的重要技术手段，通过标准控制产品的市场准入。行业标准应对标国际标准，提高我国诊断试剂行业的国际市场竞争力。

（2）诊断试剂行业原料国产化推进：整体来看，目前诊断试剂行业依旧以进口为主，我国诊断试剂原料行业中的本土企业也逐渐脱颖而出，出现了有着多种抗原抗体生产能力的中国企业。同时，中国体外诊断试剂行业的龙头企业也开始对产业链进行延伸，逐渐进军原材料生产领域，以规避高额进口原料的成本支出。伴随着上游原料生产企业的重组进程加快，以及市场参与者技术水平的提高，中国体外诊断试剂行业上游原材料供应有望朝着专业化和规模化的方向继续发展，逐渐争夺企业在行业内的话语权。

（3）新技术的转化：建设数字化的服务平台，将线下企业进行线上数字化转型，平台整合区域的空间、人才、资本、政策等资源，通过虚拟聚集线上的服务资料，扩大服务的边界。对企业需求进行快速响应，实现精准化的资源匹配，不断促进产业的聚集，提升产业的创新能力，同时促进区域的产业发展，降本增效，实现对产业精准化治理。

对国内体外诊断产业链进行全面梳理，识别产业链中存在的优势及瓶颈领域，有针对性地对行业进行"补链及强链"，加强供应链的稳定性。围绕产业链来部署体外诊断产业的创新链，深入到产品整个生命周期的各个阶段。

第二章 高风险传染性疾病体外诊断试剂产业市场环境

第一节 市场环境分析

一、政治环境

2015 年国务院发布《关于改革药品医疗器械审评审批制度的意见》，鼓励医疗器械研发创新，将拥有产品核心技术发明专利、具有重大临床价值的创新医疗器械注册申请列入特殊审评审批范围，予以优先办理。《增强制造业核心竞争力三年行动计划（2018—2020 年）》支持高精度 POCT 等产品升级换代和质量性能提升。

二、社会环境

国务院《关于深化医药卫生体制改革的意见》关于医疗器械的相关内容：其一是要求加强器械流通和价格管控，其二是要开发适合我国国情的医疗器械。国家加大医药卫生领域的投入，积极推进基层医疗卫生机构的基础设施和能力建设，解决民众看病难看病贵的问题。在新医改大背景下，诊断试剂产业的发展空间得到极大的拓展。

三、经济环境

随着我国经济的不断发展，居民人均收入持续增长，对医疗消费的需求也不断增强。据国家统计局发布的数据，2018 年我国城镇居民人均可支配收入已由 2008 年的 15 781 元提高到 39 251 元，农村居民人均可支配收入达到 14 617 元。人均收入的持续增长为医疗保健消费提供了有力的保障。此外，我国居民人均医保支出也在不断增长，预计未来几年仍将保持上涨趋势，这对医疗行业将产生积极的推动作用。

四、技术环境

自 2002 年的严重急性呼吸综合征（SARS）以来，我国政府已逐步建立起应对重大传染病突发情况的关键性机制与体系，如传染病防治科技重大专项，P4 实验室建立，突发急性传染病预警、检测、试验研究体系等。上述应对机制与体系有助于政府在我国传染病防治领域实现技术突破并提升应对能力。

重大传染病如甲型 H1N1 流感、SARS、鼠疫、霍乱等的暴发与流行，将造成病毒传播并导致高病死率。灵敏度高、特异性好的诊断和鉴别手段，对于疫情防控意义重大。

第二节　市场产业链分析

体外诊断试剂行业的产业链可以分解为上游（诊断酶、抗原、抗体、病毒阳性对照品、高纯度氯化钠、碳酸钠、谷氨酸等），中游（生化试剂、免疫试剂、分子试剂及其他种类试剂），下游（各级医院、第三方机构、体检机构、疾控中心、家庭）。

一、上游（原材料及供应情况）

1. 诊断试剂核心原材料

构成体外诊断试剂反应体系的原材料分为核心反应原材料、信号原料、载体及反应环境物。

（1）核心反应原材料：包括诊断酶、抗原、抗体等，是决定体外诊断试剂功能及质量的主要成分。

（2）信号原料：如胶体金、发光物质等，其可在不可见生物反应中呈现可见的信号，是诊断中获得反应过程和反应结果的重要手段。

（3）载体：是生化反应发生的场所，包括 NC 膜、酶标板、磁珠等。

（4）反应环境物：是由氯化钠、碳酸钠和各种氨基酸、阻断剂等物质调配而成的溶液，保证试剂反应过程的稳定性和可靠性。

2. 诊断试剂核心原材料供应情况

上述原材料可以归纳为生物原料、化学原料和其他辅助原料。对于生物原料的供应，中国企业的技术水平与国外企业尚有很大的差距，原材料的获取主要依赖进口，进口的产品在生产工艺、质量稳定性、多样性等方面优势明显。对于化学原料的供应，其技术要求低于生物原料，经过多年的发展，逐渐形成一批精细化学制品生产的中国企业，其市场已基本饱和，目前正在向集中化的趋势发展。

（1）分子诊断类的诊断用核酸原料：该类原料产业链不成熟，尚未形成规模化体系，上游供应市场发展有待完善。

（2）免疫反应类的诊断用抗原或抗体原料：抗原或抗体原料多依赖进口，尤其是核心抗原或抗体。但是在传染与感染类行业中，所涉及的诊断用抗原（HIV 抗原、HBV 抗原、TP 抗原）或抗体（HBsAg、HBeAg 等）原料研发制备技术及生产工艺成熟，有规模的企业在部分抗原或抗体原料上已实现自给自足。

二、中游（生产企业及品种情况）

新技术研发、产品生产及市场渠道开拓需要投入大量资金。新方法学流入将产生产品迭代，产品核心竞争力薄弱的中小型企业的资金周转压力进一步加重，进而影响企业资金运作、产品研发投入。缺乏体量规模与技术实力的中小型企业将面临巨大挑战。

三、下游（用户使用情况）

产业链下游涉及终端场所与终端用户。终端场所指医院、基层医疗卫生机构、第三方检测机构，终端用户指受检者。主流销售模式为经销方式与代理方式，即经销商先行购买产品（或代理商取得代理权）后，进行适当加价，再向下游医院出售。下游医院通过代理销售、招投标等方式采购。

诊断试剂属于一次性耗材，耗用量大，需通过广泛的销售网络覆盖提升产品渗透率，而且医院等客户资源相对分散，产品市场区域需由经销商进行客户开拓与维护。

产品类型与采购价格：①免疫定性反应类产品，主要是试剂，试剂成本售价比约为1∶10；②免疫定量反应类产品，主要为试剂与仪器，由于仪器成本较低，生产企业为促进后续试剂销量多采用免费投放的方式；③分子诊断类产品，主要为试剂与仪器，但仪器成本高，一般是单独销售。

近年来政府出台"两票制"等政策法规，规范医院耗材与药品流通环境、降低耗材与药品的价格。流通环节的政策法规使生产企业销售成本降低，对经销商盈利进行严格限制。

第三节 市场发展及培育的建议

一、多元化拓展应用场景

传染病传播的快速性、广泛性，决定了高风险传染性诊断试剂的多元化应用场景。除了在医院、基层医疗卫生机构、第三方检测机构应用外，体外诊断试剂还可用于居家检测，有助于在传染病疫情防控中进行自我健康管理及评估。此外，体外诊断试剂可以用于海关防疫，可采用常规核酸检测、流行病史、临床症状等相结合的方式对入境者进行排查，但海关场景下的检测条件有限，样本需外送检测，耗费大量时间及人力、物力，如果可以通过末梢血、唾液获取检测结果，有助于拓展应用场景，提高检测效率。

二、加强产学研协同合作

目前核心原材料及样本获取是诊断试剂企业研发的瓶颈之一，而高校、科研院所在研发样本获取和技术积累方面更具优势。加强产学研协同合作，既有助于诊断试剂生产企业增强研发实力，也有助于相关科研成果的转化。一方面，企业可以与高校、科研院所等单位建立长效合作机制，在生物原材料领域尽快实现技术突破，掌握自主知识产权，加速核心原材料国产替代化进程，为科学应对突发公共卫生事件夯实基础。另一方面，政府加强政策扶持与资金投入，加大对基础研究及创新成果转化的支持力度。

三、开发多项目联检系统

诊断试剂方法学众多，不同的方法学有不同的优缺点。例如，抗体检测可能由于窗口期或干扰物质而出现假阴性或假阳性结果,核酸检测可能由于样本取材等原因出现假阴性结果。在产品研发时,方法学设计应考虑不同方法学的技术开发和联合应用。

四、智能互联推动数字化创新

在新冠疫情防控期间,新型冠状病毒检验实验室承受了巨大压力,借助云端数据和网络化管理,针对特定场景进行不同功能模块的配置,增强检测数据的可追溯性,简化报告及数据传输工作,对于提升患者诊疗及医院管理效率具有重要的意义。运用移动互联技术打破数据壁垒,实现数据共享;同时也可以通过检测设备小型化、智能化、无创化,拓展诊断试剂产品的应用场景,推动诊断检查关口前移和向基层下沉。

第三章　产品注册国内外法规要求

第一节　我国体外诊断试剂注册管理现状分析

一、医疗器械注册管理法规制定背景分析

近年来，我国医疗器械产业高速发展，创新医疗器械不断涌现，人民群众对先进技术在创新医疗器械中的应用充满期望。同时，生物材料技术快速进步，物联网、5G、人工智能及大数据等信息与通信技术高速发展，以及它们在医疗器械领域的广泛运用，也给传统监管模式带来巨大挑战。如何制定合理有效的监管法律法规将直接影响医疗器械产业发展，从而影响整个医疗行业的健康发展。

2019 年，国家药品监督管理局启动中国药品监管科学行动计划，并确定首批 9 个重点研究项目，其中医疗器械领域涉及 4 个。同年 4 月，国家药品监督管理局在四川大学正式成立我国第一个医疗器械监管科学研究基地；同年 12 月，国家药品监督管理局批复华南理工大学为医疗器械监管科学研究基地。

监管科学行动计划实施以来，在国家药品监督管理局各相关部门的协力支持下，各研究基地针对医疗器械监管关注的重点问题，积极开展医疗器械监管科学基础研究和应用研究，在药械组合产品、人工智能（AI）+医疗器械产品、应用新技术新材料开发的创新器械、真实世界数据在医疗器械临床评价中的应用等方面的工作，均取得显著的进展。同时，研究基地围绕我国创新医疗器械监管面临的挑战与迫切需求，从医疗器械监管科学的发展历程、发展战略、核心应用、国际合作等方面开展研究，逐步形成了全方位、多平台的具有中国监管政策特色的医疗器械监管科学研究体系。

2021 年 6 月，国家药品监督管理局发布中国药品监管科学行动计划第二批重点研究项目，医疗器械领域涉及真实世界数据支持中药、罕见病治疗药物、创新和临床急需医疗器械评价方法研究、新发突发传染病诊断及治疗产品评价研究等 7 项重点研究项目。三年多的探索实践证明，医疗器械监管科学研究对医疗器械科学监管起到了积极作用，在应对技术快速进步所带来的监管挑战方面也发挥了重要作用。

2021 年，国家市场监督管理总局及国家药品监督管理局发布了医疗器械监督管理行政法规 1 部、部门规章 2 篇及规范性文件 28 份，涵盖了标准与分类、注册和备案、生产经营监管、监督抽检、不良事件监测评价等医疗器械全生命周期监管内容，法规制修订工作密集，具体内容如下。

（一）行政法规

《医疗器械监督管理条例》（中华人民共和国国务院令第 739 号）

（二）部门规章

（1）《医疗器械注册与备案管理办法》（国家市场监督管理总局令第 47 号）

（2）《体外诊断试剂注册与备案管理办法》（国家市场监督管理总局令第 48 号）

（三）规范性文件

1. 标准和分类

（1）国家药品监督管理局 国家标准化管理委员会《关于进一步促进医疗器械标准化工作高质量发展的意见》（国药监械注〔2021〕21 号）

（2）《关于医疗器械分类目录动态调整工作程序的公告》（国家药品监督管理局公告 2021 年第 60 号）

（3）《关于发布〈体外诊断试剂分类规则〉的公告》（国家药品监督管理局公告 2021 年第 129 号）

（4）《关于发布第一类医疗器械产品目录的公告》（国家药品监督管理局公告 2021 年第 158 号）

（5）国家药监局 国家卫生健康委 国家医保局《关于做好第二批实施医疗器械唯一标识工作的公告》（国家药品监督管理局公告 2021 年第 114 号）

2. 注册和备案

（1）《关于贯彻实施〈医疗器械监督管理条例〉有关事项的公告》（国家药品监督管理局公告 2021 年第 76 号）

（2）《关于实施〈医疗器械注册与备案管理办法〉〈体外诊断试剂注册与备案管理办法〉有关事项的通告》（国家药品监督管理局通告 2021 年第 76 号）

（3）《关于医疗器械主文档登记事项的公告》（国家药品监督管理局公告 2021 年第 36 号）

（4）《关于药械组合产品注册有关事宜的通告》（国家药品监督管理局通告 2021 年第 52 号）

（5）《关于发布免于临床试验体外诊断试剂目录的通告》（国家药品监督管理局通告 2021 年第 70 号）

（6）《关于发布免于临床评价医疗器械目录的通告》（国家药品监督管理局通告 2021 年第 71 号）

（7）《关于公布医疗器械注册申报资料要求和批准证明文件格式的公告》（国家药品监督管理局公告 2021 年第 121 号）

（8）《关于公布体外诊断试剂注册申报资料要求和批准证明文件格式的公告》（国家药品监督管理局公告 2021 年第 122 号）

(9)《关于发布〈医疗器械注册自检管理规定〉的公告》（国家药品监督管理局公告2021年第126号）

(10)《关于印发境内第三类和进口医疗器械注册审批操作规范的通知》（国药监械注〔2021〕53号）

(11)《关于印发境内第二类医疗器械注册审批操作规范的通知》（国药监械注〔2021〕54号）

(12)《关于发布〈医疗器械应急审批程序〉的公告》（国家药品监督管理局公告2021年第157号）

3. 指导原则

(1)《关于发布体外诊断试剂临床试验技术指导原则的通告》（国家药品监督管理局通告2021年第72号）

(2)《关于发布医疗器械临床评价技术指导原则等5项技术指导原则的通告》（国家药品监督管理局通告2021年第73号）

(3)《关于发布免于临床试验的体外诊断试剂临床评价技术指导原则的通告》（国家药品监督管理局通告2021年第74号）

(4)《关于发布医疗器械临床试验数据递交要求等2项注册审查指导原则的通告》（国家药品监督管理局通告2021年第91号）

(5)《关于发布抗肿瘤药物的非原研伴随诊断试剂临床试验等2项注册审查指导原则的通告》（国家药品监督管理局通告2021年第95号）

4. 生产经营许可备案

(1)《关于印发〈医疗器械生产企业飞行检查工作规范〉的通知》（药监综械管〔2021〕28号）

(2)《关于印发〈加强集中带量采购中选医疗器械质量监管工作方案〉的通知》（药监综械管〔2021〕84号）

(3)《关于公布〈免于经营备案的第二类医疗器械产品目录〉的公告》（国家药品监督管理局公告2021年第86号）

5. 监督抽检

(1)《国家药监局关于发布国家医疗器械监督抽检结果的通知》（第4号〔2021〕年第89号）

(2)《关于医疗器械监督抽检复检工作有关事项的通告》（国家药品监督管理局通告2021第63号）

6. 不良事件监测评价

2021年发布了《关于印发医疗器械注册人备案人开展不良事件监测工作检查要点的通知》（药监综械管〔2021〕43号）。

2022年又发布了部门规章2篇：《医疗器械经营监督管理办法》（国家市场监督管理总局令第54号）和《医疗器械生产监督管理办法》（国家市场监督管理总局令第53号）。

二、体外诊断试剂注册管理相关法规、规章分析

医疗器械监督管理行政法规、部门规章、规范性文件及一系列技术规范、指南的发布实施，为相关监管工作提供了良好的政策法规支持，有力推进了依法行政。现对体外诊断试剂注册工作的主要内容涉及的法规、规章进行分析。

（一）体外诊断试剂的命名

《医疗器械监督管理条例》（中华人民共和国国务院令第 739 号）第三十七条规定："医疗器械应当使用通用名称。通用名称应当符合国务院药品监督管理部门制定的医疗器械命名规则。"2016 年国家食品药品监督管理总局发布了《医疗器械通用名称命名规则》，规范医疗器械的命名管理。

2014 年，在《医疗器械监督管理条例》修订前，医疗器械的命名是按照《医疗器械注册管理办法》《体外诊断试剂注册管理办法》《医疗器械说明书、标签和包装标识管理规定》的规定执行，条例修订后，参照药品通用名称命名的格式和内容，借鉴全球医疗器械术语系统的构建思路，吸收美国、欧盟、日本等国家和地区对医疗器械命名的有效经验，形成了相应的术语集及通用名称。医疗器械命名的总体原则是规则总领、术语支持、数据库落地。按照这个原则，2022 年，国家药品监督管理局相应发布了一系列医疗器械产品命名的指导原则，分领域建立命名术语数据库，对通用名称的层次、顺序、术语等进行系统规范，逐步实现了医疗器械命名的规范化管理。

体外诊断试剂产品的命名在总体原则上符合医疗器械命名的要求，具体命名规则依然按照《体外诊断试剂注册与备案管理办法》（国家市场监督管理总局令第 48 号）第一百一十一条规定："体外诊断试剂的命名应当遵循以下原则：体外诊断试剂的产品名称一般由三部分组成。第一部分：被测物质的名称；第二部分：用途，如测定试剂盒、质控品等；第三部分：方法或者原理，如磁微粒化学发光免疫分析法、荧光 PCR 法、荧光原位杂交法等，本部分应当在括号中列出。如果被测物组分较多或者有其他特殊情况，可以采用与产品相关的适应证名称或者其他替代名称。第一类产品和校准品、质控品，依据其预期用途进行命名。"

（二）体外诊断试剂分类规则

我国医疗器械实施分类管理，按照风险高低分为三类，第一类风险最低，第三类风险最高。我国医疗器械（含体外诊断试剂）分类实行分类规则指导下的分类目录制，分类规则和分类目录并存，以分类目录优先。与《医疗器械分类规则》不同，体外诊断试剂分类规则未作为独立文件发布，而是在《体外诊断试剂注册管理办法》（国家食品药品监督管理总局令第 5 号）中规定了相关内容。2021 年，按照《医疗器械监督管理条例》配套规章规范性文件修订要求，国家药品监督管理局将《体外诊断试剂注册管理办法》中有关体外诊断试剂分类的内容剥离，形成独立的《体外诊断试剂分类规则》（国家药品监督管理局令第 129 号）。

《体外诊断试剂分类规则》参考了国际医疗器械监管机构论坛（IMDRF）分类规则，新增了产品风险程度的主要影响因素内容，明确了体外诊断试剂分类的判定规则，将体外诊断试剂分为3个大类。相关内容如下。

第六条　体外诊断试剂的分类应当根据如下规则进行判定：

（一）第一类体外诊断试剂

1. 不用于微生物鉴别或药敏试验的微生物培养基，以及仅用于细胞增殖培养，不具备对细胞的选择、诱导、分化功能，且培养的细胞用于体外诊断的细胞培养基。

2. 样本处理用产品，如溶血剂、稀释液、染色液、核酸提取试剂等。

3. 反应体系通用试剂，如缓冲液、底物液、增强液等。

（二）第二类体外诊断试剂

除已明确为第一类、第三类的体外诊断试剂，其他为第二类体外诊断试剂，主要包括以下几种。

1. 用于蛋白质检测的试剂；

2. 用于糖类检测的试剂；

3. 用于激素检测的试剂；

4. 用于酶类检测的试剂；

5. 用于酯类检测的试剂；

6. 用于维生素检测的试剂；

7. 用于无机离子检测的试剂；

8. 用于药物及药物代谢物检测的试剂；

9. 用于自身抗体检测的试剂；

10. 用于微生物鉴别或者药敏试验的试剂，以及用于细胞增殖培养，对细胞具有选择、诱导、分化功能，且培养的细胞用于体外诊断的细胞培养基；

11. 用于变态反应（过敏原）检测的试剂；

12. 用于其他生理、生化或者免疫功能指标检测的试剂。

（三）第三类体外诊断试剂

1. 与致病性病原体抗原、抗体及核酸等检测相关的试剂；

2. 与血型、组织配型相关的试剂；

3. 与人类基因检测相关的试剂；

4. 与遗传性疾病检测相关的试剂；

5. 与麻醉药品、精神药品、医疗用毒性药品检测相关的试剂；

6. 与治疗药物作用靶点检测相关的试剂和伴随诊断用试剂。

伴随诊断用试剂是用于评价相关医疗产品安全有效性的工具，主要用于在治疗前和（或）治疗中识别出最有可能从相关医疗产品获益的患者和因治疗而可能导致严重不良反应风险增加的患者。用于药物及药物代谢物检测的试剂不属于伴随诊断用试剂。

7. 与肿瘤筛查、诊断、辅助诊断、分期等相关的试剂。

第七条 体外诊断试剂分类时，还应当结合以下情形综合判定：

（一）第六条所列的第二类体外诊断试剂如用于肿瘤筛查、诊断、辅助诊断、分期等，或者用于遗传性疾病检测的试剂等，按照第三类体外诊断试剂管理。

（二）用于药物及药物代谢物检测的试剂，如该药物属于麻醉药品、精神药品或者医疗用毒性药品范围，按照第三类体外诊断试剂管理。

（三）与第一类体外诊断试剂配合使用的校准品、质控品，按照第二类体外诊断试剂管理；与第二类、第三类体外诊断试剂配合使用的校准品、质控品，按与试剂相同的类别管理；多项校准品、质控品，按照其中的高类别管理。

（四）具有明确诊断价值的流式细胞仪用抗体试剂、免疫组化用抗体试剂和原位杂交用探针试剂，流式细胞仪用淋巴细胞亚群分析试剂盒，依据其临床预期用途，根据第六条规定分别按照第二类或第三类体外诊断试剂管理。

仅为专业医生提供辅助诊断信息的流式细胞仪用单一抗体试剂、免疫组化用单一抗体试剂和原位杂交用单一探针试剂，以及流式细胞仪用同型对照抗体试剂，按照第一类体外诊断试剂管理。

（五）第六条所列第一类体外诊断试剂中的样本处理用产品，如为非通用产品，或参与反应并影响检验结果，应当与相应检测试剂的管理类别一致。

第八条 体外诊断试剂分类目录由国家药品监督管理局制定并发布。国家药品监督管理局根据体外诊断试剂生产、经营、使用情况，及时对体外诊断试剂的风险变化进行分析、评价，对体外诊断试剂分类目录进行调整。

新研制、尚未列入体外诊断试剂分类目录的体外诊断试剂，申请人可以直接申请第三类体外诊断试剂产品注册，也可以依据本分类规则判断产品类别并按照医疗器械分类界定工作流程申请分类界定。

既往发布的体外诊断试剂分类相关目录，如《6840 体外诊断试剂分类子目录（2013版）》《关于调整〈6840 体外诊断试剂分类子目录（2013 版）〉部分内容的公告》（国家药品监督管理局公告 2020 年第 112 号），以及国家药品监督管理局 2017 年第 226 号通告附件《流式细胞仪配套用体外诊断试剂产品分类列表》《免疫组化和原位杂交类体外诊断试剂产品分类列表》《不作为医疗器械管理的产品列表》在新版体外诊断试剂分类目录修订发布前继续有效。

（三）体外诊断试剂标准管理

2022 年我国有医疗器械标准化技术委员会、分技术委员会 26 个，医疗器械标准化技术归口单位 9 个，其中全国医用临床检验实验室、体外诊断系统标准化技术委员会（SAT/TC136）和北京市医疗器械检验所负责体外诊断试剂标准的制修订工作。

体外诊断试剂领域通用标准有 16 项，其中国家标准 6 项，行业标准 10 项；体外诊断系统标准 7 项，其中国家标准 1 项，行业标准 6 项；临床检验用仪器设备标准 33 项，均为行业标准；血液和体液学试剂标准 16 项，均为行业标准；临床生物化学试剂标准

51项，其中国家标准1项，行业标准50项；免疫学试剂标准94项，其中国家标准7项，行业标准87项；微生物学试剂标准30项，其中国家标准1项，行业标准29项；分子生物学试剂标准22项，其中国家标准1项，行业标准21项。

在已发布的体外诊断试剂标准中，与新型冠状病毒、病毒性肝炎、呼吸道病原菌诊断检测相关的试剂标准简要列表如下（表3-1）。

表3-1 新型冠状病毒、病毒性肝炎、呼吸道病原菌诊断检测相关的试剂标准

序号	标准编号	标准名称	发布日期（年-月-日）	实施日期（年-月-日）	适用范围
1	GB/T 40966—2021	新型冠状病毒抗原检测试剂盒质量评价要求	2021-11-26	2022-03-01	本文件给出了新型冠状病毒抗原检测试剂盒的质量评价要求、试验方法、标签和说明书、包装、运输和贮存 本文件适用于以咽拭子、鼻拭子、唾液等上呼吸道样本，血清、血浆及全血等血液样本，以及痰液、呼吸道抽取物、支气管灌洗液、肺泡灌洗液等下呼吸道样本为检测样本的新型冠状病毒抗原检测试剂盒的质量评价
2	GB/T 40982—2021	新型冠状病毒核酸检测试剂盒质量评价要求	2021-11-26	2022-03-01	本文件规定了新型冠状病毒核酸检测试剂盒的质量评价要求、试验方法、标签和说明书、包装、运输和贮存 本文件适用于定性检测咽拭子、鼻咽拭子、肺泡灌洗液、痰液、呼吸道洗液、抽吸液或其他呼吸道分泌物等样本中的新型冠状病毒核酸的核酸扩增检测试剂盒的质量评价 注：核酸扩增方法包含聚合酶链反应（PCR）技术与等温核酸扩增技术等
3	GB/T 40983—2021	新型冠状病毒IgG抗体检测试剂盒质量评价要求	2021-11-26	2022-03-01	本文件规定了新型冠状病毒IgG抗体检测试剂盒的质量评价要求、试验方法、标签和说明书、包装、运输和贮存 本文件适用于采用免疫层析法、酶联免疫法及化学发光法原理，对人血清、血浆和全血中新型冠状病毒特异性IgG抗体进行体外定性检测的试剂盒
4	GB/T 40984—2021	新型冠状病毒IgM抗体检测试剂盒质量评价要求	2021-11-26	2022-03-01	本文件规定了新型冠状病毒IgM抗体检测试剂盒的质量评价要求、试验方法、标签和说明书、包装、运输和贮存 本文件适用于采用免疫层析法、酶联免疫法及化学发光法原理，对人血清、血浆和全血中新型冠状病毒特异性IgM抗体进行体外定性检测的试剂盒
5	GB/T 40999—2021	新型冠状病毒抗体检测试剂盒质量评价要求	2021-11-26	2022-03-01	本文件规定了新型冠状病毒（总）抗体检测试剂盒的质量评价涉及的质量要求、试验方法、标签和说明书、包装、运输和贮存 本文件适用于采用免疫层析法、酶联免疫法及化学发光法原理，对人血清、血浆和全血中新型冠状病毒特异性抗体（含IgM、IgG等抗体种类）进行体外定性检测的试剂盒
6	YY/T 1247—2014	乙型肝炎病毒表面抗原测定试剂（盒）（化学发光免疫分析法）	2014-06-17	2015-07-01	本标准适用于利用化学发光分析技术，采用双抗体夹心法原理定性或定量测定人血清、血浆中乙型肝炎病毒表面抗原的试剂（盒），包括化学发光、电化学发光和时间分辨荧光等方法。本标准规定了乙型肝炎病毒表面抗原测定试剂（盒）（化学发光免疫分析法）的技术要求、试验方法、标识、标签、使用说明书、包装、运输和贮存等内容

续表

序号	标准编号	标准名称	发布日期（年-月-日）	实施日期（年-月-日）	适用范围
7	YY/T 1248—2014	乙型肝炎病毒表面抗体测定试剂（盒）（化学发光免疫分析法）	2014-06-17	2015-07-01	本标准适用于利用化学发光分析技术，采用双抗原夹心法原理定性或定量测定人血清、血浆中乙型肝炎病毒表面抗体的试剂（盒），包括化学发光、电化学发光和时间分辨荧光等方法。本标准规定了乙型肝炎病毒表面抗体测定试剂（盒）（化学发光免疫分析法）的技术要求、试验方法、标识、标签、使用说明书、包装、运输和贮存等内容。本标准不适用于单独销售的乙型肝炎病毒表面抗体校准品和乙型肝炎病毒表面抗体质控品；不适用于以化学发光免疫分析为原理的生物芯片
8	YY/T 1791—2021	乙型肝炎病毒e抗体检测试剂盒（发光免疫分析法）	2021-12-06	2023-05-01	本标准规定了乙型肝炎病毒e抗体检测试剂盒（发光免疫分析法）的技术要求、试验方法、标识、标签、使用说明书、包装、运输和贮存等。本标准适用于采用竞争法等原理，利用发光分析技术，定量或定性检测人血清、血浆中乙型肝炎病毒e抗体的试剂盒，包括化学发光、微粒子化学发光、电化学发光、光激化学发光和时间分辨荧光等方法。本标准不适用于：拟用于单独销售的乙型肝炎病毒e抗体校准品和乙型肝炎病毒e抗体质控品；以发光免疫分析为原理的生物芯片
9	YY/T 1215—2013	丙型肝炎病毒（HCV）抗体检测试剂盒（胶体金法）	2013-10-21	2014-10-01	本标准适用于丙型肝炎病毒（HCV）抗体检测试剂盒（胶体金法、胶体硒法、胶乳法等快速检测试纸条试剂盒）。该试剂盒用于定性检测人全血、血清或血浆中的丙型肝炎病毒（HCV）抗体，临床上用于辅助诊断丙型肝炎病毒感染
10	YY/T 1735—2021	丙型肝炎病毒抗体检测试剂（盒）（化学发光免疫分析法）	2021-03-09	2022-04-01	本标准规定了丙型肝炎病毒抗体检测试剂（盒）（化学发光免疫分析法）的要求、试验方法、标识、标签、使用说明书、包装、运输和贮存等。本标准适用于利用化学发光分析技术，采用间接法或双抗原夹心法原理定性检测人血清、血浆中丙型肝炎病毒抗体的检测试剂（盒），包括化学发光、电化学发光和时间分辨荧光等方法。本标准不适用于：拟用于单独销售的丙型肝炎病毒抗体校准品和丙型肝炎病毒抗体质控品；以化学发光免疫分析为原理的生物芯片
11	YY/T 1259—2015	戊型肝炎病毒IgG抗体检测试剂盒（酶联免疫吸附法）	2015-03-02	2016-01-01	本标准适用于应用间接酶联免疫吸附法原理，利用戊型肝炎病毒（HEV）抗原包被微孔板和酶标记抗人IgG及其他试剂组成的试剂盒，用于检测人血清或血浆样品中戊型肝炎病毒IgG抗体。本标准规定了戊型肝炎病毒IgG抗体检测试剂盒（酶联免疫吸附法）的术语、定义、分类、试验方法、标识、标签、使用说明书、包装、运输和贮存等要求
12	YY/T 1260—2015	戊型肝炎病毒IgM抗体检测试剂盒（酶联免疫吸附法）	2015-03-02	2016-01-01	本标准适用于应用捕获酶联免疫吸附法原理，利用抗人IgM（μ链）单克隆抗体包被微孔板和酶标记戊型肝炎病毒（HEV）抗原及其他试剂组成的试剂盒；或应用间接酶联免疫吸附法原理，利用戊型肝炎病毒（HEV）抗原包被微孔板和酶标记抗人IgM及其他试剂组成的试剂盒，用于检测人血清或血浆样品中戊型肝炎病毒IgM抗体。本标准规定了戊型肝炎病毒IgM抗体检测试剂盒（酶联免疫吸附法）的术语、定义、分类、试验方法、标识、标签、使用说明书、包装、运输和贮存等要求

续表

序号	标准编号	标准名称	发布日期 （年-月-日）	实施日期 （年-月-日）	适用范围
13	YY/T 1225—2014	肺炎支原体抗体检测试剂盒	2014-06-17	2015-07-01	本标准适用于胶体金法、酶联免疫法定性测定人血清、血浆和全血中的肺炎支原体 IgG、IgM 抗体的检测试剂盒。本标准规定了肺炎支原体抗体检测试剂盒的产品分类、要求、检验方法、检验规则、标识、标签、包装、运输和贮存等内容
14	YY/T 1667—2020	肺炎衣原体 IgG 抗体检测试剂盒（酶联免疫吸附法）	2020-03-31	2021-04-01	本标准规定了肺炎衣原体 IgG 抗体检测试剂盒（酶联免疫吸附法）的要求、试验方法、标签和使用说明书，以及包装、运输和贮存。本标准适用于采用酶联免疫吸附法，定性检测人体血清或血浆中肺炎衣原体 IgG 抗体的检测试剂盒
15	YY/T 1836—2021	呼吸道病毒多重核酸检测试剂盒	2021-12-06	2022-12-01	本标准规定了呼吸道病毒多重核酸检测试剂盒的要求、试验方法、标签和使用说明书、包装、运输和贮存。本标准适用于呼吸道病毒多重核酸检测试剂盒的质量控制，试剂盒适用的样本类型包括但不限于鼻咽拭子、鼻拭子、咽拭子、肺泡灌洗液、痰液或其他呼吸道分泌物；适用的待检测的呼吸道病毒包括但不限于甲型流感病毒（influenza A，IFV A）、乙型流感病毒（influenza B，IFV B）、呼吸道合胞病毒（respiratory syncytial virus，RSV）、副流感病毒（parainfluenza virus，PIV）、人偏肺病毒（human metapenumovirus，hMPV）、腺病毒（adenovirus，Adv）、呼吸道感染肠道病毒（肠道病毒/鼻病毒）（enterovirus，EV/rhinovirus，RhV）、冠状病毒（coronavirus，CoV）；适用的检测方法包括但不限于荧光 PCR 法、液相/固相芯片法、PCR 熔解曲线法、等温扩增法、PCR 毛细电泳片段分析法及二代测序技术等
16	GB/T 39367.1—2020	体外诊断检验系统病原微生物检测和鉴定用核酸定性体外检验程序 第 1 部分：通用要求、术语和定义	2020-11-19	2022-06-01	本部分适用于： ——为检测和鉴定人类标本中的微生物病原体而开发基于核酸的定性体外诊断检验程序的体外诊断医疗器械制造商、医学实验室和科研实验室 ——为检测和鉴定人类标本中的微生物病原体而进行基于核酸的体外诊断检验的医学实验室 本部分不适用于： ——预期用途不是体外诊断的核酸检验 ——基于核酸的定量体外诊断检验程序
17	YY/T 1182—2020	核酸扩增检测用试剂（盒）	2020-02-21	2021-01-01	本标准规定了核酸扩增检测用试剂（盒）的术语和定义、分类技术要求、试验方法、标签和使用说明、包装、运输和贮存等。本标准适用于核酸扩增检测用试剂（盒）的质量控制。核酸扩增方法包含聚合酶链反应（PCR）技术与等温核酸扩增技术等。本标准不适用于下列产品：用于血源筛查的试剂（盒）；用于基因测序的试剂（盒）。本标准为核酸扩增检测用试剂（盒）通用标准，已有专项标准的产品或试剂（盒），宜依据产品特性及专项标准要求，制定相应的产品标准或技术要求

续表

序号	标准编号	标准名称	发布日期（年-月-日）	实施日期（年-月-日）	适用范围
18	YY/T 1717—2020	核酸提取试剂盒（磁珠法）	2020-03-31	2021-04-01	本标准规定了核酸提取试剂盒（磁珠法）的术语和定义、分类、技术要求、试验方法、标识、标签和使用说明书、包装、运输和贮存等。本标准适用于采用磁珠法从血清、血浆、全血、脑脊液、乳汁、唾液、尿液、痰液、拭子、组织或石蜡包埋组织等各类临床样本中提取、纯化人类基因组核酸及其片段、病原体核酸的试剂盒。病原体核酸包含脱氧核糖核酸（DNA）、核糖核酸（RNA）等。本标准不适用于不能将核酸提取产物取出进行检测的封闭式系统中包含的核酸提取试剂
19	YY/T 1303—2015	核酸扩增反向点杂交试剂（盒）	2015-03-02	2016-01-01	本标准适用于体外诊断用核酸扩增反向点杂交试剂（盒）。本标准规定了核酸扩增反向点杂交试剂（盒）的术语、定义、试验方法、标签、使用说明书、包装、运输和贮存等要求
20	YY/T 1155—2019	全自动发光免疫分析仪	2019-05-31	2020-06-01	本标准规定了全自动发光免疫分析仪的要求、试验方法、标签、标识和使用说明书、包装、运输和贮存。本标准适用于医学实验室使用的全自动发光免疫分析仪。分析仪采用发光系统和免疫分析方法对人类血清、血浆或其他体液中的各种被分析物进行定量或定性检测，包括基于化学发光、电化学发光、荧光等原理的发光免疫分析仪。本标准不适用于：基于图像识别的发光免疫分析仪；即时即地检验的全自动发光免疫分析仪
21	YY/T 1173—2010	聚合酶链反应分析仪	2010-12-27	2012-06-01	本标准规定了聚合酶链反应分析仪（PCR仪）的术语和定义、分类和命名、要求、试验方法、标志和使用说明书、包装、运输和储存等内容。本标准适用于对核酸样本进行扩增、检测、分析的PCR仪
22	YY/T 1529—2017	酶联免疫分析仪	2017-05-02	2018-04-01	本标准规定了酶联免疫分析仪的术语和定义，分类，要求，试验方法，标志、标签和使用说明书，包装、运输及储存要求。本标准适用于酶联免疫分析仪
23	YY/T 1533—2017	全自动时间分辨荧光免疫分析仪	2017-03-28	2018-04-01	本标准规定了全自动时间分辨荧光免疫分析仪要求、试验方法、标签、使用说明书、包装、运输、贮存要求。本标准适用于全自动时间分辨荧光免疫分析仪
24	YY/T 1582—2018	胶体金免疫层析分析仪	2018-02-24	2019-03-01	本标准规定了胶体金免疫层析分析仪的要求、试验方法、标签和使用说明、包装、运输和贮存。本标准适用于通过测定胶体金试剂卡反应区条带的反射率对样品结果进行判读的仪器。本标准不适用于采用荧光标记或其他标记方法进行快速免疫测定的仪器
25	YY/T 1792—2021	荧光免疫层析分析仪	2021-09-06	2023-03-01	本标准规定了荧光免疫层析分析仪的要求、试验方法、标签和使用说明、包装、运输和贮存。本标准适用于对人体样本中待测物进行定量分析的荧光免疫层析分析仪（简称分析仪）。分析仪与荧光物质标记的免疫层析试剂卡配套使用，通过测定其反应区条带的荧光强度，对人体样本中待测物进行定量分析。本标准不适用于检测采用胶体金标记或其他标记方法的免疫层析试剂卡的仪器

（四）体外诊断试剂临床评价

为深化医疗器械审评审批制度改革，加强医疗器械临床试验管理，根据《医疗器械监督管理条例》（中华人民共和国国务院令第 739 号）、《医疗器械注册与备案管理办法》（国家市场监管总局令第 47 号）、《体外诊断试剂注册与备案管理办法》（国家市场监管总局令第 48 号），国家药品监督管理局会同国家卫生健康委员会组织修订了《医疗器械临床试验质量管理规范》（下文简称《规范》），于 2022 年 5 月 1 日实施。为配合《规范》的实施，进一步指导临床试验开展，国家药品监督管理局于 2022 年 3 月 30 日配套发布《医疗器械临床试验方案范本》《医疗器械临床试验报告范本》《体外诊断试剂临床试验方案范本》《体外诊断试剂临床试验报告范本》《医疗器械/体外诊断试剂临床试验严重不良事件报告表范本》《医疗器械/体外诊断试剂临床试验基本文件目录》，与《规范》同步实施。

按照现行监管法规要求，我国体外诊断试剂产品开展临床评价主要有三种途径：第一类体外诊断试剂注册时可以免于提交临床评价资料；第二类、三类体外诊断试剂临床评价途径为临床试验或免于临床试验。

《体外诊断试剂注册与备案管理办法》（国家市场监管总局令第 48 号）进一步明确了体外诊断试剂临床试验的规定。开展体外诊断试剂临床试验，应当按照《医疗器械临床试验质量管理规范》的要求，在具备相应条件并按照规定备案的医疗器械临床试验机构内进行。临床试验开始前，临床试验申办者应当向所在地省、自治区、直辖市药品监督管理部门进行临床试验备案。临床试验体外诊断试剂的生产应当符合《医疗器械生产质量管理规范》的相关要求。对于体外诊断试剂临床试验期间出现的临床试验体外诊断试剂相关严重不良事件，或者其他严重安全风险信息，临床试验申办者应当按照相关要求，分别向所在地和临床试验机构所在地省、自治区、直辖市药品监督管理部门报告，并采取风险控制措施。未采取风险控制措施的，省、自治区、直辖市药品监督管理部门依法责令申办者采取相应的风险控制措施。临床试验的实施应参考国家药品监督管理局 2021 年 9 月 21 日发布的《体外诊断试剂临床试验技术指导原则》（国家药品监督管理局通告 2021 年第 72 号）。

对于反应原理明确、设计定型、生产工艺成熟，已上市的同品种体外诊断试剂临床应用多年且无严重不良事件记录，不改变常规用途的；或通过进行同品种方法学比对的方式能够证明该体外诊断试剂安全、有效的，可以免于进行临床试验。免于进行临床试验的第二类、第三类体外诊断试剂目录由国家药品监督管理局制定、调整并公布，截至 2022 年最新版目录为 2021 年 9 月 16 日发布的《免于临床试验体外诊断试剂目录》（国家药品监督管理局通告 2021 年第 70 号），目录中列出了 423 种免于临床的体外诊断试剂产品，并明确说明预期用途为患者自测或新生儿检测相关的产品，不属于免于临床试验的产品范围。流式细胞分析用通用计数试剂（计数管、计数微球）、试验条件设定试剂（荧光补偿微球）等Ⅱ类产品，可以免于临床试验。423 种免临床体外诊断试剂产品中，Ⅲ-1 类中有与致病性病原体抗原、抗体及核酸等检测相关的试剂 6 种；Ⅲ-5 类中有与麻醉药品、精神药品、医疗用毒性药品检测相关的试剂 11 种；Ⅲ-7 类中有与肿瘤标志物检测相关的试剂 31 种；Ⅱ-1 类中有用于蛋白质检测的试剂 53 种；Ⅱ-2 类中有用于糖类检测的试剂 4 种；Ⅱ-3 类中有用于激素检测的试剂 32 种；Ⅱ-4 类中有用于酶类检测的试剂 31 种；Ⅱ-5 类中有用于酯类检测的试剂 13 种；Ⅱ-6 类中有用于维生素检测的试剂 7 种；Ⅱ-7 类中有用于无机离子检测的试剂 16 种；Ⅱ-8 类中有用于药物及药物代谢物检测的试剂 23 种；Ⅱ-9 类中有用于自身抗体检测的试剂 76 种；Ⅱ-10 类中有用于微生物鉴别或药敏试验的试剂 76 种；Ⅱ-11 类中有用于其他生理、生化或免疫功能指标检测的试剂 43 种，共涉及 14 个品类。免于进行临床试验的体外诊断试剂，应当通过对符合预期用途的临床样本进行同品种方法学比对的方式证明产品的安全性、有效性。为指导体外诊断试剂的免于临床试验的评价工作的开展，国家药品监督管理局制定了《免于临床试验的体外诊断试剂临床评价技术指导原则》（国家药品监督管理局通告 2021 年第 74 号）。

开展体外诊断试剂临床试验，应当在具备相应条件并按照规定备案的医疗器械临床试验机构内进行。2017 年 11 月国家食品药品监督管理总局、国家卫生和计划生育委员会发布的《医疗器械临床试验机构条件和备案管理办法》（2017 年第 145 号），明确了临床试验机构应当具备的条件，包括具有二级甲等以上机构资质、设置专门的临床试验管理部门、人员、管理体系等相关要求。临床试验机构的备案可以在药品监督管理部门建立的医疗器械临床试验机构备案信息系统中进行申请。已经备案的临床试验机构可以在该系统中查询。截至 2021 年 5 月 25 日，已有 1002 家机构完成医疗器械临床试验机构备案，范围涵盖 31 个省、自治区、直辖市（表 3-2）。

表 3-2 各省、自治区、直辖市医疗器械临床试验备案机构数量（截至 2021 年 5 月 25 日）

序号	省、自治区、直辖市	备案机构数量（个）	序号	省、自治区、直辖市	备案机构数量（个）
1	广东省	104	17	山西省	23
2	江苏省	77	18	广西壮族自治区	22
3	山东省	75	19	吉林省	20
4	上海市	57	20	安徽省	19
5	浙江省	56	21	重庆市	18
6	北京市	56	22	黑龙江省	17
7	河南省	51	23	云南省	15
8	四川省	49	24	内蒙古自治区	10
9	湖南省	41	25	新疆维吾尔自治区	9
10	湖北省	38	26	贵州省	8
11	河北省	36	27	海南省	8
12	福建省	34	28	甘肃省	6
13	江西省	33	29	宁夏回族自治区	5
14	辽宁省	27	30	西藏自治区	3
15	天津市	27	31	青海省	2
16	陕西省	26			

注：部队医院备案机构数量为 30 个。

为保证临床试验的质量，加强医疗器械临床试验监督管理，2016 年国家食品药品监督管理总局发布了《开展医疗器械临床试验监督抽查工作的通告》（2016 年第 98 号），通告中明确了医疗器械临床试验现场检查要点和现场检查程序，已开展多批次临床试验数据真实性、合规性监督检查，对检查中发现的临床试验违法违规，尤其是弄虚作假行为，进行严厉查处，旨在强化申请人和临床试验机构的法律意识、诚信意识、责任意识和质量意识。

（五）体外诊断试剂注册审查指导原则

为加强医疗器械产品注册工作的监督和指导，提高注册审查质量，国家药品监督管理局组织制定了医疗器械技术审查指导原则。该指导原则包括范围、注册申报资料要求、审查要点、注册单元划分、临床评价要求、说明书要求等内容。指导原则不具有强制性，是供申请人和审评人员使用的指导性文件，不涉及注册审批等行政事项。申请人应依据产品的具体特性确定是否适用，若不适用，需具体阐述理由及相应的科学依据。如果有其他能够满足法规要求的方法，也可以采用，但需要提供详细的研究资料和验证资料。

2021 年，国家药品监督管理局医疗器械技术审评中心组织拟订了 X 射线计算机体层摄影设备同品种临床评价、影响型超声诊断设备同品种临床评价、肺炎支原体 IgM/IgG 抗体检测试剂等 64 项医疗器械注册审查指导原则，已由国家药品监督管理局发布实施。截至 2021 年 5 月底，国家药品监督管理局已发布指导原则 399 项，其中与体外诊断试剂相关的有 140 项。针对目前医疗器械产品发展实际情况，国家药品监督管理局医疗器械技术审评中心充分吸收国内外监管科学研究成果，积极探索在创新医疗器械，特别是人工智能医疗器械领域的监管审评实际应用，发布了相关指导原则，提出了人工智能医疗器械审评方法，创建了人工智能医疗器械协同工作组，共同研发审评工具及人工智能医疗器械标准体系，积极推动我国人工智能医疗器械行业快速发展。表 3-3 总结了国家药品监督管理局已发布的高风险体外诊断试剂，包括新型冠状病毒、肝炎病毒、结核分枝杆菌诊断试剂相关的注册审查指导原则。

表 3-3　国家药品监督管理局已发布的高风险体外诊断试剂相关的注册审查指导原则
（截至 2021 年 5 月）

发布时间	指导原则名称
2021 年 4 月 15 日	实时荧光 PCR 分析仪注册技术审查指导原则（2021 年第 24 号）
2020 年 3 月 10 日	乙型肝炎病毒耐药相关的基因突变检测试剂注册技术审查指导原则（2020 年第 16 号）
2020 年 3 月 10 日	乙型肝炎病毒 e 抗原、e 抗体检测试剂注册技术审查指导原则（2020 年第 16 号）
2019 年 12 月 25 日	医疗器械通用名称命名指导原则（2019 年第 99 号）
2019 年 12 月 20 日	医疗器械附条件批准上市指导原则（2019 年第 93 号）
2019 年 11 月 15 日	医疗器械产品受益-风险评估注册技术审查指导原则（2019 年第 79 号）
2019 年 11 月 15 日	呼吸道病毒多重核酸检测试剂注册技术审查指导原则（2019 年第 80 号）
2018 年 3 月 21 日	结核分枝杆菌特异性细胞免疫反应检测试剂注册技术审查指导原则（2018 年第 57 号）
2018 年 1 月 4 日	医疗器械临床试验设计指导原则（2018 年第 6 号）

续表

发布时间	指导原则名称
2017 年 12 月 22 日	丙型肝炎病毒核酸基因分型检测试剂盒注册技术审查指导原则（2017 年第 209 号）
2017 年 11 月 23 日	医疗器械注册单元划分指导原则（2017 年第 187 号）
2017 年 3 月 28 日	结核分枝杆菌复合群耐药基因突变检测试剂注册技术审查指导原则（2017 年第 25 号）
2015 年 4 月 5 日	全自动化学发光免疫分析仪注册技术审查指导原则（2015 年第 93 号）
2015 年 4 月 5 日	丙型肝炎病毒核糖核酸测定试剂注册技术审查指导原则（2015 年第 93 号）
2015 年 4 月 5 日	结核分枝杆菌复合群核酸检测试剂注册技术审查指导原则（2015 年第 65 号）
2015 年 4 月 1 日	乙型肝炎病毒基因分型检测试剂注册技术审查指导原则（2015 年第 32 号）
2014 年 9 月 11 日	体外诊断试剂说明书编写指导原则（2014 年第 17 号）
2013 年 3 月 29 日	乙型肝炎病毒脱氧核糖核酸定量检测试剂注册技术审查指导原则（2013 年第 3 号）

（六）创新体外诊断试剂特殊审批程序

为贯彻实施《医疗器械监督管理条例》《国家创新驱动发展战略纲要》，贯彻落实中共中央办公厅、国务院办公厅发布的《关于深化审评审批制度改革鼓励药品医疗器械创新的意见》和国务院发布的《关于改革药品医疗器械审评审批制度的意见》，国家药品监督管理局积极实施创新医疗器械特别审批程序，鼓励医疗器械研发创新，取得了良好成效。

2014 年 2 月 7 日，国家食品药品监督管理总局发布了《创新医疗器械特别审批程序（试行）》，自 2014 年 3 月 1 日起施行，针对具有我国发明专利，技术上具有国内首创、国际领先水平，并且具有显著临床应用价值的医疗器械设置特别审批通道。该程序的实施对医疗器械研发创新、新技术推广应用、产业高质量发展起到了积极推动作用。

为深入推进审评审批制度改革，鼓励医疗器械创新，深化供给侧结构性改革和"放管服"改革要求，激励产业创新高质量发展，国家药品监督管理局多次开展调研，组织专题研究，多方征求意见，于 2018 年对特殊审批程序进行研究修改，发布了新修订的《创新医疗器械特别审查程序》，自 2018 年 12 月 1 日起施行。

修订的《创新医疗器械特别审查程序》完善了适用情形、细化了申请流程、提升了创新审查的实效性、完善了审查方式和通知形式，并明确对创新医疗器械的许可事项变更优先办理。在创新医疗器械特别审查程序设置上，修订后的程序更为科学有效，更有利于提升创新医疗器械审查效率。

2021 年发布的《医疗器械注册与备案管理办法》（国家市场监督管理总局令第 47 号）和《体外诊断试剂注册与备案管理办法》（国家市场监督管理总局令第 48 号）将创新产品注册程序正式写入了注册规章之中[5]。《体外诊断试剂注册与备案管理方法》中的相关规定如下。

第六十七条　符合下列要求的体外诊断试剂，申请人可以申请适用创新产品注册程序。

　　（一）申请人通过其主导的技术创新活动，在中国依法拥有产品核心技术发明专利权，或者依法通过受让取得在中国的发明专利权或其使用权，且申请适用创新产品注册程序的时间在专利授权公告日起 5 年内；或者核心技术发明专利的申请已由国务院专利行政部门公开，并由国家知识产权局专利检索咨询中心出具检索报告，载明产品核心技术方案具备新颖性和创造性；

　　（二）申请人已完成产品的前期研究并具有基本定型产品，研究过程真实和受控，研究数据完整和可溯源；

　　（三）产品主要工作原理或者作用机制为国内首创，产品性能或者安全性与同类产品比较有根本性改进，技术上处于国际领先水平，且具有显著的临床应用价值。

　　第六十八条　申请适用创新产品注册程序的，申请人应当在产品基本定型后，向国家药品监督管理局提出创新医疗器械审查申请。国家药品监督管理局组织专家进行审查，符合要求的，纳入创新产品注册程序。

　　第六十九条　对于适用创新产品注册程序的体外诊断试剂注册申请，国家药品监督管理局及承担相关技术工作的机构应根据各自职责指定专人负责，及时沟通，提供指导。

　　纳入创新产品注册程序的体外诊断试剂，国家局器械审评中心可与申请人在注册申请受理前以及技术审评过程中就产品研制中的重大技术问题、重大安全性问题、临床试验方案、阶段性临床试验结果的总结与评价等问题沟通交流。

　　第七十条　纳入创新产品注册程序的体外诊断试剂，国家局器械审评中心可与申请人在注册申请受理前及技术审评过程中就产品研制中的重大技术问题、重大安全性问题、临床试验方案、阶段性临床试验结果的总结与评价等问题沟通交流。

　　对于受理申报的创新医疗器械，产品被界定为第二类医疗器械的，相应的省药品监督管理局可参考国家药品监督管理局指定审批程序进行后续工作。

　　截至 2022 年 7 月，国家药品监督管理局批准的创新医疗器械已达 166 件，其中诊断类设备 12 个，体外诊断试剂产品 17 个。至此大批创新性强、技术含量高、临床需求迫切的创新产品通过特殊审评实现了快速上市，有效填补了相关领域的空白，更好地满足了人民群众的健康需求。以呼吸道病原菌核酸检测试剂盒（等温扩增芯片法）为例介绍。

　　呼吸道病原菌核酸检测试剂盒（等温扩增芯片法）用于定性检测有呼吸道症状的住院患者痰液中 7 种临床常见下呼吸道病原菌，包括耐甲氧西林葡萄球菌、金黄色葡萄球菌、大肠埃希菌、肺炎克雷伯菌、铜绿假单胞菌、鲍曼不动杆菌、嗜麦芽窄食单胞菌。样本类型是从疑似下呼吸道感染的住院患者痰液提取的核酸。产品检验原理采用了环介导等温扩增法（loop-mediated isothermal amplification，LAMP）。其原理是针对靶序列的 6 个区域设置 4 条特异引物（包括 2 条内引物和 2 条外引物），利用具备链置换功能的 DNA 聚合酶在恒定温度（65℃左右）下不断复制扩增 DNA，其反应过程包括哑铃状模板合成阶段、循环扩增阶段、伸长和再循环阶段，最终形成茎环结构和多环花椰菜样结构的 DNA 片段混合物。检测试剂在扩增反应体系中加入荧光染料，利用荧光染料掺入法进行实时荧光检测。阳性样本扩增检测时会产 "S" 形荧光扩增曲线，一步完成对靶基因的扩增和检测。该检测技术与微流控芯片技术相结合，可同时对多种核酸靶基因进行检测。

　　该检测试剂盒在企业内部产品放行之前使用企业参考品进行最终放行检测，参考品采用临床分离株和标准菌株制备而成，包含阴性参考品、阳性参考品、最低检出限参考品和重复性参考品。阴性参考品为醋酸钙不动杆菌、屎肠球菌、奇异变形杆菌、琼氏不动杆菌、阴沟肠杆菌和摩氏摩根菌的混合菌液。阳性参考品的成分为试剂盒覆盖的 7 种阳性病原菌，由 7 种单菌株和 4 种混合菌株组成。最低检出限参考品的成分为试剂盒覆盖的 7 种阳性病原菌，由 7 种单菌株和 3 种混合菌株组成。重复性参考品为试剂盒覆盖的 7 种阳性病原菌的混合菌液。试剂盒检测结果符合质控标准后才可放行使用。

　　包括上述产品在内的创新产品的上市促进了创新医疗器械行业的发展。在一定程度上扭转了我国医疗器械产业处于吸收创新发展阶段，自主研发能力较弱、核心技术和关键部件依靠进口的不利局面。

第二节　国外医疗器械注册法规现状分析

国外医疗器械技术法规、管理体系、市场准入制度简介如下。

（一）美国

1. 美国医疗器械的立法及主管

　　1938 年，美国国会通过了《食品、药品和化妆品法》，该法中对医疗器械仅做了简单规定，无特殊管理。1976 年美国国会正式通过了《食品、药品和化妆品法》（FDCA）修正案，强化了对医疗器械进行监督管理的力度，并确立了对医疗器械实行分类管理的办法。这是国际上第一个医疗器械相关的国家立法，并由政府行政部门对医疗器械进行监督管理，以促使工业界生产出安全有效、质量可靠的医疗器械。1990 年美国国会通过并由总统签发了《医疗器械安全法》（SMDA），该法在 FDCA 修正案的基础上又补充了许多新的内容，主要包括：医疗器械使用者和销售者必须报告所发现的与医疗器械有关的不良事件；对植入体内等风险较高的医疗器械提出了跟踪随访要求；增加民事处罚条款；在质量体系规范中增加了产品设计要求；重新明确电子产品的放射、卫生要求等。

　　美国食品药品监督管理局（FDA）主管：食品、药品（包括兽药）、医疗器械、食品添加剂、化妆品、动物食品及药品、酒精含量低于 7% 的葡萄酒饮料及电子产品的监督检验；产品在使用或消费过程中产生的离子、非离子辐射影响人类健康和安全项目的测试、检验和出证。FDA 对医疗器械的管理通过器械与放射健康中心（Center for Devices and Radiological Health，CDRH）进行。CDRH 下设器械评估办公室（Office of Device Evaluation，ODE）临床试验器械部，常规、康复和神经科用器械部，生殖、腹部和放射学用器械部，心血管和呼吸用器械部，牙科、传染病控制和普通医院器械部，眼科和耳鼻喉科用器械部。这 6 个部门负责对所有医疗器械进行上市审批工作。

2. 美国医疗器械定义及管理分类

美国 FDA 对医疗器械的定义如下。用于以下范围的仪器、设备、器具、装置、植入物、体外试剂或其他类似或相关的物品，包括其任何部件或附件：①在正式的国家处方集或美国药典或其补充卷上公布的；②用于人或动物的疾病或其他情况的诊断或用于疾病的监护、缓解、治疗或预防的目的；③预期目的是用来影响人或动物的组织或功能，但该目的不是通过与人体或动物体表或体内发生化学反应或通过代谢手段获得的。

根据风险等级的不同，FDA 将医疗器械分为三类（Ⅰ，Ⅱ，Ⅲ），Ⅲ类风险等级最高。FDA 对每一种医疗器械都明确规定其产品分类和管理要求，目前 FDA 医疗器械产品目录中共有 1 700 多种。任何一种医疗器械想要进入美国市场，必须首先弄清申请上市产品分类和管理要求。

Ⅰ类为普通管理产品，该类产品危险性小或基本无危险性，它的设计比Ⅱ类、Ⅲ类产品简单。绝大多数Ⅰ类产品通过一般控制足以保证其安全性和有效性。Ⅰ类产品要求符合一般控制。例如，医用手套、压舌板、手动手术器械、温度计等，这类产品约占全部医疗器械品种的 25%。生产企业递交 FDA-2891 表格后即可上市。

Ⅱ类是指那些仅用一般控制不足以控制其安全性和有效性，必须通过现有的其他方式进行特别控制，来保证其安全性和有效性。例如，心电图仪、超声诊断仪、输血输液器具、呼吸器等，这类产品约占全部医疗器械品种的 55%。该类管理是在普通管理基础上增加实施标准管理，以保证产品安全有效。特殊标签要求、强制性性能指标、售后监控都属于特殊控制。在Ⅱ类产品获得市场准入前，一般需递交 510(k)，即上市前通告（pre-market notification）。

Ⅲ类是指那些用一般控制和特殊控制还不足以确保其安全性和有效性的产品。这类产品具有较大的危险性或危害性，一般用来支持人体生命，防止人体健康受损，具有致病、致残的潜在的、不合理的风险。例如，人工心脏瓣膜、心脏起搏器、人工晶体、人工血管等，这类产品约占全部医疗器械品种的 20%。FDA 对这类产品实行上市前审批（pre-market approval，PMA）制度。

医疗器械产品的管理类别是不断变化的，随着与医疗器械有关的技术知识和经验增长，产品的类别管理可以通过重新分类（reclassification）程序进行调整。管理类别的改变以 FDA 掌握的最新医疗器械信息为基础，FDA 可以主动或根据社会请求按照有关法律法规对医疗器械进行重新分类。如果企业要求将自己生产的产品重新分类到较低的管理类别，必须向 FDA 提供强有力的证明材料，证明该产品划分到较低的管理类别足以保证该产品的安全性和有效性。在对该产品管理类别的重新分类做出最终决定之前，FDA 会在联邦登记上发布该产品重新分类的推荐性规则，包括重新分类的科学判断，并请求公众参与评论。接着，才在联邦登记上公布该产品重新分类的最终决定。

3. 美国医疗器械产品的市场准入

医疗器械进入美国市场的途径分为：豁免；510（k）；PMA。

510（k）意在证明该产品实质性等同于已合法上市的产品预期用途。产品的新特性不影响安全性或有效性，或者对安全有效性产生影响的新特性有可接受的科学方法来评估新技术的影响，并有证据证明这些新技术不会降低安全性或有效性。PMA意在提供足够、有效的证据证明医疗器械按照设计和生产的预期用途，能够确保产品的安全有效。

FDA规定，Ⅰ类产品应符合一般控制要求。具体规定：①登记每一处生产场地；②列出已经进入市场的器械品种；③销售新的器械或有重要改造的器械之前提交上市前通告［510（k）］；④生产过程应符合《医疗器械生产质量规范》（GMP）法规。Ⅱ类产品应符合特殊控制规定。除具备一般控制的要求外，申报单位还应提供正式颁布的标准、上市后监控的文件、疗效反馈登记、上市前的临床研究报告（包括临床和非临床的研究）等。FDA对Ⅱ类产品实行上市前注册，生产厂商在上市前90天向FDA申请。FDA按"实质性等同"审批。通过510（k）审查后，产品才可以在市场上销售。Ⅲ类产品必须通过PMA程序。除应符合一般控制和特殊控制的要求以外，还要提交针预期目的的证明文件，以及临床前安全评价报告（微生物、毒性、免疫、生物相容性、储存期限等的动物实验）、临床研究报告。生产企业在产品上市前必须向FDA提交PMA申请书及相关资料，证明产品质量符合要求，临床使用安全、有效。FDA在收到PMA申请后45天内通知厂家是否立案审查，并在180天内对其做出是否批准的决定。

4. 美国医疗器械质量体系

1987年FDA颁布了《医疗器械生产质量规范》（GMP），多次修改和完善后，在1997年颁布了新的GMP，并更名为《医疗器械质量体系规范》（QSR），QSR更接近国际标准化组织ISO9001系列标准。美国要求所有医疗器械厂商建立并且保持一个完整有效的质量管理体系。一个完整有效的质量管理体系需建立下列过程：①识别和限定器械及部件要求（规格）；②选择和验证试验方法以确保器械性能得到准确测量；③检验和验证器械的设计符合性能要求；④评估和降低与设计、生产及用户错误使用有关的风险和危害；⑤评估和审查与设计和生产有关的供应商（如原料、配件供应商）；⑥收集、审查和评估投诉、识别必要的纠正和预防措施；⑦评估和验证现有器械设计、标签及生产方面的改变。

5. 美国医疗器械的上市后管理

美国有强制的医疗器械上市后监测体系。

FDA上市后监督主要通过对企业进行质量体系检查来实现。对Ⅱ、Ⅲ类产品，每2年进行一次质量体系核查；对Ⅰ类产品，每4年进行一次质量体系核查。若存在隐患或发现问题，FDA随时可对企业进行检查。

FDA全面负责医疗器械不良事件的监测和再评价工作。对于由医疗器械引起的可能引起或促使的死亡、严重伤害事件，根据FDA规定，不论医疗器械用户、经销商、制造商，都必须尽快报告。

对发现的违规行为实施相应的行政处罚，包括发警告信、对伪劣或假冒产品进行行政扣押、对违法公司提起诉讼、召回产品等。召回产品可由FDA律师向法院申请强制执行。

6. 临床试验申请

美国《食品、药品和化妆品法》520（g）条和《医疗器械安全法》都有研究器械豁免（investigational device exemption，IDE）条款，对医疗器械临床研究提出了要求。IDE

是为了促进医疗器械的创新，它涵盖了进行医疗器械临床研究的规定。IDE 是指可以免除某些法律条款的限制（如禁止销售未经批准的产品）以便进行医疗器械的临床试验。IDE 申请需提供给 FDA 足够的信息，用于判定有充足的标准来支持进行临床试验。

IDE 申请的内容包括：①申请者和生产厂家的信息；②器械信息；③先期研究报告；④研究计划；⑤生产信息；⑥研究人员信息（如与研究者的协议）；⑦审查委员会信息；⑧销售信息；⑨标签；⑩知情同意书；⑪环境影响评估等。

（二）欧盟医疗器械管理的技术法规

1. 欧盟医疗器械立法及主管

欧盟为统一欧盟医疗器械管理问题已制定了一套管理法规，主要用于产品上市前的审批管理，临床研究和上市后的监督管理仍然由欧盟各成员国自行负责。

欧盟已发布的三个与医疗器械有关的重要指令如下。

《有源植入医疗器械指令》（AIMD，Council Directive 90/385/EEC）：这一指令针对通过电源或其他能源起作用、在手术后全部或部分介入人体并留在体内的产品。该指令要求所有有源植入医疗器械（心脏起搏器、体内给药器械、除颤器）自 1990 年 6 月 20 日开始认证，取得 CE 标识；在 1994 年 12 月 31 日以后没有 CE 标识的有源植入医疗器械不能在欧盟市场销售。

《医疗器械指令》（MDD，Council Directive 93/42/EEC）：除有源植入物医疗器械和体外诊断器械外，几乎所有的医疗器械都属于该指令调整范围，包括无源植入物、外科器械、电子器械等，自 1993 年开始认证，取得 CE 标识；1998 年 6 月 13 日以后，没有 CE 标识的产品不能在欧盟市场销售。

《体外诊断医疗器械指令》（IVDD，Council Directive 98/79/EEC）：这一指令是针对试剂产品、校准物、质控物、仪器、设备或系统等体外诊断医疗器械。该指令要求体外诊断试剂和仪器自 1998 年开始认证，取得 CE 标识。

1993~2005 年，欧盟对以上三个指令做了多次修正。

2017 年 4 月 5 日，欧洲议会和理事会正式签发了欧盟关于医疗器械第 2017/745 号法规（MDR，EU2017/745）、体外诊断医疗器械第 2017/746 号法规（IVDR，EU2017/746），5 月 5 日，欧盟官方期刊《欧洲联盟公报》（*Official Journal of the European Union*）正式发布这两个法规。2017 年 5 月 25 日 MDR、IVDR 正式生效，进入过渡期，2020 年 5 月 26 日 MDR、IVDR 开始执行，全面替代《医疗器械指令》（MDD，Council Directive 93/42/EEC）、《有源植入医疗器械指令》（AIMD，Council Directive 90/385/EEC）和《体外诊断医疗器械指令》（IVDD，Council Directive 98/79/EEC），医疗器械必须满足 MDR、IVDR 的要求，公告机构依据 MDD、AIMD、IVDD 发布的任何通知失效。2022 年 5 月 27 日，过渡期前依据《有源植入医疗器械指令》（AIMD，Council Directive 90/385/EEC）附录和《医疗器械指令》（MDD，Council Directive 93/42/EEC）附录、《体外诊断医疗器械指令》（IVDD，Council Directive 98/79/EEC）附录签发的证书失效。2024 年 5 月 27 日，过渡期内依据上述指令签发的所有证书全部失效。2025 年 5 月 27 日过渡期结束前，

依据原指令投放市场或持有证书并在过渡期后投放市场的器械，在此日期前仍可投放市场或投入使用，但产品的设计和预期目的应无显著变化，并符合新法规有关上市后监管、警戒、经济运营商及器械注册的相关规定。MDR 共 10 章 123 条，17 个附录；IVDR 共 9 章 11 条，15 个附录。

MDR、IVDR 是欧盟医疗器械管理法规的重大变化，由指令升级为法规，提高了对欧盟成员国的约束力，具有直接约束性，无须各国转化为本国法律法规的形式即可实施。内容上，法规在整合原指令的基础上大幅提升了有关医疗器械认证的规范和限制，如关于产品分类规则、器械的可追溯性、临床性能研究的规范、增加上市后的产品安全性和有效性的监管等。

2. 欧盟医疗器械产品的定义及管理分类

欧盟医疗器械新法规对医疗器械的定义修改如下：医疗器械是指单独或组合使用于人体的任何仪器、设备、器具、软件系统、植入物、试剂、材料或其他物品；其作用于人体体表或体内的主要效用不是通过药理学、免疫学或代谢的手段获得，但可能有这些手段参与并起一定的辅助作用。医疗器械旨在达到下列一个或多个目的：疾病的诊断、预防、监护、治疗或缓解；损伤或残疾的诊断、监护、治疗、缓解、修补；解剖学和生理或病理过程或状态的探查、调节；提供器官、血液和组织捐献的人体标本体外检验数据；用于对医疗器械清洗、消毒或灭菌和对妊娠的控制、支持。

新的医疗器械定义将符合要求的"植入物和试剂"列为医疗器械范围，并增加了以"病理过程或状态的探查、调节""提供人体标本体外检验数据""对医疗器械清洗、消毒或灭菌""妊娠支持"为目的的器械，扩大了产品包含范围，纳入了有源植入医疗器械、软件系统，以及植入或侵入人体的非医疗用途产品，如隐形眼镜、美容植入物、去除脂肪组织的器械、发射高强度电磁辐射进行皮肤治疗等的器械、利用磁场刺激大脑神经元活动的器械等；使用活性或非活性动物、人源组织或细胞的衍生产品制造而成的器械也属法规管辖的范畴。

MDR 延续 MDD 分类归则，医疗器械分成四类：Ⅰ、Ⅱa、Ⅱb 和Ⅲ类。Ⅰ类为既不穿透人体表面又无能量释放（无源）的器械；Ⅱa 类包括诊断设备、体液储存、输入器械，以及短暂使用（持续时间小于 1 小时）并有侵害性的外科器械；Ⅱb 类为短期使用（持续时间 1 小时～30 天）并有侵害性的外科用器械、避孕用具、放射性器械等；Ⅲ类器械为与中枢神经系统、心脏接触的器械、体内降解的器械、植入体内的器械、药物释放器械，以及长期使用（持续时间大于 30 天）并有侵害性的外科器械。分类规则由 18 条增加至 22 条，主要的变化如下。

（1）修改了非侵入性器械的分类范围，将血袋划分为Ⅱb 类（规则 2）；将由一种或几种物质混合而成，预期用于直接在体外接触，从人体或人体胚胎中取出且还未被植入人体的细胞、组织或器官的非侵入性器械划分为Ⅲ类（规则 3），对"伤口"的描述细化为"受损伤的皮肤和黏膜"，此规则同样适用于接触受损伤黏膜的侵入性器械（规则 4）。

（2）修改了侵入性器械的分类范围，将可重复使用的手术器械划分为Ⅱa 类，专门用于直接接触心脏或中枢神经系统的短暂使用型侵入性手术器械划分为Ⅲ类（规则 6）；

增加专门用于直接接触心脏或中枢神经系统的短期使用型侵入性手术器械属于Ⅲ类（规则7）；增加有源植入器械或其附件属于Ⅲ类；乳房假体属于Ⅲ类，全关节或部分关节置换物（除钉、楔、板和工具等辅助组件外）属于Ⅲ类，除钉、楔、板和工具等组件外的植入性椎间盘替代物和接触脊柱的植入器械属于Ⅲ类（规则8）。

（3）修改了有源器械的分类范围，增加预期用于治疗目的而发射电离辐射的有源器械，以及控制、监控这些器械或直接影响这些器械性能的有源器械属于Ⅱb类；预期用于控制、监视或直接影响有源植入器械性能的有源器械属于Ⅲ类（规则9）。

（4）修改了部分特殊规则，用于消毒或灭菌的器械属于Ⅱa类，而用于消毒侵入性器械的消毒液或清洗消毒类器械则属于Ⅱb类（规则15）；由人体或动物的组织或细胞，或其无活性或使其无活性的衍生物合成或组成的器械属于Ⅲ类（规则17）。

（5）废除了规则18。

（6）新增了四项新规则。

1）新增规则19：所有由纳米材料合成或组成的器械都属于Ⅲ类，除非在其预期用途下使用时，纳米材料被密封或以类似的方式而不能被释放到患者或操作者的身体。

2）新增规则21：预期通过人体孔道或皮肤涂抹摄入人体，被人体吸收或扩散进入人体局部的由药物组成或合成的器械：如果是以器械或器械的代谢产物被身体吸收而达到其预期目的的，这些器械属于Ⅲ类；如果器械预期用于通过消化道摄入，并且器械或器械的代谢产物被身体吸收，这些器械属于Ⅲ类；除通过皮肤涂抹而摄入人体的器械属于Ⅱa类外，其他所有情况属于Ⅱb类。

3）新增规则22：除侵入性手术器械外，其他通过人体孔道吸入来用药的侵入性器械属于Ⅱa类，如果器械的作用方式对用药的安全性和有效性有至关重要的影响或用于治疗危及生命的医疗器械，则属于Ⅱb类。

4）新增规则23：集成或包含能够显著影响患者管理和诊断的有源治疗器械属于Ⅲ类，如闭环系统或自动体外除颤仪。

根据IVDR分类规则，将体外诊断产品按照风险等级分为A类（最低风险）、B类、C类和D类（最高风险）。产品的风险等级由产品的预期用途和被测的分析物决定，如果产品适用于多个分类，则应遵循最高风险等级分类原则。

3. 欧盟医疗器械产品的市场准入

欧盟医疗器械法规提出了"经济运营商"的概念，经济运营商是指制造商、授权代表、进口商、经销商，以及任何对系统或手术包类器械进行组合或消毒并投放市场的自然人或法人，即在符合法规规定情况下负责器械生产（包括组合或灭菌）、销售及上市后运营的自然人或法人。

欧盟对医疗器械产品管理区别于美国FDA之处，是对医疗器械产品的市场准入和上市后监督的方式。欧盟委托经认定的第三方认证机构，也称作"通（公）告机构"（Notice Body）来实施。欧盟各成员国按照标准，由认证机构认证资质。欧盟委员会在欧盟公报上公布被委任机构的名单、识别编号和通告机构的工作项目。欧盟已认定了数十家认证机构，如挪威的DNV、德国的TUV、英国的BSI和法国BVQI都是知名度较高的认证机构。如果欧盟成员国发现某通告机构不再符合提出的标准，认可该机构的成员国应该撤销其资格，并且，该成员国有义务立即将此情况告知其他成员国和欧盟委员会。

生产Ⅰ类无菌医疗器械和具有测量功能的器械、Ⅱ、Ⅲ类医疗器械企业向通告机构提出上市申请，通告机构负责审查；通过审查后，给予认证。贴上 CE 标志后，可以进入欧盟各成员国市场。

按欧盟指令规定，不同类别的医疗器械审查方式如下：Ⅰ类产品由生产企业自行负责，在生产所在国主管部门备案；Ⅱa 类产品由通告机构审查，主要审查质量体系，其中产品设计由生产企业负责，Ⅱb 类产品由通告机构审查，检查质量体系、抽检样品，同时生产企业应提交产品设计文件；Ⅲ类产品由通告机构审查，检查质量体系、抽检样品，并审查产品设计文件，特别是审查产品风险分析报告。通告机构的审查结果要报告所在国管辖部门和欧盟委员会。

4. 欧盟医疗器械质量体系

在质量体系方面，欧盟制定的质量体系（EN46000 系列）标准与 ISO9000、ISO13485（医疗器械质量体系专用要求）是基本一致的。通告机构（第三方质量认证机构）按 EN46000 系列标准对生产厂家的生产体系进行审查。通告机构对企业进行质量认证的同时，还要在其实验室中对高风险的产品进行检测。通过质量体系认证的，表明生产者符合指令的要求，贴有 CE 标志后，产品才可以在欧盟范围内自由销售。

5. 欧盟医疗器械产品的上市后管理

MDR 规定了制造商的义务，涵盖生产、合规、上市后监管产品全生命周期，法规同时规定，经销商、进口商或其他自然人或法人在向市场提供以其名字、注册商标命名的医疗器械时应承担制造商相应的义务，也包括变更相应器械预期用途或变更其他影响其符合性的事项，在上市后的监管要求中，经济运营商同时负有相应的责任和义务。

制造商必须明确自身职责和义务，规范有序地开展生产和市场活动，应审核确认上游供应商是否符合规定，并确认且能够证明自己的下游流程符合规定，应按照对应的警戒系统的要求进行或配合事件的上报，配合完成现场安全纠正措施，并依据职责组织相应的培训。

MDR 对上市后的监管要求更加严格，更强调持续监管和全方位协助的监管。按层级自上而下确定了欧盟、各成员国、公告机构、经济运营商各自的义务和责任，同时设定了成员国之间、公告机构之间、制造商与监管部门之间沟通和协作的制度及途径。

对产品的监管要求主要集中在以下几个方面：上市前的监管要求包括产品生产质量体系建立和实施，符合性评估过程中的通用基本要求和技术文件建立，符合性评估程序要求等；上市后监管文件的建立，警戒和市场监管措施等，覆盖产品生命周期的全过程。

如果成员国认定具有 CE 标志的生产厂家的产品发生了事故并造成严重后果，政府有权责令已获得 CE 标志的企业停止生产，也可通知第三方认证机构收回认证证书。

欧盟的法规规定，授权的第三方认证机构按照法规的要求对医疗器械企业和产品进行认证，并对生产企业的质量体系进行定期监督检查；欧盟各成员国通过医疗器械上市后的信息反馈网络，监督生产企业和认证机构；欧盟委员会负责立法、通知各成员国通告认证机构、经认证的企业和产品、不良事件或事故的处置。

第三方认证机构的工作方式为市场化运行。

6. 欧盟医疗器械产品的临床试验申请

在欧盟，医疗器械厂商应当按医疗器械临床试验管理规定，在有资格的医疗单位进行临床试验。对于Ⅱa、Ⅱb和Ⅲ类医疗器械，在收到批准临床试验通知后的60天内开始进行临床试验，医疗机构认为试验同公共健康和政策不相符合时，不予开展。除特殊医疗器械外，成员国可以授权生产厂家进行临床试验。临床试验应按照医疗器械试验规定法规进行并接受监督。生产厂家或其代理商应保存试验记录并备案。法令规定医疗器械应有临床数据的支持。临床数据可以来自临床评价，也可从临床试验中得到。

（三）澳大利亚医疗器械管理的技术法规

1. 澳大利亚医疗器械立法及主管

澳大利亚1966年执行《医疗用品法案》（1966），对医疗用品（包括化学药品、生物制品、医疗器械、草药制品、维生素及矿物质）进行管理。1988年对医疗用品法案进行了修订。

2002年澳大利亚颁布了医疗器械管理方面的专门法规《医疗器械法规》。

澳大利亚药品管理局（TGA）是澳大利亚联邦健康与老年护理部的下属机构，负责管理《医疗用品法案》确定的产品。TGA执行《医疗用品法案》《医疗器械法规》所赋予的产品市场准入和市场监管的职责，保证在澳大利亚上市的医疗器械符合标准，并保证进一步发展澳大利亚的治疗行业及医疗器械工业。

2. 澳大利亚医疗器械的定义及分类

（1）定义：由工具、仪器、用具或其他物品（单独或联合使用）以及附件或正常功能需要的软件组成的治疗品，不以药理学、免疫学或代谢方式达到主要作用，但通过这些方式能辅助它的作用。

（2）分类：按照风险等级由低到高，将医疗器械分为Ⅰ级、Ⅱa级、Ⅱb级、Ⅲ级、AIMD级（活性植入医疗器械）5个类别。

3. 澳大利亚医疗器械产品的市场准入

TGA管辖的医疗用品注册处按豁免、备案、注册三种方式对医疗器械进行管理。无论哪类医疗器械，其上市销售前必须得到澳大利亚政府的准许，按照符合性审查程序进行审查。高风险医疗器械的质量、安全性、有效性需由TGA评估并进行上市前批准，批准后进入医疗用品注册系统，作为注册产品，并对其进行编号管理。低风险的医疗器械由企业自行进行评估，只要符合质量和安全条件即可进入市场，但要提供相关文件证明其安全有效，也需纳入医疗用品注册系统，进行编号管理。大多数的医疗器械按备案方式进行管理，通过简要评估检查其是否符合生产、标签及质量的相关标准。

通过注册审批上市的国外产品，每年还需按常规注册一次，说明型号、性能及质量有无变化，类似于我国的延续注册。

在澳大利亚，所有医疗器械生产者必须经过许可。生产者的生产过程必须符合GMP。

许可的目的是保证医疗器械符合可定义的质量保证标准。

4. 澳大利亚医疗器械质量体系

澳大利亚政府要求各类医疗器械生产企业的生产过程必须符合 GMP 并向质量体系（ISO9000）标准靠拢。2017 年起澳大利亚开始实施医疗器械单一审核程序，并接受有资格的检查机构提供的医疗器械单一审核程序（MDSAP）认证证书。

5. 澳大利亚医疗器械产品的上市后管理

澳大利亚采取上市后警戒管理。对所有上市后的医疗器械，采用不良事件的调查报告、上市产品的检验和监测等方式保证其质量。澳大利亚对于上市后不良事件监测的规定较为成熟，程序较为详尽，原则性和灵活性相结合，具有较强可操作性，值得学习借鉴。

（四）加拿大医疗器械管理的技术法规

1. 加拿大医疗器械立法及主管

《食品与药品法案》和《医疗器械法规》（1998）是加拿大医疗器械的基本法规。加拿大卫生健康品和食品管理局（HPFBI）医疗器械司主管加拿大境内医疗器械的生产与销售。

2. 加拿大医疗器械产品的定义及分类

（1）定义：任何物品、器具、仪器或装置，包括任何组件、零件或附件，其生产、销售声称用于下列目的：①用于人体或动物的，对疾病、功能失调、异常生理状态或其综合征的预防、诊断、治疗、缓解；②恢复、矫正、调节人体或动物的机体功能或机体结构；③用于人或动物妊娠诊断；④用于人或动物在妊娠期间、分娩过程中及分娩后的控制，包括避孕器械，但不包括药品。

（2）分类：根据医疗器械法规 SOR198-282 附录 1，第一部分分类规则，按侵入性程度、接触持续时间、对身体造成的影响等因素的风险等级由低到高，将医疗器械分为 I 类、II 类、III 类、IV 类 4 个类别。

3. 加拿大医疗器械注册有两种途径

（1）医疗器械经营许可证（medical device establishment licensing，MDEL）：颁发给 I 类制造商以及所有器械类别的进口商或分销商的许可证，允许他们在加拿大进口或分销医疗器械。

需要准备的资料：MDEL 申请表，质量管理体系程序资料。无须质量管理体系审核。获取 MDEL 的时间范围：120 个日历日。

（2）医疗器械许可证（medical device licences，MDL）

颁发给制造商的许可证，授权他们在加拿大进口或销售其 II、III 或 IV 类医疗器械。每个设备类别的文档要求各不相同。

1）需要准备的资料

II 类：MDL 申请表、费用表、标签、符合性声明（文件）、MDSAP 证书、符合 HC 要求的技术文件，官方时间表 15 天。

Ⅲ类：MDL 申请表、符合性声明（文件）、MDSAP 证书、标签、符合 HC 要求的技术文件，官方时间表 60 天。

Ⅲ类：MDL 申请表、符合性声明（文件）、MDSAP 证书、标签、符合 HC 要求的技术文件，官方时间表 75 天。

2）申请流程

Ⅱ类：行政筛查-监管筛查-技术筛查-行政筛查。

Ⅲ类：行政筛查-监管筛查-技术筛查-行政筛查-行政审查 1-行政审查 2。

Ⅳ类：行政筛查-监管筛查-技术筛查-行政筛查-行政审查 1-行政审查 2。

4. 加拿大医疗器械质量体系

自 2019 年 1 月 1 日起，不再承认 CMDCA 颁发的 CAN/CSA-ISO 13485：03 和 CAN/CSA-ISO 13485：16 证书。因此，所有Ⅱ、Ⅲ和Ⅳ类设备的制造商必须通过医疗器械单一审核程序（MDSAP），经认可的审核机构审核成功后获得证书（参考 CAN/CSA-ISO 13485:16，见修正案 SOR 2019-44，第 2 节）。高风险医疗器械需要 TGA 符合性评估，而 CE 认证不是合规性的可接受证据。

5. 加拿大医疗器械产品的上市后管理

监管部门通过以下方式开展上市后监察。一是应用 CMDCAS 政策，对加拿大市场的医疗器械进行监测；二是Ⅱ类、Ⅲ类、Ⅳ类器械生产者自始至终全面实施质量体系（QS）；三是建立不良事件监测管理体系。

6. 临床试验申请

Ⅰ类器械不需要临床试验申请。Ⅱ类、Ⅲ类、Ⅳ类器械的临床试验申请获准后需要得到书面许可证后方可进行相应临床试验。

（五）日本医疗器械管理的技术法规

1. 日本医疗器械立法及主管

1960 年日本国会通过《药事法》，2002 年 7 月日本政府全面修订《药事法》。修订后的《药事法》于 2005 年全面施行，该《药事法》对上市前准许和入市后管理体系的规定发生了重大变化；在医疗器械管理方面增加了新型生物产品管理条例、低危医疗器械的第三方认证体系，以及厚生劳动省评审高危医疗器械的优先权等。

主管机关：日本药品和医疗器械的主管机关为日本厚生劳动省（MHLW）的药品和医疗器械管理局（PMDA）。

2. 日本医疗器械产品的定义及分类

一般医疗器械（Class Ⅰ）：由日本厚生劳动大臣在听取"药事和食品卫生审议会"的意见后进行指定，这类医疗器械在出现副作用或功能损害时，对人的生命和健康影响的风险比较小，一般指除高度管理医疗器械和管理医疗器械以外的医疗器械。

管理医疗器械（Class Ⅱ）：由日本厚生劳动大臣在听取"药事和食品卫生审议会"的意见后进行指定，这类医疗器械在出现副作用或功能损害时，有可能影响人的生命和健康，需要进行合适的管理。

高度管理的医疗器械（Class Ⅲ、Class Ⅳ）：由日本厚生劳动大臣在听取"药事和食品卫生审议会"的意见后进行指定，这类医疗器械一般是指在出现副作用或功能受损的情况下（仅限于按照预定使用目的正确使用时），会对人的生命和健康产生严重影响，对这类设备器械必须进行合适管理。

3. 日本医疗器械产品的市场准入

日本医疗器械产品的市场准入情况见表 3-4。

表 3-4　日本医疗器械产品的市场准入方式

分类等级	认证模式
一般医疗器械（Class Ⅰ）	仅需备案
管理医疗器械（Class Ⅱ）以及部分高度管理医疗器械（Class Ⅲ）（已经有认证基准的 Class Ⅲ）	由 PMDA 授权的认证机构进行认证（第三方认证）
部分高度管理医疗器械（Class Ⅲ）和高度管理医疗 器械（Class Ⅳ）	日本厚生劳动大臣批准

注：筋膜枪等家用按摩仪器及相关设备在日本属于管理医疗器械（Class Ⅱ），相关产品生产企业可以采取第三方认证的方式出口日本。可以进行第三方认证的授权范围根据授权的认证机构而不同。

4. 日本医疗器械质量体系

2002 年，厚生劳动省药品和医疗器械管理局（PMDA）修订了《药事法》，该法中的医疗器械质量管理体系是在美国医疗器械质量体系的基础上制定的，其检查是在药务局医疗器械科和监督指导科指导下，由都、道、府、县的药事监督员进行的。日本共有2700 多名药事监督员，他们同时执行药品和医疗器械质量体系的检查。日本厚生劳动省以及药品和医疗器械管理局对产品上市前和上市后的质量体系进行审核，也接受有资格的检查机构出具的 MDSAP 认证证书。

5. 日本医疗器械的上市后管理

要求获得生产批准和入市许可的公司必须具有质量控制体系和售后安全控制体系。入市许可每五年更新一次。

根据新版《药事法》，对初次获得批准的医疗器械，经一定时期后，要进行重新审查。新设计的、结构新颖的或采用新原理的医疗器械，在获得初次批准后第四年，应接受再次审查。具有新效力、新用途或新性能的医疗器械，则在获得初次批准后第三年，应进行复审。

6. 临床试验

日本厚生劳动省要求从 1993 年开始实施《医疗器械临床研究规范》。日本医疗器械临床研究（试验）规范的要点如下：进行临床试验的场所必须是医疗法认可的医疗机构；该医疗机构设有临床研究审查委员会；临床研究委托者必须要和医疗机构签订书面合同；拟订临床研究计划书；在临床试验结束后，负责医师应完成临床研究（试验）报告书。临床研究（试验）委托者，应按《药事法》要求，以书面形式进行申请，并按要求和规定提交所需的资料。

第三节　国内应急产品审批制度现状分析

一、应急审批产品注册制度

为有效预防、及时控制和消除突发公共卫生事件的危害，确保突发公共卫生事件应急所需医疗器械尽快完成审批，根据《医疗器械监督管理条例》《医疗器械注册与备案管理办法》《体外诊断试剂注册与备案管理办法》，国家药品监督管理局组织修订了《医疗器械应急审批程序》，明确了医疗器械应急产品的审批要求。

（一）产品应急审批要求

1. 应急审批的背景及适用时间

存在突发公共卫生事件威胁时，以及突发公共卫生事件发生后，药品监督管理部门按照"统一指挥、早期介入、随到随审、科学审批"的原则，对突发公共卫生事件应急处理所需医疗器械实施应急审批。国家药品监督管理局根据突发公共卫生事件的情形和变化情况，决定启动及终止应急审批程序的时间。应急审批程序启动后，各级药品监督管理部门及相关技术机构，根据各自职能，开展应急医疗器械的检验、质量管理体系考核、技术审评和行政审批等工作。

2. 应急审批的医疗器械产品

应急审批的医疗器械产品为突发公共卫生事件应急处理所需，且在我国境内尚无同类产品上市，或虽在我国境内已有同类产品上市，但产品供应不能满足突发公共卫生事件应急处理需要，并经国家药品监督管理局确认的境内第三类和进口第二类、第三类医疗器械。按照《医疗器械监督管理条例》紧急使用的产品不属于应急审批产品之列。

3. 申请应急审批的程序

申请医疗器械应急审批的，境内注册申请人需将产品应急所需的情况及产品研发情况告知相应的省、自治区、直辖市药品监督管理局，省、自治区、直辖市药品监督管理局需及时了解相关医疗器械研制情况，必要时采取早期介入的方式，对拟申报产品进行评估，并及时指导注册申请人开展相关申报工作。

申请境内第三类和进口第二类、第三类医疗器械应急审批的，需向国家药品监督管理局受理部门提交医疗器械应急审批申请表和产品研究综述资料及相关说明。

国家药品监督管理局组织专家，通过会议、函审、书面征求意见等方式，对申请应急审批的医疗器械和国家应急响应工作机制书面推荐的应急所需医疗器械是否符合应急产品界定要求，以及研发成熟度、生产能力等进行评估，及时对产品是否进行应急审批予以确认，并将结果通知申请人、相应技术机构及省、自治区、直辖市药品监督管理局。

对于经国家药品监督管理局确认进行应急审批的医疗器械，如委托药品监督管理部门医疗器械检验机构开展检验,相关医疗器械检验机构在接收样品后 24 小时内组织开展医疗器械检验,并及时出具检验报告。相关检验能力不足时,国家药品监督管理局可以指定具有检验能力的医疗器械检验机构开展检验。

国家药品监督管理局医疗器械技术审评中心指定专人,早期介入,按照注册申请人需求,通过适当方式开展咨询,指导注册申报资料准备,并按照医疗器械审评工作要求,对企业拟提交注册的资料按照随到随审的原则开展受理前预审查。

相应的省、自治区、直辖市药品监督管理局在接到国家药品监督管理局通知后 2 日内组织开展质量管理体系核查,并及时出具质量管理体系核查报告,提交国家药品监督管理局医疗器械技术审评中心。

注册申请人在申报表中勾选"应急审批",国家药品监督管理局医疗器械技术审评中心于当天完成注册申请事项的签收并按照国家药品监督管理局立卷审查要求开展立卷审查。

境内和进口第三类应急审批医疗器械注册申请受理并确认缴费,转入技术审评阶段后,国家药品监督管理局在 10 日内完成技术审评;技术审评结束后,在 3 日内完成行政审批。进口第二类应急审批医疗器械,国家药品监督管理局在 5 日内完成技术审评;技术审评结束后,在 3 日内完成行政审批。

对于应急审批医疗器械,注册人所在地省、自治区、直辖市药品监督管理局在接到相关医疗器械生产许可申办或变更申请后,按照《医疗器械生产监督管理办法》的相关规定,在受理后 5 日内做出是否予以核发或变更医疗器械生产许可证的决定。

附条件批准上市的应急审批医疗器械,注册证的有效期与注册证注明的附带条件的完成时限一致,原则上不超过 1 年。如注册人完成附带条件,可以在到期之日前申请办理延续注册,符合要求的给予延续注册,注册证有效期为 5 年。

对于应急审批医疗器械,自确认应急审批之日起 90 日内,如注册申请人无法按照注册要求完成注册申报资料准备并获得注册申请受理,不再按照应急审批办理,原则上可以参照《医疗器械优先审批程序》,受理后优先审评审批。

4. 应急审批医疗器械监管要求

各省、自治区、直辖市药品监督管理局需加强对应急审批医疗器械生产企业的监督检查,监督企业落实主体责任,保障产品质量安全。

(二)国内应急审评产品情况

以新型冠状病毒检测医疗器械为例,自 2020 年 1 月至 2022 年 4 月 14 日,已完成 112 个新型冠状病毒检测试剂盒(39 个核酸检测试剂,37 个抗体检测试剂,36 个抗原检测试剂)、11 个仪器设备、2 个软件产品的应急审批。上述 125 个产品的快速获准上市有效助力了疫情的防控。

1. 核酸检测试剂盒（表 3-5）

表 3-5　核酸检测试剂盒

序号	注册证编号	注册人名称	产品名称
1	国械注准 20223400018	广州微远医疗器械有限公司	新型冠状病毒 2019-nCoV 核酸检测试剂盒（联合探针锚定聚合测序法）
2	国械注准 20213400656	江苏奇天基因生物科技有限公司	新型冠状病毒（2019-nCoV）核酸检测试剂盒（荧光 RT-RAA 法）
3	国械注准 20203400299	复星诊断科技（上海）有限公司	新型冠状病毒（2019-nCoV）核酸检测试剂盒（荧光 PCR 法）
4	国械注准 20213400495	郑州安图生物工程股份有限公司	新型冠状病毒 2019-nCoV 核酸检测试剂盒（PCR-荧光探针法）
5	国械注准 20203400057	上海之江生物科技股份有限公司	新型冠状病毒 2019-nCoV 核酸检测试剂盒（荧光 PCR 法）
6	国械注准 20203210062	华大生物科技（武汉）有限公司	新型冠状病毒 2019-nCoV 核酸检测试剂盒（荧光 PCR 法）
7	国械注准 20203400184	迈克生物股份有限公司	新型冠状病毒 2019-nCoV 核酸检测试剂盒（荧光 PCR 法）
8	国械注准 20213400228	中元汇吉生物技术股份有限公司	新型冠状病毒 2019-nCoV 核酸检测试剂盒（荧光 PCR 法）
9	国械注准 20203400535	深圳联合医学科技有限公司	新型冠状病毒 2019-nCoV 核酸检测试剂盒（双扩增法）
10	国械注准 20203400302	武汉中帜生物科技股份有限公司	新型冠状病毒 2019-nCoV 核酸检测试剂盒（荧光 PCR 法）
11	国械注准 20203400058	上海捷诺生物科技有限公司	新型冠状病毒（2019-nCoV）核酸检测试剂盒（荧光 PCR 法）
12	国械注准 20223400015	新羿制造科技（北京）有限公司	新型冠状病毒 2019-nCoV 核酸检测试剂盒（荧光 PCR 法）
13	国械注准 20203400063	广州达安基因股份有限公司	新型冠状病毒 2019-nCoV 核酸检测试剂盒（荧光 PCR 法）
14	国械注准 20203400644	卡尤迪生物科技宜兴有限公司	新型冠状病毒 2019-nCoV 核酸检测试剂盒（RNA 捕获探针法）
15	国械注准 20203400300	上海仁度生物科技股份有限公司	新型冠状病毒 2019-nCoV 核酸检测试剂盒（荧光 PCR 法）
16	国械注准 20223400364	上海思路迪生物医学科技有限公司	新型冠状病毒 2019-nCoV 核酸检测试剂盒（荧光 PCR 法）
17	国械注准 20203400537	北京纳捷诊断试剂有限公司	新型冠状病毒 2019-nCoV 核酸检测试剂盒（全集成碟式芯片法）
18	国械注准 20213401117	广州微远医疗器械有限公司	新型冠状病毒 2019-nCoV 核酸检测试剂盒（荧光 PCR 法）
19	国械注准 20213400101	成都博奥晶芯生物科技有限公司	新型冠状病毒 2019-nCoV 核酸检测试剂盒（荧光 PCR 法）

续表

序号	注册证编号	注册人名称	产品名称
20	国械注准20203400322	北京金豪制药股份有限公司	新型冠状病毒2019-nCoV核酸检测试剂盒（恒温扩增-实时荧光法）
21	国械注准20203400384	江苏硕世生物科技股份有限公司	新型冠状病毒（2019-nCoV）核酸检测试剂盒（荧光PCR法）
22	国械注准20203400241	杭州优思达生物技术有限公司	新型冠状病毒2019-nCoV核酸检测试剂盒（恒温CRISPR法）
23	国械注准20223401240	深圳泰乐德医疗有限公司	新型冠状病毒2019-nCoV核酸检测试剂盒（荧光PCR法）
24	国械注准20213400714	上海伯杰医疗科技股份有限公司	新型冠状病毒2019-nCoV核酸检测试剂盒（荧光PCR法）
25	国械注准20203400212	武汉明德生物科技股份有限公司	新型冠状病毒2019-nCoV核酸检测试剂盒（联合探针锚定聚合测序法）
26	国械注准20203400064	圣湘生物科技股份有限公司	新型冠状病毒2019-nCoV核酸检测试剂盒（荧光PCR法）
27	国械注准20203400059	华大生物科技（武汉）有限公司	新型冠状病毒2019-nCoV核酸检测试剂盒（荧光PCR法）
28	国械注准20223400017	艾康生物技术（杭州）有限公司	新型冠状病毒2019-nCoV核酸检测试剂盒（RNA恒温扩增-金探针层析法）
29	国械注准20223401223	美康生物科技股份有限公司	新型冠状病毒2019-nCoV核酸检测试剂盒（荧光PCR法）
30	国械注准20203400301	武汉中帜生物科技股份有限公司	新型冠状病毒2019-nCoV核酸检测试剂盒（荧光PCR法）
31	国械注准20203400520	浙江东方基因生物制品股份有限公司	新型冠状病毒2019-nCoV核酸检测试剂盒（荧光PCR法）
32	国械注准20203400065	上海伯杰医疗科技股份有限公司	新型冠状病毒2019-nCoV核酸检测试剂盒（荧光PCR法）
33	国械注准20203400749	广州达安基因股份有限公司	新型冠状病毒2019-nCoV核酸检测试剂盒（荧光PCR法）
34	国械注准20203400060	华大生物科技（武汉）有限公司	新型冠状病毒2019-nCoV核酸检测试剂盒（荧光PCR法）
35	国械注准20213400176	杭州迪安生物技术有限公司	新型冠状病毒2019-nCoV核酸检测试剂盒（PCR-荧光探针法）
36	国械注准20203400179	北京卓诚惠生生物科技股份有限公司	新型冠状病毒2019-nCoV核酸检测试剂盒（荧光PCR法）
37	国械注准20223400675	泰普生物科学（中国）有限公司	新型冠状病毒2019-nCoV核酸检测试剂盒（CRISPR免疫层析法）
38	国械注准20213400269	潮州凯普生物化学有限公司	新型冠状病毒2019-nCoV核酸检测试剂盒（联合探针锚定聚合测序法）
39	国械注准20203400919	杭州众测生物科技有限公司	新型冠状病毒（2019-nCoV）核酸检测试剂盒（荧光RT-RAA法）

2. 抗体检测试剂盒（表 3-6）

表 3-6　抗体检测试剂盒

序号	注册证编号	注册人名称	产品名称
1	国械注准 20223400363	北京贝尔生物工程股份有限公司	新型冠状病毒（2019-nCoV）IgM 抗体检测试剂盒（胶体金法）
2	国械注准 20223400016	广州市康润生物科技有限公司	新型冠状病毒（2019-nCoV）IgG 抗体检测试剂盒（化学发光法）
3	国械注准 20223400362	北京贝尔生物工程股份有限公司	新型冠状病毒（2019-nCoV）IgM/IgG 抗体检测试剂盒（胶体金法）
4	国械注准 20203400177	英诺特（唐山）生物技术有限公司	新型冠状病毒（2019-nCoV）IgM/IgG 抗体检测试剂盒（胶体金法）
5	国械注准 20213400541	艾维可生物科技有限公司	新型冠状病毒（2019-nCoV）IgM/IgG 抗体检测试剂盒（胶体金法）
6	国械注准 20223400428	杭州莱和生物技术有限公司	新型冠状病毒（2019-nCoV）IgM 抗体检测试剂盒（化学发光法）
7	国械注准 20203400499	博奥赛斯（天津）生物科技有限公司	新型冠状病毒（2019-nCoV）IgM/IgG 抗体检测试剂盒（胶体金法）
8	国械注准 20213400100	珠海丽珠试剂股份有限公司	新型冠状病毒（2019-nCoV）IgM/IgG 抗体检测试剂盒（胶体金法）
9	国械注准 20203400239	南京诺唯赞医疗科技有限公司	新型冠状病毒（2019-nCoV）IgG 抗体检测试剂盒（化学发光法）
10	国械注准 20213400870	深圳市新产业生物医学工程股份有限公司	新型冠状病毒（2019-nCoV）IgG 抗体检测试剂盒（胶体金法）
11	国械注准 20203400796	北京新兴四寰生物技术有限公司	新型冠状病毒（2019-nCoV）IgM 抗体检测试剂盒（胶体金法）
12	国械注准 20203400457	北京新兴四寰生物技术有限公司	新型冠状病毒（2019-nCoV）IgM 抗体检测试剂盒（胶体金法）
13	国械注准 20203400199	广东和信健康科技有限公司	新型冠状病毒（2019-nCoV）IgM/IgG 抗体检测试剂盒（酶联免疫法）
14	国械注准 20213400621	山东康华生物医疗科技股份有限公司	新型冠状病毒（2019-nCoV）IgM/IgG 抗体检测试剂盒（胶体金法）
15	国械注准 20203400567	北京华大吉比爱生物技术有限公司	新型冠状病毒（2019-nCoV）IgG 抗体检测试剂盒（化学发光法）
16	国械注准 20203400921	浙江东方基因生物制品股份有限公司	新型冠状病毒（2019-nCoV）IgG 抗体检测试剂盒（磁微粒化学发光法）
17	国械注准 20203400240	珠海丽珠试剂股份有限公司	新型冠状病毒（2019-nCoV）IgG 抗体检测试剂盒（磁微粒化学发光法）
18	国械注准 20203400498	博奥赛斯（天津）生物科技有限公司	新型冠状病毒（2019-nCoV）IgM 抗体检测试剂盒（磁微粒化学发光法）
19	国械注准 20203400365	丹娜（天津）生物科技股份有限公司	新型冠状病毒（2019-nCoV）IgM 抗体检测试剂盒（磁微粒化学发光法）
20	国械注准 20203400770	深圳市亚辉龙生物科技股份有限公司	新型冠状病毒（2019-nCoV）IgM 抗体检测试剂盒（磁微粒化学发光法）
21	国械注准 20223400315	北京贝尔生物工程股份有限公司	新型冠状病毒（2019-nCoV）IgM 抗体检测试剂盒（磁微粒化学发光法）

续表

序号	注册证编号	注册人名称	产品名称
22	国械注准 20203400494	郑州安图生物工程股份有限公司	新型冠状病毒（2019-nCoV）IgG 抗体检测试剂盒（磁微粒化学发光法）
23	国械注准 20203400769	深圳市亚辉龙生物科技股份有限公司	新型冠状病毒（2019-nCoV）IgG 抗体检测试剂盒（直接化学发光法）
24	国械注准 20203400182	博奥赛斯（重庆）生物科技有限公司	新型冠状病毒（2019-nCoV）IgM 抗体检测试剂盒（直接化学发光法）
25	国械注准 20203400183	博奥赛斯（重庆）生物科技有限公司	新型冠状病毒（2019-nCoV）IgG 抗体检测试剂盒（磁微粒化学发光法）
26	国械注准 20203400496	迈克生物股份有限公司	新型冠状病毒（2019-nCoV）IgG 抗体检测试剂盒（磁微粒化学发光法）
27	国械注准 20203400497	迈克生物股份有限公司	新型冠状病毒（2019-nCoV）IgM 抗体检测试剂盒（磁微粒化学发光法）
28	国械注准 20223400344	北京贝尔生物工程股份有限公司	新型冠状病毒（2019-nCoV）IgG 抗体检测试剂盒（化学发光法）
29	国械注准 20203400495	郑州安图生物工程股份有限公司	新型冠状病毒（2019-nCoV）IgM/IgG 抗体检测试剂盒（量子点荧光免疫层析法）
30	国械注准 20203400366	丹娜（天津）生物科技股份有限公司	新型冠状病毒（2019-nCoV）IgM/IgG 抗体检测试剂盒（稀土纳米荧光免疫层析法）
31	国械注准 20213400897	深圳市新产业生物医学工程股份有限公司	新型冠状病毒（2019-nCoV）抗体检测试剂盒（化学发光免疫分析法）
32	国械注准 20203400536	北京金豪制药股份有限公司	新型冠状病毒（2019-nCoV）抗体检测试剂盒（胶体金法）
33	国械注准 20203400776	厦门奥德生物科技有限公司	新型冠状病毒（2019-nCoV）抗体检测试剂盒（磁微粒化学发光法）
34	国械注准 20223400921	迪瑞医疗科技股份有限公司	新型冠状病毒（2019-nCoV）抗体检测试剂盒（胶体金法）
35	国械注准 20203400367	上海芯超生物科技有限公司	新型冠状病毒（2019-nCoV）IgM 抗体检测试剂盒（胶体金法）
36	国械注准 20203400198	厦门万泰凯瑞生物技术有限公司	新型冠状病毒（2019-nCoV）IgG 抗体检测试剂盒（化学发光法）
37	国械注准 20203400176	广州万孚生物技术股份有限公司	新型冠状病毒（2019-nCoV）IgM/IgG 抗体检测试剂盒（胶体金法）

3. 抗原检测试剂盒（表 3-7）

表 3-7　抗原检测试剂盒

序号	注册证编号	注册人名称	产品名称
1	国械注准 20223400507	河北精硕生物科技有限公司	新型冠状病毒（2019-nCoV）抗原检测试剂盒（乳胶法）
2	国械注准 20223400470	珠海丽珠试剂股份有限公司	新型冠状病毒（2019-nCoV）抗原检测试剂盒（乳胶法）

续表

序号	注册证编号	注册人名称	产品名称
3	国械注准 20223400361	艾康生物技术（杭州）有限公司	新型冠状病毒（2019-nCoV）抗原检测试剂盒（乳胶法）
4	国械注准 20223400404	英诺特（唐山）生物技术有限公司	新型冠状病毒（2019-nCoV）抗原检测试剂盒（乳胶法）
5	国械注准 20223400508	海鳕（海南自贸区）医疗科技有限责任公司	新型冠状病毒（2019-nCoV）抗原检测试剂盒（乳胶法）
6	国械注准 20223400380	杭州奥泰生物技术股份有限公司	新型冠状病毒（2019-nCoV）抗原检测试剂盒（乳胶法）
7	国械注准 20223400407	北京卓诚惠生生物科技股份有限公司	新型冠状病毒（2019-nCoV）抗原检测试剂盒（胶体金法）
8	国械注准 20223400378	厦门奥德生物科技有限公司	新型冠状病毒（2019-nCoV）抗原检测试剂盒（胶体金法）
9	国械注准 20223400427	南京申基医药科技有限公司	新型冠状病毒（2019-nCoV）抗原检测试剂盒（胶体金法）
10	国械注准 20223400359	浙江东方基因生物制品股份有限公司	新型冠状病毒（2019-nCoV）抗原检测试剂盒（胶体金法）
11	国械注准 20223400504	复星诊断科技（上海）有限公司	新型冠状病毒（2019-nCoV）抗原检测试剂盒（胶体金法）
12	国械注准 20223400350	北京乐普诊断科技股份有限公司	新型冠状病毒（2019-nCoV）抗原检测试剂盒（胶体金法）
13	国械注准 20223400365	中元汇吉生物技术股份有限公司	新型冠状病毒（2019-nCoV）抗原检测试剂盒（胶体金法）
14	国械注准 20223400430	山东博科诊断科技有限公司	新型冠状病毒（2019-nCoV）抗原检测试剂盒（胶体金法）
15	国械注准 20223400567	武汉生之源生物科技股份有限公司	新型冠状病毒（2019-nCoV）抗原检测试剂盒（胶体金法）
16	国械注准 20223401224	无锡科智达科技有限公司	新型冠状病毒（2019-nCoV）抗原检测试剂盒（乳胶法）
17	国械注准 20223400407	北京卓诚惠生生物科技股份有限公司	新型冠状病毒（2019-nCoV）抗原检测试剂盒（胶体金法）
18	国械注准 20223400378	厦门奥德生物科技有限公司	新型冠状病毒（2019-nCoV）抗原检测试剂盒（胶体金法）
19	国械注准 20223400427	南京申基医药科技有限公司	新型冠状病毒（2019-nCoV）抗原检测试剂盒（胶体金法）
20	国械注准 20223400359	浙江东方基因生物制品股份有限公司	新型冠状病毒（2019-nCoV）抗原检测试剂盒（胶体金法）
21	国械注准 20223400504	复星诊断科技（上海）有限公司	新型冠状病毒（2019-nCoV）抗原检测试剂盒（胶体金法）
22	国械注准 20203400831	北京金沃夫生物工程科技有限公司	新型冠状病毒（2019-nCoV）抗原检测试剂盒（乳胶法）
23	国械注准 20223400379	山东康华生物医疗科技股份有限公司	新型冠状病毒（2019-nCoV）抗原检测试剂盒（胶体金法）

续表

序号	注册证编号	注册人名称	产品名称
24	国械注准 20223400471	上海伯杰医疗科技股份有限公司	新型冠状病毒（2019-nCoV）抗原检测试剂盒（胶体金法）
25	国械注准 20223400568	上海科华生物工程股份有限公司	新型冠状病毒（2019-nCoV）抗原检测试剂盒（胶体金法）
26	国械注准 20223400347	天津博奥赛斯生物科技股份有限公司	新型冠状病毒（2019-nCoV）抗原检测试剂盒（胶体金法）
27	国械注准 20223401080	上海之江生物科技股份有限公司	新型冠状病毒（2019-nCoV）抗原检测试剂盒（胶体金法）
28	国械注准 20223400349	重庆明道捷测生物科技有限公司	新型冠状病毒（2019-nCoV）抗原检测试剂盒（胶体金法）
29	国械注准 20223400351	北京万泰生物药业股份有限公司	新型冠状病毒（2019-nCoV）抗原检测试剂盒（胶体金法）
30	国械注准 20223400395	深圳市亚辉龙生物科技股份有限公司	新型冠状病毒（2019-nCoV）抗原检测试剂盒（胶体金法）
31	国械注准 20223400426	上海芯超生物科技有限公司	新型冠状病毒（2019-nCoV）抗原检测试剂盒（胶体金法）
32	国械注准 20203400830	广州万孚生物技术股份有限公司	新型冠状病毒（2019-nCoV）抗原检测试剂盒（胶体金法）
33	国械注准 20223400346	南京诺唯赞医疗科技有限公司	新型冠状病毒（2019-nCoV）抗原检测试剂盒（胶体金法）
34	国械注准 20223400394	深圳市易瑞生物技术股份有限公司	新型冠状病毒（2019-nCoV）抗原检测试剂盒（荧光免疫层析法）
35	国械注准 20223400308	北京华科泰生物技术股份有限公司	新型冠状病毒（2019-nCoV）抗原检测试剂盒（荧光免疫层析法）
36	国械注准 20203400940	深圳华大因源医药科技有限公司	新型冠状病毒（2019-nCoV）抗原检测试剂盒（荧光免疫层析法）

4. 仪器设备（表 3-8）

表 3-8 仪器设备

序号	注册证编号	注册人名称	产品名称
1	国械注准 20203220061	武汉华大智造科技有限公司	基因测序系统
2	国械注准 20193220539	成都博奥晶芯生物科技有限公司	恒温扩增核酸分析仪
3	国械注准 20173221354	成都博奥晶芯生物科技有限公司	恒温扩增微流控芯片核酸分析仪
4	国械注准 20193221026	杭州优思达生物技术有限公司	核酸扩增检测分析仪
5	国械注准 20203220419	圣湘生物科技股份有限公司	核酸检测分析仪
6	国械注准 20203220643	北京卡尤迪生物科技股份有限公司	实时荧光定量 PCR 仪
7	国械注准 20203220748	杭州安誉科技有限公司	实时荧光定量 PCR 仪
8	国械注准 20213220325	安图实验仪器（郑州）有限公司	全自动核酸提纯及实时荧光 PCR 分析系统
9	国械注准 20213220326	安图实验仪器（郑州）有限公司	全自动核酸提纯及实时荧光 PCR 分析系统
10	国械注准 20213220595	无锡奇天生物科学仪器有限公司	恒温核酸扩增分析仪
11	国械注准 20213220715	上海伯杰医疗科技股份有限公司	恒温核酸扩增检测分析仪

5. 软件产品（表 3-9）

表 3-9　软件产品

序号	注册证编号	注册人名称	产品名称
1	国械注准 20203210062	华大生物科技（武汉）有限公司	新型冠状病毒 2019-nCoV 核酸分析软件
2	国械注准 20213401117	广州微远医疗器械有限公司	新型冠状病毒 2019-nCoV 核酸分析软件

二、应急产品国外注册情况

德国联邦药品和医疗器械管理局（BfArM）授权是检测试剂进入德国市场比较热门的国外产品标准认证方式。自 2021 年 2 月起，德国开始注重新型冠状病毒的"居家检测"，产品获批德国 BfArM 自测清单后，便可以在德国超市售卖，当地居民可使用产品进行自我检测。2021 年 3 月 6 日，德国超市连锁企业阿尔迪集团表示，新型冠状病毒快速自测产品上市当天，几小时即被抢购一空。

我国企业北京热景生物技术股份有限公司因两款新型冠状病毒抗原检测试剂进入德国 BfArM 自测清单，凭借外贸订单一个季度的业绩增长 1000 倍。

截至 2021 年 4 月 30 日，德国 BfArM 已陆续批准 55 款新型冠状病毒抗原检测试剂盒进入市场，包括 20 家中国体外诊断企业的 25 款产品。其中获批 2 款以上产品的企业包括广州万孚生物技术股份有限公司、中翰盛泰生物技术股份有限公司、北京热景生物技术股份有限公司、厦门为正生物科技股份有限公司、安徽深蓝医疗科技有限公司（表3-10）。

表 3-10　新冠抗原检测试剂进入德国 BfArM 自测清单的国内企业名单（按企业拼音首字母排序）

序号	企业名称
1	艾康生物技术（杭州）有限公司
2	安邦（厦门）生物科技有限公司
3	安徽深蓝医疗科技有限公司
4	北京普恩光德生物科技开发有限公司
5	北京热景生物技术股份有限公司
6	北京万泰生物药业股份有限公司
7	广东南芯医疗科技有限公司
8	广州万孚生物技术股份有限公司
9	杭州莱和生物技术有限公司
10	杭州隆基生物技术有限公司
11	杭州赛凯生物技术有限公司
12	基蛋生物科技股份有限公司
13	乐普（北京）医疗器械股份有限公司
14	青岛汉唐生物科技有限公司
15	厦门市波生生物技术有限公司

续表

序号	企业名称
16	厦门为正生物科技股份有限公司
17	深圳华迈兴微医疗科技有限公司
18	浙江安吉赛安芙生物科技有限公司
19	浙江东方基因生物制品有限公司
20	中翰盛泰生物技术股份有限公司

进入德国 BfArM 自测清单的部分企业产品简介如下。

1. 广州万孚生物技术股份有限公司（万孚生物）产品

万孚生物推出新型冠状病毒抗原检测试剂［2019-nCoV antigen test（lateral flow method）］，旨在缩短检测时间，15 分钟快速出结果，方便个人及家庭进行新型冠状病毒的自由检测。

作为国内拥有"抗原+抗体"注册证的企业，该公司全力支持全球抗疫，多个新型冠状病毒检测产品先后获得了欧盟的 CE 认证及相关进口方当地资质。可提供"核酸+抗原+抗体"三位一体的新冠全场景产品与解决方案，满足新型冠状病毒现场快速检测的不同应用场景。

2. 中翰盛泰生物技术股份有限公司（中翰盛泰）产品

2021 年 4 月 12 日，中翰盛泰自主研发的新型冠状病毒抗原检测试剂盒（胶体金法）［COVID-19 antigen rapid test（colloidal gold）］产品获得德国 BfArM 批准，进入自测清单，可在德国的超市、药店、互联网商店等销售。这是继中翰盛泰专业版新型冠状病毒抗原检测试剂盒（胶体金法）获得德国 BfArM 注册及通过德国保罗埃利希研究所（PEI）性能验证之后，该公司再次获得德国 BfArM 批准。

中翰盛泰的新型冠状病毒抗原检测试剂盒（胶体金法）具有以下特点。

（1）样本类型：前鼻拭子，无创无痛取样。

（2）操作简便：适用于家庭及个人进行新型冠状病毒检测。

（3）自我检测：个人连续自我监测健康状况，早发现、早隔离、早治疗。

（4）高灵敏度：形成新冠筛查第一道防线，减轻医疗机构压力。

（5）储存温度：2～30℃。

（6）规格可选：5 人份/盒，1 人份/盒。

3. 基蛋生物科技股份有限公司（基蛋生物）产品

基蛋生物新型冠状病毒（2019-nCoV）抗原检测试剂盒（胶体金法）操作便捷，快速上手，无须检测设备，由个人自行采集鼻拭子进行操作，仅需 10～15 分钟便可获得检测结果，方便个人及家庭进行新型冠状病毒的快速检测。

基蛋生物积极投入研发，可提供"核酸+抗原+抗体+流感鉴别检测"全方位的新冠检测与鉴别解决方案，可满足不同应用场景下的新型冠状病毒检测需求。同时，该公司拥有新型冠状病毒检测产品十余种，并先后获得 CE 认证和相关进口国家的当地资质认证。

4. 北京热景生物技术股份有限公司（热景生物）产品

热景生物是拥有两款获德国 BfArM 批准上市的新型冠状病毒自由检测试剂盒的体外诊断试剂生产企业。这两款新型冠状病毒自由检测试剂盒分别是前鼻腔和唾液检测新型冠状病毒自由检测试剂盒，具有取样无痛无创、操作简便、检测快速、结果准确的特点。

5. 北京万泰生物药业股份有限公司产品

该公司生产的新型冠状病毒抗原检测试剂盒（胶体金法）利用免疫层析技术结合双抗体夹心法原理检测新型冠状病毒（2019-nCoV）核衣壳蛋白抗原，用于对人类浅鼻腔拭子或唾液标本中的新冠核衣壳蛋白抗原进行定性检测，性能优越，操作方便简单，灵敏度为 95.4%，特异度为 99.6%，仅需要 5 个步骤，上样后 15 分钟即出结果，可支持专业检测和自检使用，可满足不同客户的使用需求。截至 2021 年 5 月，该产品拥有欧盟 CE 认证及德国 BfArM 批准，已累计出口 1000 万份以上。

6. 乐普（北京）医疗器械股份有限公司产品

2021 年 3 月 23 日，该公司生产的家用新型冠状病毒抗原检测试剂盒获德国 BfArM 批准，使用者可以在家中借助鼻拭子样本进行测试。与 PCR 核酸检测相比，抗原快速检测试剂盒采用鼻咽采样，操作简单安全。使用者在家中通过简单的指导进行自我检测，15 分钟内可获取检测结果。

7. 青岛汉唐生物科技有限公司产品

该公司生产的新型冠状病毒抗原快速检测试剂盒以前鼻拭子作为检测样本，提高了测试的舒适度，降低了取样的专业性操作要求，被测试者可自行操作，提高了检测效率，与专业检测试剂盒相比，更适合大规模检测筛查。

8. 艾康生物技术（杭州）有限公司产品

该公司生产的 Flowflex™ 新型冠状病毒抗原检测试剂，采用鼻拭子或鼻咽拭子，使用方便，无须检测设备，仅 15 分钟即可获得结果，能较好地满足疫情防控现场快速检测的需求。Flowflex™ 新型冠状病毒抗原检测试剂已获得欧盟 CE 认证、德国 BfArM 批准、中国食品药品检定研究院（NIFDC）注册检验验证、德国保罗埃利希研究所性能验证等多重认证，并且通过英国卫生与公共服务部（DHSC）独立评估和进入了比利时联邦药品和保健产品局（FAMHP）推荐清单。已在德国、法国、奥地利、丹麦、荷兰、捷克多国获得自检特殊审批，多维度证明了 Flowflex™ 新型冠状病毒抗原检测优异的产品性能和良好的用户体验，进一步满足了全球市场的需求。

9. 广东南芯医疗科技有限公司产品

该公司自主研发的新型冠状病毒（2019-nCoV）抗原检测试剂盒采用免疫层析技术原理，应用双抗体夹心法定性检测人唾液样品中的新型冠状病毒抗原，适用于新型冠状病毒体外辅助诊断。该新型冠状病毒抗原检测试剂盒（自测版）已被德国 BfArM 批准上市。

10. 厦门为正生物科技股份有限公司产品

该公司两款新型冠状病毒抗原检测产品为 2019-nCoV 抗原检测试剂盒〔Antigen

Rapid Test（Colloidal Gold）（鼻腔）和 WizDx COVID-19 Antigen Schnelltest（唾液）］，都获得了德国 BfArM 批准。这两款产品分别采用鼻腔和唾液采样方式，均为非侵入式采样操作，采样接受度高且方便，可满足不同客户采样检测的需要。同时，两款产品均具有操作便捷的特性，个人可自行采集鼻腔或唾液样本进行操作，仅需 15～20 分钟便可获得检测结果，无须检测设备，方便个人及家庭进行新型冠状病毒的快速检测。

11. 厦门市波生生物技术有限公司产品

该公司凭借着多年来在传染病检测领域的技术积累，短时间内完成了新型冠状病毒检测产品的研发和生产，并顺利进入国际市场，在三十多个国家进行注册与销售。该公司生产的新型冠状病毒抗原自测产品操作简单便捷，非专业人士在简要阅读说明书后即可正确操作，15～20 分钟出检测结果，产品特异度高达 99.20%，准确率高达 98.72%，在欧洲市场获得广泛好评。

该公司生产的新型冠状病毒抗原自测产品在 2021 年 2 月 24 日获得了德国 BfArM 紧急授权认证。该产品于 2021 年 4 月 1 日获得了德国 TUV 认证的 CE 证书，目前已经通过德国、荷兰、法国、意大利、奥地利、比利时、捷克、卢森堡等国的备案注册，进入欧洲各国的市场。

12. 安徽深蓝医疗科技有限公司产品

2020 年以来该公司整合了大量的研发技术力量，抗体、抗原、抗原+抗体、抗原+流感 A&B 及中和抗体等 5 类检测试剂盒已通过欧盟 CE 认证，获准出口。意大利国立大学（Ospedale Universitario Sapienza di Italia）、英国的圣托马斯医院、加利福尼亚州立大学等权威机构对该公司产品给予高度评价。

该公司的产品［COVID-19（SARS-CoV-2）antigen test kit（colloidal gold）］更是通过了英国卫生部指定检测机构的 3B 阶段测试，获得英国注册证书，另外两款产品［COVID-19（SARS-CoV-2）antigen test（kolloidales gold）及 COVID-19（SARS-CoV-2）antigen test kit（kolloidales gold）-speichel］获得德国 BfArM 特殊授权。

13. 杭州莱和生物技术有限公司产品

该公司产品为新型冠状病毒（COVID-19）抗原检测试剂（胶体金法）［novel coronavirus（COVID-19）antigen test kit（colloidal gold）］。

产品特点：欧盟 CE 认证、15 分钟出结果、取样简单、无需检测仪器、结果易读、室温储存。

临床表现：相对灵敏度为 96.43%（91.86%～98.83%）；相对特异度为 99.06%（94.83%～99.98%）；准确率为 97.56%（94.77%～99.10%）。

14. 浙江安吉赛安芙生物科技有限公司产品

该公司产品已获得德国 BfArm 批准，该公司主要从事人类疾病、宠物疾病和畜禽疾病的体外诊断试剂的研发与生产。

参 考 资 料

国家药品监督管理局,2018. 创新医疗器械特别审查程序(国家药监局2018年第83号公告). [2018-11-05].

https://www. nmpa. gov. cn/ylqx/ylqxggtg/ylqxqtgg/20181105160001106. html.

国家药品监督管理局，2021. 国家药监局关于发布《体外诊断试剂分类规则》的公告（2021 年第 129 号）. ［2022-12-29］. https: //www. nmpa. gov. cn/xxgk/fgwj/xzhgfxwj/20211029152805184. html.

国家药品监督管理局，2021. 体外诊断试剂临床试验技术指导原则（国家药监局 2021 年第 72 号通告） ［2021-09-27］. https: //www. nmpa. gov. cn/ylqx/ylqxggtg/20210927152837140. html.

国家药品监督管理局，2021. 体外诊断试剂注册与备案管理办法（国家市场监督管理总局令第 48 号）. ［2021-08-26］. https://www. gov. cn/gongbao/content/2021/content_5654784. htm?eqid= f7f977030001f5d 400000004647dc18b.

宋海波，2022. 中国体外诊断试剂发展蓝皮书. 上海：上海科学技术出版社.

张华，2017. 我国医疗器械注册管理现状和发展. 北京：社会科学文献出版社.

中华人民共和国商务部，2019. 出口商品技术指南医疗器械. ［2022-10-18］. https：//wenku. baidu. com/ view/9644642fa5c30c22590102020740be1e650eccd9. html?_wkts_=1672051066174&bdQuery.

第四章　产品设计与研发及生产

第一节　体外诊断试剂产品新技术应用概况

一场突如其来的全球新型冠状病毒（新冠）疫情让体外诊断产品被大众熟悉，也加速了体外诊断（IVD）行业格局的重塑。随着中国体外诊断行业表现出强大的供应保障能力及极高的研发水平，国产企业的诊断技术逐步得到市场的认可，预计未来随着国产品牌研发的持续推进，中国体外诊断市场的国产化水平有望进一步提高，部分细分赛道，特别是上游"卡脖子"领域，将持续发展，有望迎来质的飞跃。

一、市场概况

得益于治疗手段的创新、创新标志物的发现等体外诊断技术的不断进步，以及老龄化加速、早筛检测等需求的驱动，全球体外诊断行业稳步发展。市场规模从 2015 年的约 566.8 亿美元增长至 2019 年的约 688.1 亿美元，其间年化复合增长率约 5%。

2020 年新冠疫情进一步带动体外诊断产业的发展，预计 2030 年全球体外诊断市场规模将超过 1302.9 亿美元（图 4-1），年化复合增长率预计为 6%。

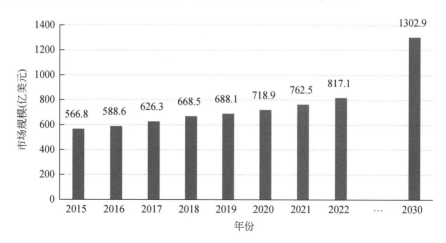

图 4-1　全球体外诊断市场规模及趋势

数据来源：众成数科

调研数据显示，全球体外诊断市场区域发展不平衡，按照 2019 年市场规模计算，欧、美、日、韩等发达国家占比超 60%，中国占比约 17.6%。由于发达国家医疗服务体系相对成熟、完善，整体增速趋缓，而以中国为代表的新兴市场潜力巨大。其中，中国体外诊断市场规模从 2015 年的 427.5 亿元增长至 2019 年的 805.7 亿元，其间年化复合增长率达到 17.2%。

预计至 2030 年，中国体外诊断市场规模将达到 2881.5 亿元（图 4-2），在全球市场规模占比将提升至 33%（图 4-3），成为最大的体外诊断产品消费国。

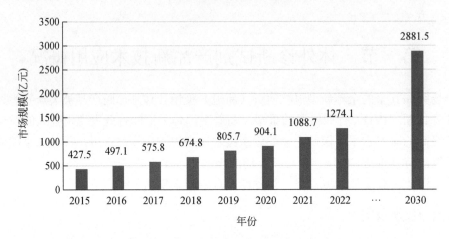

图 4-2　中国体外诊断市场规模及趋势

数据来源：众成数科

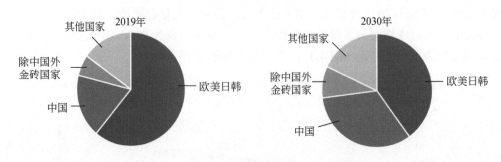

图 4-3　全球体外诊断市场规模区域结构预测

数据来源：众成数科

二、细分市场

体外诊断根据检测指标、标本及原理的不同，可分为生化诊断、免疫诊断、分子诊断、元素诊断、微生物诊断、尿液诊断等，其中，前三类为我国医疗机构的主流体外诊断方式，也是重点的细分领域。

目前，分子诊断领域中的聚合酶链反应（PCR）、基因芯片（genechip）技术、基因测序技术，以及免疫诊断领域中的化学发光免疫技术都是体外诊断处于成长期的主流技术。

生化诊断趋于成熟，试剂国产化率超过 70%。生化分析仪对技术要求高，而诊断试剂对技术要求相对较低，所以我国大部分生化企业集中在试剂领域。目前国内生化诊断产品（包括仪器和试剂）的主要生产商逐渐掌握了核心技术并且基本完成了从纯进口到自主研发的阶段，诊断试剂基本完成进口替代，国产占有率已达 70%，但高端仪器仍由外资企业主导，国产仪器设备还是以中低端为主，国产占有率不足 10%。随着免疫技术的发展，生化诊断的市场份额逐步下降，但由于生化诊断在特定项目的检测上具有时间和成本的天然优势，不会被完全替代。未来，封闭系统将是生化仪器的主要发展方向（图 4-4）。

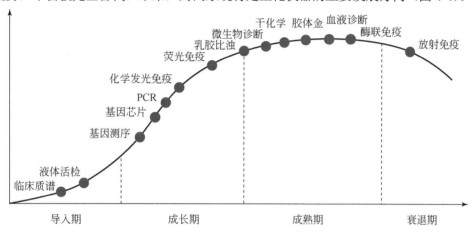

图 4-4   国内体外诊断试剂相关技术生命周期

数据来源：众成数科

免疫诊断市场占比提升，化学发光技术成为市场热点。免疫诊断是近年来发展速度最快的领域之一，目前免疫诊断约占体外诊断市场的 35%，年增速预计在 15% 以上。化学发光因具备灵敏度高、特异性强等优点，已逐步取代酶联免疫成为市场的主流技术之一。目前，化学发光诊断占免疫诊断市场的 80% 左右。磁微粒化学发光技术可以对抗原或抗体进行更充分的包被，以提高检测灵敏度，且在外加磁场作用下，可以全自动化清洗未结合的物质，从而大幅提高检测效率，属于国际先进的主流免疫诊断技术，成为国内化学发光厂商研发的重点方向。

我国的分子诊断尚处于起步阶段，疫情助推了该行业的发展。分子诊断已经广泛应用于产前筛查、传染病、肿瘤等领域。现阶段最为人们所熟知的基因测序就属于分子诊断的范畴，也被称为决定未来经济的十二大颠覆技术之一。2020 年在对新型冠状病毒的核酸检测中，PCR 技术起到了核心作用。不过，由于分子诊断仪器和试剂研发的成本及技术壁垒较高，目前基因芯片和二代基因测序等高端产品仍然被外资企业垄断。

从产品注册数量情况上看，生化诊断仍是市场的"主力军"（图 4-5）。随着近几年免疫诊断的高速发展，累计产品注册数量即将赶超生化诊断。据不完全统计，截至 2021 年底国内体外诊断 II 类、III 类有效注册产品共 39 007 件。其中，体外诊断仪器为 2656 件，体外诊断试剂为 36 351 件。从细分领域上看，生化诊断仍是目前存量注册产品数量最多的领域，免疫诊断领域则位居第二。

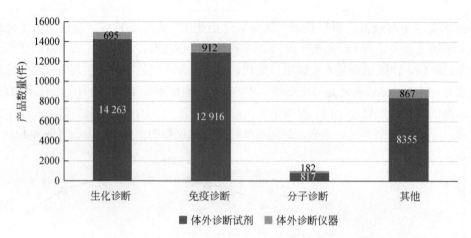

图 4-5   国内体外诊断Ⅱ类、Ⅲ类注册产品领域分布（截至 2021 年底）

数据来源：众成数科

2017～2021 年，我国体外诊断产品进口额巨大，2020 年和 2021 年进口额均在 1000 亿元以上（图 4-6）。其中，进口的产品主要为抗原、抗体、辅酶、酶底物及基因测序仪等体外诊断上游高端仪器、核心零部件和核心原料。核心原料被进口厂商垄断，导致我国体外诊断生产企业在价格谈判中处于极为弱势的地位，受制于人的现象非常明显。

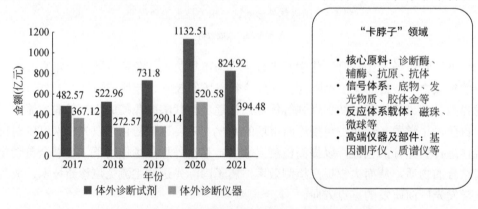

图 4-6   2017～2021 年国内体外诊断产品进口贸易情况

数据来源：众成数科

从区域看，广东、浙江、江苏、山东是我国上市体外诊断企业及其控股子公司数量分布最多的区域，广东省目前上市体外诊断企业及其控股子公司的数量已经超过 500 家。东北、西南、西北地区的部分省份上市体外诊断企业及其控股子公司数量相对较少。

三、发展趋势

化学发光市场饱和度将进一步上升。化学发光技术处于国内发展黄金期，占免疫诊断市场的比重已提升到 80% 以上，考虑到欧美等发达国家化学发光占免疫诊断的比例超过 90%，未来国内免疫诊断总量和化学发光技术占比将进一步提升。

POCT 加速应用领域及场景落地。目前 POCT 尚处于发展初期，整体市场规模较小，在终端渗透率较低，因而也存在巨大的潜在市场。POCT 因其检测时间短、操作简便、结果及时又准确等优点，现已被广泛应用在医疗机构及患者家中。同时，POCT 技术方法也在逐步升级，定量、小型、便捷化为其发展趋势，临床应用较为广泛。

基因测序将成为"疾病早筛+精准医疗"的新领域。分子诊断领域中，一代测序（如荧光定量 PCR）技术检测的通量小、耗时长，二代测序技术（NGS）又称高通量测序技术，虽然解决了通量问题，但同样存在成本高、耗时更长等问题。三代测序技术目前部分已经开始商业化推广，但尚未达到二代测序技术的规模。相比二代测序技术，三代测序技术在临床上的应用有如下特点：无须 PCR 扩增，可直接对单个分子进行测序；样品制备简单，测序成本进一步降低；可直接读取 RNA 的序列和包括甲基化在内的 DNA 修饰等优点，更适于针对有限的、个性化的、目标性的应用。基于上述特点，基因测序在未来有望成为分子诊断领域增长最快的子行业之一。

高端质谱仪开启了体外诊断新蓝海。质谱仪工作的原理是将分析样品电离为带电离子，不同质荷比的带电离子在电磁场作用下分离，并通过检测器后给出"质荷比-相对强度"的质谱图，实现定性及定量分析。在检测的灵敏度、特异度、分析速度、多指标同时检测等方面有非常大的优势，临床上可实现对部分传统检测方法的技术替代。由于核心专利、制造业工艺、研发成本等原因，目前高端质谱仪的国产化率不足 2%。质谱分析作为高端定量检测分析，相比于其他检测技术具有快速、准确、灵敏度高、高通量等优点，近年来在核酸的高级结构鉴定、寡核苷酸与小分子的相互作用、DNA 损伤与修饰等领域有着广泛的应用。目前，在国内质谱主要用于新生儿遗传筛查、维生素 D 检测、微生物诊断、药品检测等领域。

四、体外诊断资本分析

资本是助推行业发展的重要因素。

2022 年上半年，国内体外诊断行业共披露了 50 起投融资事件，累计金额超过 70 亿元。从融资时间上看，第一、二季度发生融资事件的数量相当，1 月份融资事件最多（图 4-7）。

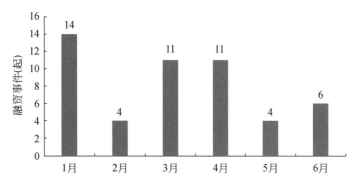

图 4-7　2022 年上半年各月融资情况

从融资轮次上看，2022 年上半年融资事件主要集中在 A 轮到 B 轮，天使轮到 A 轮融资金额以千万级为主，A 轮以后融资均以亿计（图 4-8）。

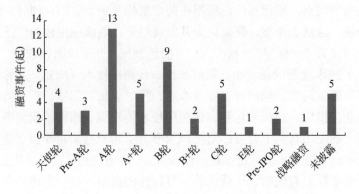

图 4-8　2022 年上半年融资轮次情况

从融资地区看，2022 年上半年融资事件主要分布在浙江（13 起）、上海（9 起）、江苏（8 起）和北京（8 起），四省市占融资事件总数的 76%（图 4-9）。

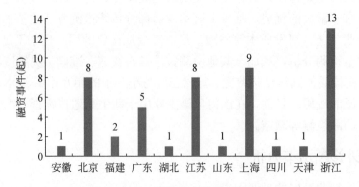

图 4-9　2022 年上半年各地融资情况

从融资金额上看，亿元以下（含亿元）融资事件数量与亿元以上融资事件数量相等，均为 25 起（图 4-10）。

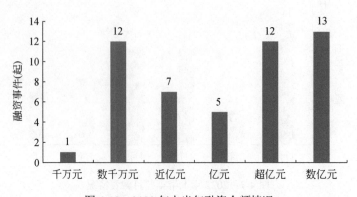

图 4-10　2022 年上半年融资金额情况

2022 年上半年融资金额最大的为苏州颐坤生物,融资金额 1 亿美元。颐坤生物成立于 2019 年,已在苏州工业园区设立产业化基地,在新加坡设立了研发中心,专注于传染病、肿瘤、妇幼疾病、慢性病领域的创新型体外诊断技术和产品的研发及生产,致力于体外诊断全球化平台创新。

另外,2022 年 6 月,安序源完成近亿美元 B 轮融资。安序源成立于 2016 年,在美国和中国均设有研发中心,已成功开发出可进行高通量测序和多组学分子诊断的低成本微流控 Bio-CMOS 平台,其系列产品属于四代测序仪,具有低成本、小型化、高精度的优势。

从细分领域上看,融资事件集中发生在分子诊断领域,占比 50% 以上,其次质谱领域较受投资人关注。在上半年融资的 9 家质谱企业中,有 6 家企业所在地为浙江杭州,杭州堪称质谱企业的"摇篮"。

根据透明度市场研究(Transparency Market Research)测算,2018~2026 年全球质谱仪市场的年均复合增长率将达到 7.70%。2022 年全球质谱仪市场规模为 83 亿美元,预计到 2025 年全球市场规模将超百亿美元。据统计,目前,全球质谱仪市场主要被国际行业巨头占据,全球质谱仪市场的主要参与者为沃特世、丹纳赫、布鲁克、安捷伦、赛默飞、生物梅里埃、岛津等公司,大约占据了全球 90% 的市场份额。2018 年国家统计局将质谱仪纳入"高端装备制造业",据广发证券测算,2025 年国内质谱仪市场规模可达 248 亿元。

此外,微流控芯片、高通量技术、单细胞测序、循环肿瘤细胞(CTC)、纳米医学、微滴式数字 PCR(ddPCR)技术、单分子免疫阵列(SiMoA)技术、ctDNA 等多种体外诊断新兴技术仍在培育之中,各类技术方法各有特色,应用场景、领域仍在进一步开发。

第二节　诊断试剂产品研发

一、体外诊断试剂产品研究、开发、注册和审批概述

体外诊断试剂是受严格行政监管的商业产品,其研发、生产、销售过程须遵守各类法规、标准,包括国务院、国家药品监督管理局发布的各种政策法规,国家药品监督管理局医疗器械技术审评中心发布的各类指导原则,中国食品药品检定研究院(中检院)发布的国家/行业标准、各省级药品监督管理局发布的实施指南等。

如何将这些法规标准、审评原则落实到具体产品上,是体外诊断研发的重要问题。而在整个产品实现、注册申报过程中,从科学原理、宏观思路到技术策略,从企业、医院到监管部门,各方面的思维方式与利害关系,各有侧重。一旦在审评、核查环节发现前期工作中存在重大缺陷,产品的可靠性、有效性遭到质疑,很可能导致几年的辛苦工作、上千万的资金投入付诸东流。尤其是一个创新体外诊断试剂产品的研发,更需要谨慎周全地筹划、认真务实地实施,产品才能顺利获批。

普遍意义上的"产品研发"是一个广义概念。它实际包含了"研究"与"开发"两

层含义。"研发"的英文为"research and development"，通常简称为"R&D"，更确切地表述了"研究"与"开发"的关系："R"与"D"是用"&"相连接的，表示前后并列的两项工作。

1. 产品研究与开发的区别

"研究"与"开发"工作需要区分、并列，是因为它们关注的要点与思维方式有相当大的差异。

产品研究阶段的主要工作是实验方法学原理可行性的实现与验证。它与学术科研有比较高的相似性。丰富的想象力和创造力、广博的知识面、探索精神其实是非常需要的。

产品开发工作是把一项原理可行的检测实验，转化为可以应用于临床诊断的、高度可靠的工业产品的工作过程。这个工作过程必须遵循一定的规则，整个过程对法规符合性、科学合理性、逻辑严谨性的要求非常高，并且产品技术人员要对监管评审的思维理念有充分的理解才能做到事半功倍。监管与法规的要求，同样是产品研发的理论基础。

由于"研究"与"开发"两种工作性质对人的思维方式与基础能力要求的差异，可以在工作分工时有所策划，即把这两样工作根据人员的专业素质特长布置给不同人员或者小组去做，甚至可以分工到两个部门去做。这样可以更好地实现术业有专攻，提高产品研发效率。

2. 研发前准备工作

一个检测试剂类产品的建立，首先是产品研究阶段，进入这个阶段之前需要尽量明确以下 10 项信息（后 4 项也可在研发过程中修改、确定）。

（1）检测的靶标物质是什么？目标生物标志物是什么？

（2）检测的临床生物样本是什么？

（3）检测是否需要定量？定量精度需求是什么？

（4）靶标物质在样本中的浓度如何，即所需的最低检测限是什么？

（5）临床生物样本中主要的干扰物质是什么？

（6）样本的采集、储存、运输条件、时限要求是什么？

（7）检测从开始到完成的时限要求是什么？

（8）检测产品的成本要求是什么？

（9）检测操作对使用者的技能、设备要求是否存在限制？

（10）知识产权要求、限制是什么？

有了以上需求信息的识别与输入，可以构成目标产品在检测性能、技术性能、检测成本、应用场景各维度的限制边界，研发人员可以基于个人对当前检测技术的了解和企业的技术特长，去选择、改进相关的技术方法，从而尝试实现目标检测项目。

研发尝试过程可以从理想条件下的模拟样本、最昂贵的仪器设备、最优质的原料和耗材开始，以试错实验一步步地接近边界目标，直至能够做到在少量（几十个）临床生物样本中，在上述 10 条所规定的边界条件下实现检测目标产品，技术研究阶段即可宣告结束，继而转入产品开发阶段。

3. 研发人员的素质需求

产品研究工作是整个体外诊断试剂产品实现过程中从思维方式到实施过程都与学术科研相似度最高的一个阶段。这个阶段对研究从业人员的要求：受过良好的科学思维训练，具备扎实的实验研究功底，具有好学肯干的工作态度，能够认真理解、仔细体会诊断试剂的产品需求与学术科研的差异，如高度的稳定、重复性是诊断试剂最基本、最重要的基础要求，抗干扰性能。

而下一个阶段的产品开发，尽管工作内容在形式上主要也是试错实验，但工作目标、思维方式都与学术科研有很大不同，对人员要求比较高。可能很多学术科研中基本可以忽略的问题，在产品开发中都是事关成败的关键问题，因此如果没有相关的项目经历，没有充足的时间去熟悉与适应过程，可能无法独立胜任产品开发工作。

4. 产品开发的工作内容与目的

体外诊断试剂在各国都是特殊的商业产品，必须通过注册审批方可上市。而体外诊断试剂产品注册审批所关注的内容主要有两类：临床前研究与临床研究。

临床前研究主要是指产品开发阶段的工作内容，包括：①主要原材料研究；②生产工艺研究；③阳性阈值的设定；④阳性阈值的验证；⑤干扰物研究（重点是验证）；⑥质检方法与质检标准的研究；⑦产品的生产转化与试生产；⑧产品的全性能验证；⑨产品稳定性研究（重点是验证）。

关键环节是通过产品技术性能的终极考核：注册检验。

产品的研发是个艰苦的过程。但是对于上市审批，监管主要关注的是如何把产品研究成果转化为临床有效的产品，并确保可持续稳定生产出来，注册提交的文件、总结性的研究数据资料能有效地证明产品安全、有效、质量可控。所以，审评环节会依据GMP的要求，核查产品开发过程中每一个步骤的逻辑合理性与研究数据的真实有效性，以确保产品开发的全过程是合理、严谨、科学的，并且生产过程是持续可控的。只有过程中的每一步都是合理、有效的，最终的结果才是真实可靠的，监管应非常明确、合理。

5. 注册检验的意义与变化

产品开发阶段中的注册检验至关重要。在以往的法规要求里，注册检验是产品临床试验、注册申报之前的强制性要求，是必须通过的产品性能测试，并且要由具有资质和技术能力的官方机构，即国家或省级的检验研究院所来实施。如果产品创新度高，地方检验鉴定研究院所不具备评估能力时，由国家级机构即中国食品药品检定研究院实施。注册检验是对产品技术指标的全性能考核。这个考核不涉及对产品临床效能的评估。

最近，体外诊断试剂管理法规发生了重大调整。官方机构的注册检验不再作为强制性要求，而成为一个由"第三方"实施的可选项。第三方注册检验报告作为注册申报中的支持性参考资料而存在。所以，在新规下，理论上企业对试生产产品自己做了全性能评估检验就可以继续进行临床试验，然后向药品监督管理局进行产品注册申报。

6. 临床试验管理

在我国，体外诊断试剂分为三类。其中的第一类产品无须进行临床评价。第二、三类产品一般都须进行临床评价（部分产品可以豁免临床评价）。

　　临床试验是临床评价的一种路径，其在医疗器械质量管理体系的术语中被称为对产品的"确认"。只有在临床试验中表现良好，才能确认产品是临床有效的，才能够获得注册审批。

　　体外诊断产品完成产品开发、生产转换、三批试生产、注册检验之后，产品的临床前研究阶段即告完成，可以进入临床研究阶段。

　　体外诊断产品的注册临床试验，在研究设计上可以有观察性研究与干预性临床试验两类。

　　（1）观察性研究：在"观察性"研究中，并不按照产品的检测结果对患者施加任何治疗措施。只用产品和金标准方法对同一批临床样本进行检测，然后按样本配对考察两种方法的检测结果一致率来评判申报产品是否可以满足临床性能要求。

　　（2）干预性临床试验：对尚不存在"金标准"检测方法的创新型检测产品，则需要设计干预性临床试验，依据产品的检测结果对患者进行治疗，并根据疗效判定申报产品的临床效能。

　　干预性临床试验显然在伦理委员会审查这一关要难过许多。首先，前期的临床科研证据，至少是单中心、中等样本量的研究，以表明申报的产品有足够高的安全性，并且是大概率可以使患者获益的。其次，在注册临床试验的研究设计上还要保证对照组患者至少可以获得当前临床常规水平的治疗，不可以遭受额外的风险与损害。

　　需要注意的是，按照法规原则，即使当前尚不存在可以全面评价创新检测产品的金标准方法，但也设计了干预性临床试验来证明产品的临床有效性。同时，还是要找一个当前与之最近似的检测方法来做技术性能的对比观察。

　　临床试验可以说是体外诊断试剂产品开发过程中耗时较长，资金投入比较大的一个阶段。样本来源容易的第二类产品或许在几个月内可以完成试验，对于创新型第三类产品，如果需要追踪患者的临床结局，多中心临床试验可能需要2~3年的周期。

7. 产品的审批

　　临床试验结束后，完成临床评价报告，即可向药品监督管理局递交产品注册申报资料。

　　第一类产品无须临床评价，将资料在市药品监督管理局备案即可；第二类产品由省药品监督管理局审批；第三类产品由国家药品监督管理局审批。

　　资料提交审评中心后，根据审评的结果、资料的完整性与充分性，审评中心会向企业发送申报资料的补正通知。这个步骤称为"发补"。一年之内，企业必须将审评员所要求的补正资料补齐。审评中心继续组织评审，通过后给予发证。

　　以上是体外诊断试剂产品从产品研究到注册获批的逻辑过程的概述。对于第三类产品，产品注册过程通常情况下需要三年左右。创新产品、临床试验复杂的第三类产品，这个过程会更长。总计投资：常规的第三类产品预估在几百万人民币；创新、复杂的第三类产品有可能达到千万人民币以上。

二、体外诊断试剂的产品研究

这里介绍的产品研究专指体外诊断试剂产品建立过程中的第一个工作阶段。

产品研究阶段的工作虽然以产品建立为目标，但必须考虑很多学术科研中无须顾忌的市场与应用方面的需求。但在工作早期，可以先把这些限制条件搁置到一边，用最优资源条件去努力实现检测的科学性要求，即检测所需的核心性能，达成研发前准备工作所涉及产品边界条件的第4项和第5项，即满足最低检测限和抗干扰性能。

1. 产品最低检测限与技术最低检测限的概念

技术最低检测限首先是一个纯检测技术层面的概念，是产品所使用的检测技术对靶标物质可以进行"良好检测"时，靶标物质在预期样本中的摩尔分数低限。也就是说，当靶标物质小于这个低限时，该检测技术就会失效，无法可靠检出。

产品最低检测限是由产品应用的具体技术参数与生物学客观现实共同界定的，即在检测的生物样本使用量下，靶标物质在绝大多数样本（95%以上）中的最低丰度，也就是 95%分位数，是这个产品最低检测限的合理数值，即"产品最低检测限"。所以，从产品研发角度出发，研发的优化目标是使技术最低检测限低于或至少等于产品最低检测限。只有达成这个目标，才能使95%以上的样本得到良好检测，满足产品的临床检测应用要求（法规规定检测失败率不许高于5%），才能是一个合格的产品。

在此需要强调的是，产品最低检测限受检测所使用的生物样本量限制，在特定的生物样本使用量下有着特定的物理极限，不应把技术最低检测限与产品最低检测限简单等同。

2. 良好检测

良好检测的定义：通过分析检测数据，可以获得目标生物标志物定量或定性的有效测量。而这个测量结果所蕴含的生物学意义可以帮助临床医生针对性地为患者选择干预措施。为达成这个目的，需要设置一个判断阈值去解释生物标志物的测量结果，也就是阳性阈值。这个阈值可用来指导、建议临床医生，高过该阈值应对患者采取什么治疗方案，低于该阈值又该选择什么治疗方案，进而使患者受益。

综上所述，可以知道：一个体外诊断产品的最低检测限，谈的是检测的靶标物质的摩尔分数。产品最低检测限应该设定为在预期检测样本中靶标物质丰度的95%分位数，这才能保证95%以上的预期样本中都能实现良好检测。而良好检测，对于生物标志物，指的是通过检测靶标物质所获得的数据可以使目标生物标志物得到有效测量，且测量结果可以与一个预设的阳性阈值进行比较，高于或低于这个阈值，医生就可以对患者采取相应的干预手段。

当靶标物质的摩尔分数用作目标测量时，对目标生物标志物的测量就是对靶标物质摩尔分数的测量，二者之间是可以等同的。此时，一个合格的检测产品应该做到，技术最低检测限≤产品最低检测限<检测阳性阈值。

微生物感染的体外诊断产品是将靶标物质的摩尔分数用作目标测量的典型代表。这类产品的最低检测限与检测阳性阈值都是目标病原体在生物样本中的载量。

三、病原体感染与致病的剂量效应研究

1. 病原体分类

致病微生物有专性病原体（obligate pathogen）与兼性病原体（opportunistic pathogen）之分。专性病原体只能在宿主体内繁殖，病毒属于这一类。兼性病原体可以在宿主或其他地方繁殖，只有当某些特殊情况下，如人体免疫力低下状态，才会使人致病。

2. 病原体感染、致病剂量效应

病原体对宿主的感染、致病是剂量依赖性的，称为"侵入剂量"。病原体侵入人体之后要经历一个增殖过程，在体内数量增加到一定程度，即"致病阈值"，才会对人体造成危害，出现症状。这个增殖过程称为潜伏期。

病原体在人体内的增殖与被免疫系统杀灭是同时发生的。在病原体侵入初期，免疫系统还没有被充分调动起来的情况下，人体杀灭病原体的能力不因侵入剂量的增大而增强。感染之后，人最终是否会发病，除了个体抵抗力以外，侵入剂量是个重要因素。侵入剂量越大，最终发病的可能性就越大。侵入剂量越小，最终发病的可能性就越小。

对特定的病原体而言，其感染导致人体发病所需的最小侵入剂量，即感染阈值。感染阈值是由病原体内在生物学特性决定的，可以用来作为表征病原体毒力强弱的指标之一。例如，痢疾杆菌是致病最强的细菌之一，7个痢疾杆菌进入人体即有可能致病，而炭疽菌感染所需的侵入剂量要大许多，至少要几万个细菌（孢子）。

3. 感染转归模型

病原体感染、致病的剂量效应决定了病原体侵入人体之后可能出现两种发展转归的简化模型。

第一种情况可称为一类感染者，如果人的抵抗力弱，侵入剂量大，超过了感染阈值，病原体在人体内的繁殖速度就会大于杀灭速度，在经历了一段潜伏期后，病原体数目增加到一定量（致病阈值）时就会对人体造成显著损害而出现症状。

第二种情况可称为二类感染者，如果人的抵抗力强，侵入剂量小，没有超过感染阈值，病原体的繁殖速度就会小于杀灭速度，病原体在人体内的数目会呈现以侵入剂量为峰值，逐渐减少（可能会有波动），直至彻底清除。

4. 设置产品的最低检测限与阳性阈值

病原体感染检测产品的最低检测限与阳性阈值应该如何设置才最有临床价值？

从指导临床干预角度出发，检测指标应该能够准确反映感染转归过程中的几个关键数值才最有帮助。一种理想的体外诊断产品的最低检测限设置为感染阈值，检测的阳性阈值设置为与致病阈值相同。

传统的微生物检测，如涂片染色-显微镜观察，只有当病原体在生物样本中的载量远超致病阈值的情况下才能被观察到，技术最低检测限高于病原体的致病阈值。这种情况下，技术最低检测限、产品最低检测限与检测阳性阈值合为一体。定量检测失去意义，检测以定性的方式进行，只要观察到目标病原体，就报告阳性。检测中一旦发现这些病原体的存在，就判断为患病，这在技术最低检测限高于病原体致病阈值的情况下是可以

接受的。PCR 技术将微生物检测的灵敏度提升，理论上已经可以检出单个微生物的存在。

四、检测干扰物质的研究

在临床试验分析中，干扰被定义为样品中存在的能改变结果正确值的物质的影响，干扰物质被定义为不是分析物但对分析物测量有影响的物质。

实现预期的产品最低检测限后，即可向模拟样本中梯度添加干扰物质，重复前面的试错优化工作，直到在预期干扰水平下仍可重复、稳定地达成最低检测限要求。

1. 干扰物质的筛选

干扰物质的种类和所需的抗干扰能力的强弱需要从生物样本采集、样本预处理方法、检测方法学特性等方面综合考虑。

检测靶标物质是 DNA 时，RNA 不是特别担心的干扰物质。但当检测靶标物质是 RNA 时，DNA 的干扰必须重视。微生物宏基因组检测时，人 DNA 是干扰物质。反之，微生物 DNA 也可能成为人 DNA 检测的干扰物质。

对血清中某一种抗体进行检测，血清中的其他抗体都会成为干扰物质。血红蛋白是一切以血液为生物样本的检测都需要考虑的干扰物质（除了检测血红蛋白外）。对 PCR 检测来说，是使用从血液提取的 DNA 作为检测样本，还是直接用全血作为检测样本，对血红蛋白的抗干扰能力是不同的。

干扰物质筛选的第一步是参考医学指南、共识、行业标准等文献资料，确定可疑干扰物质的清单；第二步是根据干扰实验的判断标准，进行初步筛查实验，确定是否存在干扰。

2. 干扰的评估

在干扰物质筛选完成后，需要再进行干扰评估实验，进一步测定干扰物质浓度与干扰程度的关系。用模拟样本达成理想的最低检测限与抗干扰性能后，要用少量（几个到十几个）新鲜临床样本进行验证。干扰物质研究是产品注册申报中临床前研究资料的重要内容之一。

3. POCT 检测系统研发方向

当前临床检测的一个重要发展方向是 POCT 化。检测仪器设备的自动化、操作过程的便捷化是实现 POCT 的关键。提高检测试剂的抗干扰能力，以简化样本预处理过程，进而更加易于自动化操作的实现，降低检测成本，缩短检测时间，是 POCT 检测系统研发的重要技术途径。

五、体外诊断试剂的产品开发要点

原材料研究是体外诊断试剂产品开发中至关重要的环节。产品品质出现波动、不稳定，很多情况是与原材料品质的不稳定有关。

产品的技术、性能参数是基于特定的主要原材料而言的。后期在主要原材料上发生的变更会导致前期的研究、验证数据失效。如果变更，就要重新验证工作。因此，产品开发的第一步就是主要原材料的研究，找到性能合格、供应持续可靠的产品原材料，确定主要原材料的供应商、关键技术参数，后续的工作以确定原料所配制的研发批次产品进行。

1. 关键原材料

体外诊断试剂的关键原材料种类繁多。在此以酶和抗体为例来说明。

酶和抗体作为体外诊断试剂原料，目前主要存在不同批次产品稳定性差的问题，而体外诊断试剂事关人群健康，对产品品质稳定有着非常高的要求。如何用存在不稳定性的原料去生产稳定的产品，是产品质量控制的重点工作。

（1）酶

酶是少数几种用活性单位而不用重量（质量）来定量的物质之一。物质的纯度通常用百分比来表示。体外诊断试剂所用的酶原料通常是微生物发酵、纯化生产出来的。

目前的纯化技术，在合理、可接受的成本限制之下，基本能达到95%纯度。但酶是生物活性大分子，其活性与三级结构有关，产物杂质是否会对酶活性产生抑制或干扰都需要研究。

不同批次的酶，即使蛋白定量纯度都是95%，但活性却可能有显著差异。

一种酶有不同生物活性，如一个完全体的 DNA 聚合酶，除了 DNA 聚合酶活性外，还可以有 $3'→5'$ 外切酶活性、$5'→3'$ 外切酶活性、链置换活性，其活性决定了扩增产物长度。DNA 聚合酶的出厂质检通常只以 DNA 聚合酶活性作为唯一的质检标准，但除了 DNA 聚合酶活性外，上述其他某种生物学活性可能也发挥着关键作用。

如果原料酶厂家改进了生产工艺，确保了 DNA 聚合酶活性，产品通过出厂质检。但很可能改变了酶的其他某种生物学活性，相关诊断产品可能不能达到预期性能。针对这类风险，质量管理体系应做出预防要求。

体外诊断试剂的供应商必须具备良好的质量管理体系，确保不会擅自更改生产工艺。在质量体系控制下的工艺如有改变必须提前通知客户，以确保在新工艺下生产的产品仍然可以良好满足客户需求。这样，体外诊断试剂的产品开发工作就延伸到了供应商管理的层面。在做关键原材料研究时，还需要考察供应商的质量管理体系是否可以满足要求。

保证酶原料的品质稳定，理想方式是采用定制化的方法。与供应商协商，按照双方确定的质检方法、质检标准进行质量控制。

（2）抗体

抗体作为体外诊断试剂关键原料，也有其独特难点。多克隆抗体可识别任一抗原上的多个表位，在相同的免疫原和免疫方案下，易产生批次间差异。单克隆抗体是用免疫小鼠后获得的 B 淋巴细胞与瘤细胞融合，形成既可以产生抗体，又无限繁殖的永生化杂交瘤细胞。将筛选出的单细胞克隆保留下来，即可用于生产具有极高特异性的单克隆抗体。

对产品而言，性能最好的单抗可能仅来自某个特定的细胞克隆，细胞克隆的传代培养是关键问题。杂交瘤细胞理论上是永生化的，可以无限传代繁殖、培养下去。但肿瘤细胞内在本质的不稳定性可能会绝种或者产出的抗体性能变差。应对这类风险，即在产品开发过程中，要为关键原材料找到至少两家合格供应商，以确保产品原材料供应。

2. 耗材

除体外诊断试剂的关键原材料以外，一些配套实验耗材对产品性能的影响也需关注，需要在产品开发中识别并解决。

例如，采样管是否堪用，是看其能否满足产品的清洁度要求。不同产品所需关注的污染物质种类、程度各不相同，备选采样管原料是否合格需要设计相应的实验来鉴定、验证。设置合理的抽样方案获得可靠的评估结果。采样管可能要经过低温（液氮、干冰）、高温（水浴、PCR 仪、烤箱）、紫外线、放射线，接触有机溶剂（乙醇、甲醇）和酸、碱等试剂。采样管的稳定性、溶出物、老化程度都需要考虑。

还需要考虑：采样管材质对核酸、蛋白或其他物质的吸附是否会干扰产品性能，采样管对标签纸、记号笔是否有良好的亲和性，盖子的密封性是否良好。

六、检测参考区间与阳性阈值的建立——样本属性、研究方法

1. 阳性阈值的确定时期

产品研究阶段验证了检测原理的可行性，确定了最低检测限，并用少量临床样本初步验证了技术方法对临床样本的适用性。在产品开发阶段，需要建立、确定检测的参考区间、阳性阈值，检测技术才能实现其应用价值，转化为可以指导临床干预的检测产品。

在前面关于产品研究的章节中，讨论过产品最低检测限与阳性阈值的关系，阳性阈值实际上是在产品研究阶段就需要关注的一项关键技术指标。但从体外诊断试剂研发，特别是按产品注册申报要求，这项关键指标必须在主要原材料研究完成之后，原材料不再发生变动的情况下进行研究、验证。如主要原材料变化，前期研究获得的阳性阈值就会作废。因此，这项工作应放在产品开发的第二个阶段。

2. 临床样本的"阴""阳"属性获取及界定

建立产品的参考区间、阳性阈值：检测产品对已知阳性和阴性样本进行检测后，观察、寻找目标生物标志物的测量结果在阴性、阳性样本之间的分界阈值。那么，首先就需要获得确实是"阳性"和"阴性"的样本，才能实施这个研究。

产品研究是从模拟样本开始的，并且整个产品研究阶段的工作主要都以模拟样本来进行。模拟样本中的检测靶标物质是人工定量掺入的，其"阴"与"阳"的结果是人为控制的。而产品开发中参考区间、阳性阈值的建立与验证，必须使用足够多的临床样本。临床样本中的检测靶标物质是生理/病理性存在的，其"阴""阳"属性不由人为决定。此时，在收集这些临床样本时，就必须制订一个可以分清这些临床样本"阴""阳"属性的办法。

"阴性"样本可以从"正常人"中收集。此时，"正常"的定义需要根据检测的应用目的而定。例如，以肿瘤诊断为目的的检测，那么全体没有肿瘤的人就可以算作"正常"，高血压、糖尿病等普遍健康意义上的"异常"在此可以忽略。

而且，需要强调的是，此时还应该有意识地纳入特定的，需要与检测的应用目的做鉴别诊断的患者样本作为"正常"的"阴性"样本。例如，对膀胱癌诊断检测而言，膀胱炎、肾盂肾炎、尿路结石等泌尿系统非肿瘤疾病都是需要进行鉴别诊断的，所以，这

些患者的样本也应该作为"正常"样本纳入检测参考区间的研究之中。

　　用于阳性阈值研究的"阳性"临床样本的获取，一个比较简单的办法是用当前的"金标准"方法先对这些样本做一遍检测，以确定他们的"阴"或"阳"属性。这里的所谓"金标准"方法，应该是当前公认具有较高的检测性能，而且其检测结果必须与在研产品的目标生物标志物存在着严格的关联关系（不一定是因果关系），在研产品对目标生物标志物的测量结果才可以和"金标准"方法的结果进行符合性比对。

　　需要注意的是，这样的研究方法所开发出的检测产品，其检测性能注定不会高于所选定的"金标准"方法。这样研发出的检测方法可能在检测成本、检测速度、检测操作便利性、检测样本易获性、检测无创性等方面超过"金标准"方法，但在检测正确性方面则无法超过，最多等同。如果检测产品的患者获益单纯取决于检测正确性，则患者从新产品中的获益不会高于所选定的"金标准"方法。

3. "阴性""阳性"方法的建立及结果判定

　　体外诊断试剂产品的创新，以降低检测成本、提高检测速度、操作更便利、提升检测样本易获性、实现检测无创性等为目的，都有很好的现实意义，但提升检测性能是更根本性的要求。

　　一个创新产品，如果想要超越当前所有同类产品，甚至从生物标志物到临床应用概念都是崭新的，又应该如何去获得已知"阴性""阳性"的临床样本，以建立产品的阳性阈值呢？这时候可以从检测产品指导临床干预的获益终点方面考虑。

　　对产品设置阳性阈值的目的是指导临床医生对患者实施医疗干预，获得好的临床转归。只要目标生物标志物与临床转归的好坏存在确实的关联，患者的临床转归结局就可以作为目标生物标志物是"阴性"还是"阳性"的"金标准"。

　　这样建立的阳性阈值所实现的检测，其性能就只取决于检测技术方法学本身及目标生物标志物的生物学有效性，而不会受已有其他技术方法的性能限制。

　　具体操作方法可以是从产品的预期应用人群中，在患者接受某项医疗干预前（干预的决策依据，按当前临床常规执行，不存在伦理风险）收取他们的生物样本，用在研产品进行检测。数据保存好，暂不分析，然后观察这些患者的临床转归结局。按效果分成接受干预与不接受干预两组人群。

　　如果检测的目标生物标志物与干预效果的好与坏存在内在关联，这两组人群的样本就可以当作"阴性"与"阳性"样本的代表，其检测数据就可以用作参考区间、阳性阈值的研究和确定。

　　应注意，只有当目标生物标志物的测量结果是临床干预效果的充分而又必要条件时，这样做才是逻辑严谨的。如果仅是充分而不必要条件，因其他（与非目标生物标志物相关）原因而导致临床转归的那部分患者数据就会成为干扰，需要把这些样本数据剔除出去，或采取适当、有效的矫正措施才能得到好的结果。如果仅是必要而不充分条件，就需要知道其他的必要条件是什么，只有能够确认已经有其他必要条件的样本数据才可以纳入研究。所以，对临床转归的观察应该采取多种监测手段、多种观察指标的综合，才便于良好辨析目标生物标志物与临床转归的关系，为产品参考区间、阳性阈值的建立获得有效的"阴性"与"阳性"样本。

有了有效、足够的已知"阴性"临床样本，用在研产品检测，采用统计分布计算的方法确定检测"阴性"样本的参考区间。2022年9月份，国家药品监督管理局发布了《体外诊断试剂参考区间确定注册审查指导原则》，具体方法请参考该指导原则。

有了有效、足够的已知"阳性"临床样本，同样按照《体外诊断试剂参考区间确定注册审查指导原则》，用统计分布计算的方法确定检测"阳性"样本的参考区间。

4. ROC 曲线的应用

在具体研发中，即使按《体外诊断试剂参考区间确定注册审查指导原则》中的方法剔除了离群值，对多数检测而言，"阴性""阳性"样本的参考区间还是会有些重叠。并且，从统计分布计算中得到的是一个"阳性区间范围"。如何确定一个最优的阳性阈值，使检测达到最优效能呢？ROC 曲线可以解决这个问题。因为样本的"阴""阳"属性是已知的。在用统计分布方法计算出阳性参考区间后，就可以把阳性参考区间内所有取值对应的灵敏度与特异性计算出来，画出 ROC 曲线，从 ROC 曲线上可以选取最适合于该产品预期用途的阳性阈值。需要注意：前面在产品研究阶段中讨论的产品最低检测限也是一个"灵敏度"的概念，该阶段的"灵敏度"是针对靶标物质含量很低时，检测能否良好实施。产品开发阶段讨论的"灵敏度"是指检测可以准确识别多少阳性样本，即"假阴性率"为多少。两个阶段的"灵敏度"概念完全不同，不可混淆。

另一个需要注意的是，ROC 曲线通过统计学方法得到，其有效性存在局限性。当阳性样本与阴性样本的占比各为 50%时其有效性最高，占比越偏离 50%其有效性越低。

预期检测样本中阳性样本的占比，即统计学术语的检测阳性的"先验概率"，是一个在检测产品开发中需要重视的命题。在产品的阳性阈值研究中计算灵敏度、特异度时，所采用的阴性、阳性样本数目不应盲目设定为一比一，而应该按照检测的"先验概率"来确定样本数目。这样所得出的灵敏度、特异度才符合临床实际情况，在实际应用中不至于发生大的偏差。

这里有必要介绍筛查产品与诊断产品的区别。诊断产品的应用人群是临床医生已经高度怀疑的患者，其检测阳性的先验概率较高，达到 50%也不罕见，上述产品建立的逻辑方法基本是适用的。但筛查产品需要应用于更广泛的人群，其检测阳性的先验概率非常低，远远低于 50%，甚至可以低到千分之一（比如遗传病与肿瘤的人群筛查）。这时候，ROC 曲线可能不再是建立产品阳性阈值的最佳方法，检测产品对敏感度与特异性的要求就会有更多因素需要考虑。总的来说，需要尽力提高筛查产品的特异性，而在敏感度方面可以有所让步。即使诊断产品，对阳性阈值的选择也不一定都是 ROC 曲线的拐点（ROC 曲线上对灵敏度与特异性"综合性能"最好的值），而是要具体分析检测阳性与阴性对后续临床干预的影响、假阴性与假阳性各自的危害方式与危害程度，综合取舍，选择产品的阳性阈值，使得临床应用效益最大化。

对于疗效监测产品，如器官移植排异的随访监测、肿瘤的复发监测，检测阳性的先验概率是动态变化的。对于复发监测产品，临床治疗完成短期内患者复发的概率是比较小的，但随着时间的推延，复发概率会逐渐上升，也就是说检测阳性的先验概率会逐渐上升。一个理想的复发监测产品，在设置产品阳性阈值时对这些方面应该有所考虑。

以 ROC 曲线确定了最优的阳性阈值可以使检测获得相对最优效能，但仍然解决不了前述阴性、阳性参考区间存在一定重叠的问题。这个重叠的区间，是检测对样本的"阴""阳"属性做出任何判断都会存在显著错误风险的区间。此时合理的做法，是应该把这个区间设定为"灰区"，以提示检测的局限性。

七、检测参考区间与阳性阈值的建立——样本量

前面讨论了确定参考区间、阳性阈值所需要的样本属性与研究方法，下面介绍所需样本量。

1. 建立参考区间所需的合理样本量

临床样本存在着显著的异质性，检测技术方法存在着波动性，这些都使得一两个样本的研究远无法得到最优的普适性结果，必须以大量样本、统计学方法，来获得相对最优的产品技术参数。既然是统计学方法，当然样本数据量越大越好。但是，大量高质量临床样本的来源，是多数产品研发中的瓶颈问题。那么最少需要多少临床样本，参考区间的建立才算合理可靠呢？

《体外诊断试剂参考区间确定注册审查指导原则》中明确规定了各种情况下确定参考区间时所需的最低样本量，从 120～198 例不等。但需要注意的是，这个样本量是根据既往的统计学研究成果得到的概率性数值。具体到所研发的产品，研究所需的最小样本量是因检测结果的波动性大小而定的，也就是因检测技术特性和样本特性而定的。因此，进行参考区间研究时不应以使用了"上述指导原则"中规定的最低样本数目而盲目建立。参考区间建立所用样本量是否足够、充分，需要依据数据验算。

对创新性很强，目标生物标志物的首个产品，审批部门会更关注样本量充分有效的证据。具体方法：将"阴性""阳性"样本检测值的变异系数（CV）随样本量的增加而降低的变化趋势分别作图，当曲线趋于水平时即意味着用增加样本量的办法减少检测值的波动变异、增加统计值可靠性的获益已经趋于饱和，再增加更多样本量的意义已经不大。以该样本量建立检测的参考区间、阳性阈值即是充分、合理的。

2. 已知样本对参考区间和阳性阈值的有效验证

参考区间、阳性阈值研究确定之后，还要用一批已知阴性、阳性的样本对这些产品关键参数的合理有效性进行验证。即用在研产品对这批样本检测后，以前期研究确定的参考区间、阳性阈值对检测结果进行判断，所获得的检测灵敏度与特异度应符合预期。

3. 质检方法与质检标准的设置

产品开发工作还有一项重要的工作是质检方法与质检标准的设置。对成品而言，出厂质检标准是用企业参考品做性能检验。除成品质检以外，还要为原材料、半成品设置质检方法与质检标准才能做到产品生产全过程的可控。

原材料与半成品的质检，最容易的办法是取小样，做到成品，看能否达到预期检测性能。该方法效率低，成本高。例如，基于二代测序的分子检测产品，从酶、引物原料开始，配制，到建库、测序、数据分析要几天时间，这样做原料质检成本高。

高效的办法是根据各种原材料与半成品的物理、化学、生物学活性设计简单有效的技术验证实验。实验所观测的技术指标只要有助于实现对生产过程各步骤的良好控制就可以，力求简便、快速、成本低，与检测的最终目的可以相关，也可以无关。例如，pH、离子强度、特定的 PCR 反应等都可以成为生产过程各阶段的质检方法与质检标准。

4. 参考品对产品的评价

分子检测产品，特别是当前基于二代测序的分子检测产品，产品原料种类多，生产步骤多，产品使用步骤多，质检成本显著增加、生产周期显著增长。应该在产品开发过程中充分考量，把质检方法设置得简单、快捷、便宜，对降低成本非常有利。产品开发过程中三批试生产产品的全性能验证、注册检验，产品持续生产的出厂质检都需要用到国家参考品或企业参考品。

国家参考品是由中检院发布的，具有法定权威性，用于对特定体外诊断试剂技术性能进行评价的标准化的生物样本。每套国家参考品的样本数目少则一两个，多则可以达八九十个。

一个体外诊断产品，如果已经有了可以完善评估其产品性能的国家参考品，则产品的注册检验必须用国家参考品进行。如果产品的创新度高，不存在适用的国家参考品，则可以使用企业参考品进行注册检验。

持续生产的产品的出厂质检使用国家参考品或企业参考品均可。一般而言，如果国家参考品足够便宜，则企业没必要去费事建立企业标准品，每批次产品出厂质检可以使用国家参考品，如果国家参考品太贵，或没有国家参考品，则需要建立企业参考品。

如果已经有国家标准品，则企业参考的技术性能指标不可以低于国家标准品。在没有国家标准品的情况下，企业参考品设置的原则：①全面覆盖产品的各项预期检测性能；②应尽量与预期生物样本同质；③具备高度特异性和稳定性，长期存储后仍能够满足检测的需要；④满足生物安全性要求。

八、产品生产的工艺放大与转产

在产品研究阶段和开发阶段的前期，各种研究、验证实验所使用的试剂可以由研发人员在实验室里配制。

在产品开发阶段的后期，产品开发人员要进行至少一批的"研发批试生产"，由产品开发人员与生产人员共同在 GMP 生产车间里进行试生产，并与生产部门共同编制生产SOP。然后，由生产人员在 GMP 体系下按 SOP 独立进行三批试生产，用于全性能验证、注册检验、各种稳定性验证等产品开发的后期工作。

1. 质量体系

体外诊断试剂的生产过程比较简单，基本只有配制、分装、组装三个步骤。生产工艺放大一般而言难度不高。即使如此，从人、机、料、法、环各方面严格遵守质量管理体系的要求实属必须。质量管理体系任何环节出问题，都会归结为质量管理体系的实施偏差，所以必须认真接受质量管理体系培训，认真实施。

2. 稳定性研究

前面在产品研究中介绍了检测样本的存储、运输条件要求与稳定性的研究。产品开发阶段需要搞清产品的储存、运输、冻融、开瓶稳定性。

这里需要注意的是，对注册体外诊断试剂而言，这些稳定性研究都要以 GMP 体系内生产出的产品做研究，作为注册申报数据才有说服力。对 GMP 生产过程有效性的考察是产品注册评审重要关注点之一，研发过程中实验室里配出来的试剂所得出的产品稳定性数据对注册申报不足为据。

以 GMP 体系内生产出的产品去做产品稳定性试验，就意味着这项工作无法在产品研究、开发阶段的早期开展。最早也要等到产品转产后，拿到头三批试生产产品后才能进行。而储存稳定性的验证研究至少要与产品有效期等长。所以，产品开发、生产、临床试验的时间周期必须要有良好的统筹安排，才能获得最快速的产品注册申报时间进度。

特别需要强调的是，用于注册申报的各种稳定性实验数据需要用三批试生产产品，这个工作是对产品性能的验证。验证虽然只能在最后进行，可前期充分的研究工作至关重要。稳定性问题从产品开发工作的第一步，主要原材研究时就需要时时考虑，反复研究、测试、验证。

3. 干扰研究

前面在产品研究阶段提到过检测的抗干扰能力，也需要在这个阶段验证。

九、注册临床试验

产品的注册临床试验是注册体外诊断产品的"终极大考"，通常是整个产品开发过程中耗时最多，耗费资金最多的环节。注册临床试验的有效性需要在事后由药监局评判，但对其研究设计，在一般情况下没有事前的官方认可、确认机制。

对比较成熟的产品，药监局可能已经发布了针对性的审评指导原则，给出了明确的要求。但对创新性比较强的产品，没有审评指导原则，申请人仅仅按照自身对《体外诊断试剂临床试验技术指导原则》的理解设计临床试验，一旦与将来参与审评部门的认知相左，会存在很大麻烦。在官方层面与私下层面都可以向监管机构，进行咨询、沟通，但咨询结论的性质属于咨询专家的个人见解，无法保证与将来参与审评部门的观点、态度一致。

（一）创新医疗器械条件

一个创新度很高的产品可以通过《创新医疗器械特别审查程序》申报注册。产品获得创新资质有三个条件：

（1）申请人需在中国依法拥有产品核心技术发明专利权，或者依法通过受让取得在中国发明专利权或其使用权；或者核心技术发明专利的申请已由国务院专利行政部门公开。

（2）产品主要工作原理或作用机理为国内首创，技术上处于国际领先水平且性能或安全性与同类产品比较有根本性改进，并且具有显著的临床应用价值。

（3）申请人应该已完成产品的前期研究并具有基本定型产品，研究过程真实和受控，研究数据完整和可溯源。

产品获得了创新资质之后，药监局会组织专家委员会讨论产品、确定出一个具有官方效力的注册临床试验方案，最终的产品审批以这个方案的执行情况为准。

（二）创新医疗器械临床试验

产品的注册临床试验，必须由部门的专业人员来操作。

（1）在伦理问题方面，随着社会的进步，临床研究的伦理审查要求越来越高。参与临床试验的患者，不论试验组还是对照组，在临床疗效方面最少要达到当前临床常规水平，不可承受没有临床收益的风险或损害，这是硬性的伦理审查要求。

（2）在经济利益方面，则所有参与患者必须比临床常规获益。需要注意的是，医院伦理审查的流程当前各不相同。

（3）患者与样本易获性，患者与样本易获性与产品的预期应用人群相关，在产品筹划的初期就需要考虑。但如果目标人群中阳性患者的先验概率很低，阳性样本多少才算合格？这是个影响临床试验资金投入多少、产品获批时间拖延多久的关键问题。这个问题必须与监管方沟通，得到监管的认可才能决定。如果阳性样本比较罕见、收取非常困难。审评员可能会降低要求，规定一个较小的数目，达标即可。也可能附带条件审批，但同时留下"作业"，在注册证的重审周期（5年）之内产品的临床应用中补充收集足够的样本量，再去审查。

（4）临床试验研究方法

体外诊断试剂的注册临床试验，可以是观察性研究，即待评估产品的检测结果并不影响临床干预，而只是将结果与金标准对比试剂的检测结果比较。也可以是干预性临床研究，即按照待评估产品的检测结果对患者施加治疗干预，以疗效评估检测产品的临床效能。

按照《体外诊断试剂临床试验技术指导原则》中的规定，即使是创新产品，当前没有完全对应的成熟检测可以与之对比，注册临床试验以干预性临床研究展示新产品的临床有效性以外，还是要找一个从原理、机制到临床应用与新产品相对最近似的当前成熟产品进行对比。

（5）阳性样本数的确定

在产品筹划的初期就需要考虑，适当的样本量是保证体外诊断试剂临床性能得到准确评价的必要条件。国家药品监督管理局发布的《体外诊断试剂临床试验技术指导原则》（2021年第72号）关于样本量的要求如下：

1）临床试验方案中应对临床试验需要的最低样本量进行估算，并说明依据。

2）临床试验样本量应满足统计学要求。

3）应考虑临床性能的各种影响因素，如：受试人群的和目标人群的差异，不同亚组中检测性能的评价需要，多种被测物（或多种亚型等）检测性能评价的要求等。应在估算最低总样本量的基础上，保证各种组别/类型样本的例数满足要求。

4）单独进行统计学估算：临床性能预期在不同亚组的人群中有差异，且部分重要亚组的临床性能需准确评价时；如不同样本类型在临床性能、适用人群、适应证、参考区间等方面存在显著差异，需针对不同的样本类型分别进行临床试验设计，包括分别进行样本量估算和统计学分析。

5）分别进行临床设计：不同的类型样本，如样本类型之间存在分析性能差异，且对临床性能造成显著影响；临床试验包含不同的临床试验目的，则需分别进行临床试验设计。

注册临床试验过程中还会有大量的，与产品、技术相关或无关的利益分配、利益冲突问题会影响工作进度。整个研究过程涉及的科室越多，利益分配问题就越复杂，科室对利益分配不满意，工作进度就会受到不良影响。这是企业的注册临床试验部门应努力协调解决的问题。

十、产品研发的技术思路

体外诊断产品的研发注册，在严厉的审批监管之下，从全社会角度来看，其优点在于，从机制上确保了上市产品的稳定、可靠、安全、有效。

在技术发展日新月异的现今，漫长的产品研发、审批周期很不利于新技术的探索性应用，不利于因当前临床常规方法无能为力，而处于"绝望"境地的患者从新技术中尽快获益。越是创新性强的产品，其技术标准、有效性评判标准都可能是史无前例。监管人员在责任压力之下，在审评中也只能小心翼翼、谨慎。这就使新技术迟迟难以形成应用转化。

为了解决这个矛盾，国外已经摸索出了实验室自建试剂（LDT）制度，即有良好技术能力，通过了一定资质监管认证的临床检验实验室可以利用最新的技术，自建检测技术方法，在内部投入临床检测应用。这样，以真实世界，有限范围内的探索性应用来逐渐摸索、印证新技术的有效性与各方面的利弊得失，可快速解决当前的临床痛点，满足部分患者从最新技术发展中寻求希望的需求，又把创新发展过程中难以完全避免的各种风险局限在有限、可控范围之内。多年的事实经验证明，这是一条行之有效，利大于弊的技术管理方法。所以，国内的医疗监管机构当前也在向这个方向积极探索。

十一、体外诊断产品商业成功的关键要素

1. 科学性

科学性是一种体外诊断试剂合理、合法存在的基础。唯其有科学性，才能给患者带来临床受益。体外诊断试剂产品的研制开发必须从科学性入手，从生物学原理到技术方法的建立，关键技术参数的选择，目标人群的选择与临床应用方式，获益人群的评估都必须以严谨的科学态度、科学方法去进行，才能保证科学性。

有了科学性，就有了产品利大于弊的基础。作为一种商品，就可以满足客户需求。而体外诊断试剂这样一种特殊的商品，需要从中获益的客户不止一个，按重要性排序，应该是患者、医生、检测实验操作者（实验员）。

患者必须成为获益的首要考虑，这也是一切医疗行业的基本伦理原则。

排在第二位需要获益的是医生，他们的利益本质上是与患者同一的，帮助他们解决难题也就是帮助患者。但与患者不同的是，它们需要承担医疗责任，检测产品使患者获益是由根据检测结果所做的干预决策而实现的。

检测实验操作是检测试剂的使用者，是产品的直接用户。产品的易用性、可靠性与工作量、错误率直接相关，影响着检测质量，也关乎患者的利益。

2. 产品的成本、价格、利润

成本、价格、利润是一切产品都必须关注的问题。

3. 监管法规，行政许可

虽然此项在最后提及，但从最开始就应该考虑并且贯穿全程，在全程中丝毫不可忽视，这是产品成为合法商品的基本基础。

十二、创新体外诊断试剂产品发展中各要素的互动关系

从显微镜的发明开始，体外诊断技术、产品的发展是一个由技术进步推动，临床应用引领，二者交互促进的过程。

新技术的产生改进、拓展了人们对生物学现象观测、测量的能力，这些新的观测与测量结果可以更好地反映、提示疾病的发展与转归，帮助临床选择最佳干预手段。临床医疗中的各种难点、痛点又引导着检测技术的改进、提高，进而发现新的、更有效的生物标志物。

这个循环发展的主要参与者为临床医学专家，产品研发、生产企业，还有行政监管部门。最后，在临床医学专家形成的专家共识、诊疗规范，与企业市场推广运作的共同作用下，由广大临床医生实现产品的大规模应用，即获得商业成功。

体外诊断创新产品要想获得商业成功，各要素之间需要形成一个良好的互动关系，其关系总结见图4-11。

首先，新生物标志物的发现与现有生物标志物的检测、应用改进，都需要通过临床研究才可以实现，其实施主体只能是临床医学专家。

体外诊断试剂研发生产企业在这个过程中可以做的是实验方法学的建立和改进，提供检测技术、检测产品、检测服务。企业要想做到这些，完成前述的产品研发过程，只能依赖于临床提供的生物样本与这些样本的背景临床信息。同时，企业还应与临床医学专家密切沟通，了解临床应用痛点，听取他们的意见和建议，才能开发出对临床具有切实帮助作用的产品。

在临床科研过程中，临床专家也逐渐形成了对新的生物标志物或现有生物标志物的改进检测，将新的认知和理念应用于临床中。当这些新的认知和理念随着多中心、多维度、较长时间的临床研究，成熟到一定程度后，临床医学专家就会将这些新的理念上升为专家共识与诊疗规范，以指导广大医生应用新的检测技术使更多患者受益。

与此同时，临床医学专家还在企业配合下完成了产品的注册临床试验，将试验结果报告提交行政监管部门，与企业提交的临床前研究资料一起接受监管审批。然后，在监

管部门的持续监督下实现产品的稳定生产。至此，创新技术的临床转化与产品转化已经万事俱备，只需企业的市场销售部门努力推广，以实现产品的良好销售。

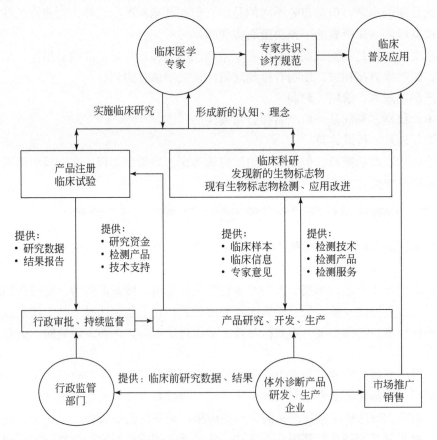

图 4-11　创新体外诊断试剂产品发展各要素互动关系

在上述互动过程中，有两个很容易成为瓶颈问题的关键要点需要产品研发部门与企业领导者高度重视。

（1）临床医学专家从多个个案研究结果到形成专家共识必然是个漫长、艰难的过程。一个企业的产品发展策略必须对此有所考虑。循证医学概念出现近 30 年以来，"有效"的标准越来越高，多中心、大样本、随机对照、meta 分析已成为高等级医学证据的必需条件，而这些都需要经年累月的临床科研工作才可能获得。以新的生物标志物去申请产品注册，也把监管审批人员推向一个颇有压力的境地：这个产品的研发过程是否合理？产品是否确实有效、稳定、是否可以使患者获益？这些问题的评判标准与评判依据如何设置？在没有先例可循的情况下，他们面对这些难题只能采取最保守的态度，从各个角度去质疑，要求各种额外的研究证据，审批过程必然漫长、艰难。

另外，现实问题还有：新生物标志物检测的技术门槛有多高？是否可以设置充分有效的知识产权壁垒？如果检测技术难度不高，又没有知识产权壁垒，或者别人可以绕过知识产权壁垒，企业肯定是不愿意做的。

　　从实用主义角度，改进（me better）产品或许是技术型体外诊断企业更好的研发目标。一个已经获得公认的生物标志物，但其检测技术尚不理想，这正是研发技术人员可以有所作为的领域。此时，研发结果的优劣评判是一个与既有检测相比较的纯技术问题，而不太涉及临床生理/病理等生物学层面的观念、认知。这样的检测改进，从临床医学专家到普通临床医生、行政监管人员都不会遇到很大的认知挑战，产品比较容易获得认可。

　　在研发过程中，一旦率先找到特殊技术路径，如果可以设置专利壁垒固然好，即使无法形成专利壁垒，也可以用技术保密的方式维持技术门槛。

　　（2）无论是首创（first in class）还是改进（me better）产品，甚至"派生"（me too）产品也不例外，产品开发中都需要良好、足量的临床样本，这些样本必须有充分、清晰的临床背景信息，临床样本分组、亚型数目足够。

　　研发所需样本来源的限制，是体外诊断试剂行业形成所谓"赛道"差异的内在原因之一。临床样本只能来源于临床医学专家，不同细分专业的临床医学专家掌握着不同的生物样本。一个体外诊断产品企业，欲从事一种临床专业的产品研发，从产品开发阶段就必须要与相应专业的临床医学专家合作才能获得所需的临床样本。那么，可以与哪些专业的临床医学专家建立良好的互信、合作、互助关系，就决定了企业可以在哪条"赛道"上发展。并且，产品研发成功后，还需要这些临床医学专家成为客户，需要建立互信合作关系。

第三节　产品生产转化

一、产品试制验证

　　项目组在研发小试评审通过后进入研发试制阶段，项目负责人编制研发试制阶段的设计开发计划表，由相关负责人进行审核并批准。

1. 工艺研究

　　项目组进行本阶段工艺放大研究，并按要求整理工艺及反应体系研究资料，在后续的研制过程中不断对其进行完善和修订。项目组完成技术文件初稿的编制，包括物料清单（BOM清单）、物料技术标准、工艺操作规程、工艺流程图等（图4-12）。

　　关键工序需要定期验证，特殊工序需要确认。

2. 产品研发试制

　　项目组按工艺操作规程进行研发试制，至少连续三批，需自检合格，形成相应的试制记录和试制自检记录。在研发试制的实践过程中对工艺操作规程不断进行完善和修订，由部门组织内部评审，输出相应的评审记录由部门主管审核后，提交研发中心负责人批准，批准后的文档可归档至相关研发部门。

3. 产品试制验证

　　项目组填写验证申请单，并负责编写项目相关验证方案，提交至质量中心，经质量中心负责人审核通过后，提交研发试制样品验证单至质量部门，质量部门依据验证方案对项目进行验证。验证应包括产品的全性能验证，如检测限、检测范围、准确度、精密度、干扰实验等性能验证。

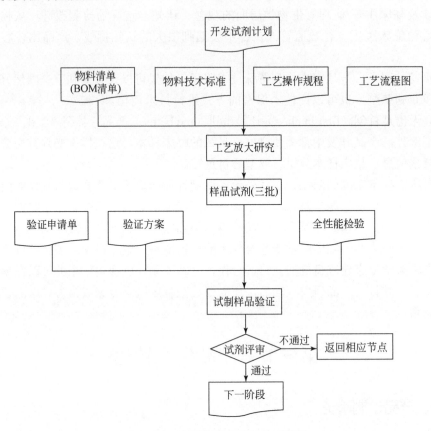

图 4-12　产品研发试制及验证流程

验证结束后，由质量部门出具相关验证结果及问题清单。若项目未通过质量部门验证，那么应针对验证小组提出的问题和建议进行整改，必要时进行设计需求变更；若项目通过质量部门验证，应编制物料验收 SOP 文件、成品/半成品检验 SOP 文件，由项目负责人编制验证报告，经部门主管、研发中心负责人、质量部门负责人审核并批准后，文件可归档至相关部门。

4. 产品试制评审

研发中心负责组织召开研发试制评审会议，并完成会议记录的编制、归档，评审组负责评审决议、批准文件、研发试制评审记录的编制及归档，项目组根据评审结果判断该项目是否可以进入下一阶段。

评审结束后，项目组需完善技术文件编制，包括工艺及反应体系研究资料、物料清单、物料技术标准、工艺操作规程、工艺流程图等，由部门组织内部评审，输出相应的评审记录，由部门主管审核后提交质量部门主管批准，批准后的文件可归档至相关部门及注册部门。

二、产品试制研发及验证流程

研发试制的每批次生产量由各试剂研发部门根据项目自检用量、质检用量、留样量、考察稳定性用量、验证用量等自行确定。项目组须在设计开发的全过程进行风险分析，不断完善产品风险分析、风险评价、风险控制措施及剩余风险评价分析。

1. 中试生产

当产品研发的实验室工艺完成后，即工艺路线经评审确定后，一般都需要经过一个在小型实验（小试）规模基础上放大 50～100 倍的中试，以便进一步研究在一定规模装置中各步反应条件的变化规律，并解决实验室阶段未能解决或尚未发现的问题。

中试是从实验室小试到工业化生产必经的过渡环节，确保按操作规程能始终生产出预定质量标准的产品。在小试成熟后进行中试，研究工业化可行工艺，为工业化设计提供依据。所以，中试放大的目的是验证、复审和完善实验室工艺所研究确定的生产工艺路线是否成熟、合理，主要经济技术指标是否接近生产要求，研究选定的工业化生产设备结构、材质、安装和车间布置是否合理等，为正式生产提供最佳物料量和物料消耗等数据。总之，中试放大要证明各个单元的工艺条件和操作过程，使用规定的原材料，在模型设备上能生产出预定质量指标的产品，且具有良好的重现性和可靠性。

2. 中试性能验证和确认

（1）中试生产准备工作：项目组编制中试生产阶段设计开发计划表，由部门相关负责人进行审核并批准。由研发项目组提出试剂中试生产验证申请、验证方案及风险管理计划，由研发部门、质量部门、生产部门负责人审批后，方可进行中试生产验证及生产风险评估。

（2）确认准备：研发项目组填写中试生产申请单，核对内容，经采购、物流、生产等主管领导批准后，进入试生产阶段。

1）研发项目组的职责：负责试生产项目的工艺文件编写、确认与受控。

2）研发项目组负责对该项目的生产人员进行针对性的培训，培训内容包括试生产项目相关的各类 SOP 文件、标准化管理流程（SMP）文件、设备使用等，生产体系负责人对生产人员进行洁净车间相关规定培训。

3）质量保证人员的职责：确保有关该项目的各类 SOP 文件齐全；洁净车间满足该产品的工艺要求，相关物料准备齐全，三废（废液、废气和废料）问题已有处理方案；已提出安全生产的要求，已制定操作规程和安全规程，相关设备配置到位且能正常运行，相关人员培训后达到合格等。

相关生产物料如有特殊清洁要求，需要单独进行验证和培训。

3. 生产阶段

生产人员根据产品生产工艺流程图及相关 SOP 文件逐步操作，进行中试连续三批试生产，并及时填写设备使用记录、操作相关记录及洁净车间相关记录等。

质量保证人员对生产过程进行监控、对相关中间品进行抽样，经质检合格后，方能进入下一道工序。

将合格的中间品分装成半成品，然后将半成品组装成成品试剂（盒）。

中试生产过程中，研发人员如发现可操作性差的工序，应及时进行调整并提供解决方案。应特别注意优化工序，简化操作，提高劳动生产率，从而最终确定生产工艺流程和操作规程。

设备管理人员对中试生产过程中仪器设备的使用情况进行实时监控，需校准的仪器设备确保在校准或检定有效期内，保留校准或检定记录。对于接触腐蚀性物料的设备，尤应注意材质的选择问题，并对存在的风险进行评估，及时、高效处理突发状况。

研发人员及生产相关人员根据风险管理计划对生产过程各环节、环境、设备及安全进行风险评估。

企业根据质量体系文件要求的中试流程或者拟定的中试生产方案明确中试生产工作的各步骤、相关过程及内容，明确各部门职责，如按研发部、生产部、质量部、采购部等部门进行分工，明确各端口负责人。

4. 成品检验

中试生产完成后，质量管理部门试剂质量保证人员组织对成品进行检验，至少需对连续三批的成品进行性能评价，并出具检验报告。分析性能评价的试验方法可以参考国内有关体外诊断试剂性能评估的指导原则或相关的美国临床实验室标准化协会批准指南（CLSI-EP）文件。

若成品检验结果合格，则初步认为生产工艺、设备、环境、人员等均能满足产品生产需要，可生产出合格的产品；若成品检验结果不合格，则由研发人员协同质检人员、生产人员对中试生产过程中的每个环节逐一分析，对出现的问题进行讨论并给出解决方案，在下次生产中进行验证，直至生产出合格的产品。

研发人员及质量管理部门质量保证人员应对检验过程及安全等进行风险评估。

（1）中试生产问题改进及文件修订归档

研发项目组与生产部门就中试连续三批生产过程中出现的问题进行改进，并将工艺流程图、工艺 SOP、SMP 及物料清单等文件进行修订、归档。

研发项目组、注册部门及市场部根据检验结果对产品说明书及产品技术要求进行预评价及修订，经审核后交由注册部门归档。

研发项目组编写综述资料，连同修订的稳定性研究报告、工艺及反应体系研究资料、主要原材料研究资料、分析性能评估报告、阳性判断值或者参考区间研究报告等交由注册部门审核、定稿。

保留中试三批产品验证的完整记录，以及三批产品生产过程中出现的偏差及处理意见，确保批记录符合医疗器械 GMP 可追溯性要求。中试生产的批次至少为连续生产的三批，不应采用时间间隔较长或者跳跃式的不连续生产的批次产品来完成中试生产工作。如为无菌产品，还须有器具、设备灭菌程序的验证报告；容器干热灭菌验证数据；生产人员无菌工作服的清洁、灭菌记录及无菌生产环境监控数据。

（2）风险管理小结

研发项目组联合生产部、设备部、质量部门等对生产和检验过程中出现及可能出现的风险进行评估，并结合设计开发各阶段的风险控制出具风险管理报告。

（3）中试生产评审

中试生产检验后，出具验证报告。

项目负责人及财务部主管负责整理项目在设计开发阶段所产生的费用，并对费用进行核算及分析，整理编制完成设计开发成本核算报告（注册费用成本核算除外），报告应包括设计开发总成本预算、设计开发总成本实际费用等内容。根据原材料、动力消耗和工时等，初步进行经济技术指标的核算，给出生产成本报告。

由研发部门组织中试生产评审，评审的内容至少应包括：①产品性能是否符合产品技术要求和相关国家或行业标准、技术指导原则；②生产工艺是否稳定，按此工艺生产能否得到质量均一、稳定的产品；③有无需要改进的设备、生产条件和操作步骤；④生产过程中有无需要增加的检测、控制项；⑤物料采购是否满足生产需求；⑥工艺文件是否齐全、完整；⑦生产、检验等过程风险是否在允许范围内；⑧生产成本是否控制在合理范围内；⑨生产工人是否培训后到位。

评审不合格的产品，应转回研发部继续进行工艺改进研究。评审合格后，由质量部门出具质量信息传递单，该项目转生产部正式生产。

三、中试阶段验证流程

中试阶段验证流程见图4-13。

四、生产车间设计与管理要点

生产车间净化程度是无菌医疗器械生产中影响产品质量的重要因素。无菌医疗器械净化生产车间对布局、温度、湿度、空气洁净度等方面都有着严格的要求，因此不能依赖于最终竣工验收质量保证，需要在设计阶段就严格控制。在近年飞检的不合格整改项中，也有很多与车间设计相关的项，如压差或压差梯度不合格、温湿度不合格、人流物流往复交叉等缺陷。

在国家药监局综合司关于进一步加强无菌和植入性医疗器械监督检查的通知中对洁净区的控制进行重点检查，因此需要更加重视无菌医疗器械车间设计的合规。下面从无菌定义、车间设计目标、法规设计要求、工艺布局、净化级别、暖通设计、水电设计、环氧乙烷灭菌区域设计等方面做详细介绍。

1. 无菌定义

与无菌医疗器械相关的几个定义如下。

（1）医疗器械：直接或者间接用于人体的仪器、设备、体外诊断试剂和其他有关物品。

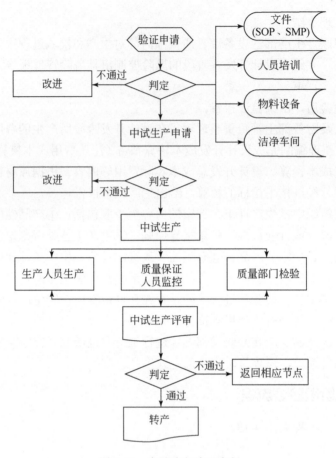

图 4-13　中试阶段验证流程

（2）无菌医疗器械：此类医疗器械产品上没有存活的微生物，是医疗器械制造企业以无菌状态提供的医疗器械产品，是医疗机构、公众不需要进行灭菌而直接使用的无菌医疗器械产品。产品最终以无菌状态进行提供。有使用无菌加工技术进行制造的产品，也有经过环氧乙烷灭菌、辐照灭菌等得到的最终无菌的产品。无菌医疗器械生产中需采用使污染降至最低限的生产技术，以保证医疗器械不受污染或能有效排除污染。

（3）无菌：产品上无存活微生物的状态。

（4）灭菌：确认产品无任何形式的存活微生物的过程。

（5）无菌加工：在受控的环境中进行产品的无菌制备及产品的无菌灌装。该环境的空气供应、材料、设备和人员都得到控制，使微生物和微粒污染控制在可接受水平。

2. 车间设计目标

无菌医疗器械车间设计的主要目标是防止交叉污染及混淆和降低人为差错。

（1）防止交叉污染及混淆：交叉污染指通过人流、物流、工器具传递、空气流动等途径或不恰当的空气流向，造成不同产品或成分互相污染，或使洁净级别低的生产区污染物传入洁净级别高的生产区而造成污染。混淆是指因车间平面布局不当及管理不严造成不合格的原料、中间体及半成品被误作为合格品继续加工、包装出厂，或生产中遗漏某生产程序或控制步骤。

为防止交叉污染，对进入洁净室的人员和物料要进行净化处理，人流、物流分开。采用最佳的物料流动和最少的横向运输方式，生产时尽量减少人员和物料接触。人员和物料进入工作区和辅助设施区时有方便的通道，操作人员准备室靠近生产区。生产用的原材料为防止污染必须储藏在与其他材料明显分开的场所。取样和称量时的卫生条件、洁净级别与生产区一致。进行产尘工艺、含有害物质或易燃易爆物质的操作时与其他区域应保持相对负压，走廊的洁净度应同生产房间相同。建筑物门窗须密闭，未净化的空气不能进入洁净车间，并要设有专门的废弃物出口和防止昆虫、动物进入的设施。不能最终热压灭菌的产品必须在 100 级洁净室及无菌室内进行生产。

（2）降低人为差错：车间内操作间须有足够空间，防止因拥挤造成的操作错误。不同产品的包装线应分开或设置屏障，并保持距离。布局上须能区分灭菌前与灭菌后，检验前与检验后、清洁前与清洁后、合格品与不合格品等。

3. 法规设计要求

与无菌医疗器械相关的法规如下：《医疗器械生产监督管理办法》《医疗器械生产质量管理规范》《体外诊断试剂生产实施细则》；2015 年国家食品药品监督管理总局发布的医疗器械生产质量管理规范附录-无菌医疗器械的公告（2015 年第 101 号），植入性医疗器械的公告（2015 年第 102 号），体外诊断试剂的公告（2015 年第 103 号）；《医疗器械洁净室（区）检查要点指南（2014 版）》；《医疗产品的无菌加工第 1 部分：通用要求》（YY/T 0567.1—2005）；《医疗产品的无菌加工第 2 部分：过滤》（YY/T 0567.2—2005）；《无菌医疗器具生产管理规范》（YY0033—2000）。

同时还有以下关联密切的法规，在车间设计时建议参考：国际标准 ISO/DIS14644；美国联邦标准 FS209E-92；《医药工业洁净厂房设计标准》（GB 50457—2019）；《洁净室及相关受控环境第 3 部分：检测方法》（GB/T 25915.3—2010）；《药品生产质量管理规范（2010 年修订）》。

4. 工艺布局

无菌医疗器械车间所在地周围的自然环境和卫生条件应良好，没有空气或水的污染源，还宜远离交通干道、货场等。厂区的地面、道路应平整不起尘。不种植吸引昆虫和传播花粉的植物，宜通过绿化地面硬化等减少露土面积或有控制扬尘的措施。垃圾、闲置物品等不应露天存放等。行政区、生活区和辅助区的总体布局合理。洁净度要求高的车间应尽可能远离其他车间。

车间设计需从内到外考虑，从内部工艺操作要求开始，然后定出厂房外形及尺寸。因此工艺布局必须合理，且也是后继设计的基础。

按照无菌医疗器械的生产工艺流程及所要求的空气洁净度级别，同时参考生产规模、投资规模进行合理布局。不同洁净度等级的洁净区按从高到低，由里到外布置，空气洁净度高的洁净区要布置在最少人员到达或经过的区域。同一洁净区内或相邻洁净区间的生产操作不得互相交叉污染。根据空气洁净度级别，可以按人流方向，从低到高；车间是从内向外方向，从高到低。洁净区只设置必需的设备和设施，需有足够空间存放洁净区内生产的零配件或产品，要尽可能靠近与其相联系的生产区域。流程尽可能短，生产过程设计应实现从上一步工艺到下一步工艺的最短距离，物料传递应取最短路线。减少交替往复，人流、物流走向要合理。

应保证同一车间各操作不相互妨碍，从原料到半成品入库、成品组装到出洁净区装箱的全部生产加工过程，应做到按工艺流向顺序排列，不反复，人流、物流各行其道，严格分开，杜绝逆流或交叉。进入洁净区的原料和零配件等物品，须按程序进行净化处理。

须有人净、物净和废弃物通道，须配备洁具清洗存放、洗衣整衣、消毒剂配制或过滤、工器具清洗存放等房间，须有洁净区使用的维修工具存放处。应按男女职工比例合理划分辅助间面积。不同级别的洁净区之间有气闸，物料的传送需通过洁净传递窗。

洁净车间的新鲜空气量应取下列最大值：补偿室内排风量和保持室内正压所需新鲜空气量。室内每人新鲜空气不应小于 $40m^3/h$。车间内洁净区人均面积不少于 $4m^2$。

5. 净化级别

车间净化级别的要求，在前面所述法规中有明确的规定，如《医疗器械生产质量管理规范附录》中对无菌医疗器械有详细的要求。

（1）植入和介入到血管内的无菌医疗器械及需要在 10 000 级下的局部 100 级洁净室（区）内进行后续加工（如灌装封等）的无菌医疗器械或单包装出厂的配件，其末道清洁处理、组装、初包装、封口的生产区域和不经清洁处理的零部件的加工生产区域需不低于 10 000 级洁净度级别。

（2）与血液、骨髓腔或非自然腔道直接或间接接触的无菌医疗器械或单包装出厂的配件，其末道清洁处理、组装、初包装、封口的生产区域和不经清洁处理的零部件的加工生产区域需不低于 100 000 级洁净度级别。

6. 暖通设计

暖通系统通过对无菌医疗器械生产环境的空气温度、湿度、悬浮粒子、微生物等的控制和监测，确保环境参数符合药品质量的要求，避免空气污染和交叉污染的发生，同时为操作员提供舒适的环境。空气净化系统向洁净区输送洁净空气，新风口处应无障碍物、粉尘及有害气体，保证空气清新、流通。空气净化是利用初、中、高效过滤器有效地控制送风的洁净度，细菌一般依附在微粒上，微粒过滤同时也滤掉了细菌，同时利用合理的气流排出污染物，由送风口送入洁净空气，使室内产生的微粒和细菌被洁净空气稀释后被迫由回风口进入系统的回风管路，在空调设备的混合段和从室外引入的经过过滤的新风混合，再经过进一步过滤后又进入室内，通过反复的循环就可以把污染控制在一个稳定的水平。送风量和风量变化满足相应的空气清洁度要求，可通过热、湿负荷进一步检查确定风量。洁净区排风须有防止空气倒流的装置，设置必要的气锁间。空气洁净度级别不同的区域须有压差控制。

医疗器械无菌车间暖通的设计，应根据生产工艺的具体操作、产品特点、当地气候条件等进行，需要精确计算送风量，推算出满足相应洁净度级别的换气次数，还要通过热、湿负荷校核来进一步确定风量，选用高效过滤器。房间的洁净度取决于单位时间的换气次数，据报道，用新风预先独立处理加主空调箱的处理方式代替原来一次回风方式，取得了显著的节能效果和经济效益。

洁净车间的温、湿度的要求与生产工艺要求相适应。无特殊要求时，空气洁净度100级、10 000级的洁净区温度应为20～24℃，相对湿度应为45%～65%；空气洁净度100 000级、300 000级的洁净区温度应为18～26℃，相对湿度应为45%～65%。人员净化更衣室的温度，冬季应为16～20℃，夏季应为26～30℃。

房间静压差取决于房间的送风与回风量、排风量的差值。系统总送风量、新风量、总排风量和对外压差可以通过调整风机转速频率或总阀门开启度来实现，各房间的风量和压力则可通过调整分支管路阀门开启度来实现。洁净区对外必须保持正压，须补充适当的新鲜空气。洁净度级别高的洁净区的压力比级别低的洁净区的压力要高。空气洁净级别不同的洁净区之间的静压差应大于5Pa，洁净区与室外大气的静压差应大于10Pa，并应有指示压差的装置。必要时，相同洁净级别的不同功能区域之间也需保持适当的压差梯度。例如，生产体外诊断试剂的净化生产车间，其中阴性或阳性血清、质粒、血液制品的处理操作环境，与相邻区域应保持相对负压。

7. 水电设计

车间电气系统的设计应尽量避免配电板、仪表、控制器、接线盒、导线管及其他元器件置于洁净室内。必须安装在洁净区的电器部件应隐藏在墙壁、天花板或地板的夹层内，并且以能保证洁净室的洁净度和完整性为前提进行设计。

进入洁净区的管道、进回风口布局需合理，水、电、气输送线路与墙体接口处需可靠密封，照明灯具一般应设为吸顶安装。洁净区内的水、电等输送线路要暗敷，电气管线管口、安装于墙上的各种电气设备与墙体接缝处均应可靠密封。

当生产过程中使用工艺用水时，应有制水设备，并有防止污染的措施，用量较大时需通过管道输送至洁净区的用水点。工艺用水须满足产品质量的要求。100级洁净度洁净区内不得设置地漏。在其他洁净区内，水池或地漏须有适当的设计和维护，并安装易于清洁且带有空气阻断功能的装置，以防倒灌，同外部排水系统的连接方式需能够防止微生物的侵入。与产品表面直接接触的气体、压缩空气等工艺用气均需经过净化处理。

8. 环氧乙烷灭菌区域设计

环氧乙烷是一次性医疗器械的主要杀菌方法，如新型冠状病毒防护口罩首选环氧乙烷消毒灭菌。环氧乙烷的火灾危险性为甲类，根据《建筑设计防火规范》（2018年版），尽量将甲类灭菌车间独立布置，车间的甲类设备集中布置，将危险范围缩小至不影响整个建筑的火灾类别，在甲类区域与其他区域之间设置防爆墙，确保火灾不足以蔓延至建筑其他区域。同时在车间内将放置在线使用的环氧乙烷气瓶间单独设置，气瓶间门直通室外，防止气瓶泄漏时环氧乙烷蔓延至灭菌车间其他区域。所有电气设备及仪表均采用防爆型，对于储存和输送易燃易爆介质的设备和工艺管道，均采取防静电接地措施。灭菌区域内的地面采用不发火地面、灭菌区域内不设置地沟。因灭菌后的解析周期为10～14天，须设置足够面积的解析室。

　　综上所述，无菌医疗器械车间设计是保证产品质量的首要因素。在满足产品要求及工艺流程的前提下，无菌医疗器械车间设计需更加关注工艺经济性、拓展性及灵活性，根据自然及社会条件差异合理进行车间设计。同时在设计中需满足《医疗器械生产质量管理规范》《药品生产质量管理规范》（2010 年修订）《建筑设计防火规范》《医药工业洁净厂房设计标准》的要求，充分考虑到实际操作与工艺配置、市场需求之间的关系，选择合适、合理的车间设计方案。

第五章　生产质量控制技术

第一节　基础设施的质量控制

一、目的

识别、提供和维护为达到符合产品要求所需的基础设施，予以控制以保持其符合产品要求。

二、范围

适用于生产基础设施、过程设备和支持性服务的控制。

三、程序

1. 生产基础设施的控制

生产基础设施包括一般生产区、净化区、空调机房、检验室、研发实验室及其他相关设施等。

为保证生产设施符合产品要求，应按照《厂房设施的设计、验证、使用、维护、保养管理制度》《检测室（实验室）管理制度》《净化车间使用管理制度》等有关制度的要求，实施有效控制。

《厂房设施的设计、验证、使用、维护、保养管理制度》中的相关内容如下。

（1）厂房与设施的设计（新厂房或改造厂房）：依据研发部设计开发产品的注册产品标准、产品的生产工艺、《医疗器械生产质量管理规范》和《医疗器械生产质量管理规范附录体外诊断试剂》的有关条款提出设计要求。由综合管理部根据以上要求寻找符合规定的有资质的单位进行厂房设计与施工，设计完成后组织领导层对厂房设施图纸进行评审，施工完成后再由生产部牵头组织相关部门验收。净化车间的验收应先经过药品监督管理局认可的第三方检测机构的检测，检测结果合格方可进行验收。

（2）厂房与设施的验证：按照《验证管理制度》，空气净化系统、净化车间由质量管理部进行验证。验证合格后，方可进行试生产。一般设施无须进行验证，可由各部门根据设施的性能进行验收。

（3）厂房与设施的使用：厂房与设施投入使用后由使用部门按照规定负责日常管理。厂房与设施的使用应遵守卫生、清洁、人员管理和安全防护等相关规定。厂房与设施投入使用前，各部门明确本部门试用区域的卫生管理，安全负责人报综合管理部备案；综合管理部制作卫生和安全责任区图，标明负责人，发放至相关部门。各部门负责人应在各区域卫生、安全责任人员变更后2个工作日内将变更人员名单送至综合管理部，综合管理部在3个工作日内重新制作完成卫生和安全责任区图，发至各部门。

生产区入口处应设置灭蝇灯，防止蚊蝇进入生产区，每天对杀死的蚊蝇进行清理。损坏的挡鼠板和门窗要及时修复，防止鼠、鸟、虫的进入。

与大型设施或设备连接的主要管道应标明内存的物料名称、流向。

生产设备、容器具等应当符合洁净环境控制和工艺文件的要求，必要时需要组织领导层对设备的安装进行评审。

（4）厂房与设施的维护、保养

1）周期性的维护保养：周期为一年。每年年底按照厂房设施检修计划（具体内容需企业根据自己厂房进行设置）对设施进行一次全面检查，由生产部、质量管理部组织检查小组检查地面、墙面、电气、空气净化装置、安全系统、管道等设施实际状况，对影响生产及安全的设施要进行整改，并填写相应的《厂房设施检查记录表》。由设备管理员根据厂房与设施的破损程度或者自然损耗情况制订厂房与设施的维修保养计划，报部门经理、管理者代表审核，总经理批准后由生产部或委托施工单位具体执行。

生产部负责对每次维修保养进行记录。质量管理部跟踪验证维护保养的效果。

净化车间厂房和大型设施的周期性维护由专业机构进行。对净化车间设施进行维修时，维修人员必须遵守洁净区有关制度。

2）临时性维护保养：各部门在使用过程中发现厂房设施需要立即进行维护保养时，当天填写厂房设施维护保养计划，报管理者代表审核，批准后由生产部委托施工单位执行。

净化区生产设施应按照《验证管理制度》进行验证，确认符合产品要求。

2. 设备的控制

（1）新设备的购置：根据生产发展的要求添置新设备时，设备部门应填写《采购申请/审批表》，报管理者审批后进行采购。

（2）设备的验收

1）新购的设备由综合管理部负责组织验收，确认满足要求后，由设备需求部门在《设备验收记录》上签字验收，并记录设备名称、型号规格、技术参数、价格、数量、随机附件及资料等内容。《设备验收记录》由生产部保管。验收不合格的设备由采购人员与供方协商解决，并在《设备验收记录》上记录处理结果。

2）生产部对验收合格的设备在《基础设施台账》上登记。

（3）设备的管理、使用、维护保养和维修

1）生产部负责建立《基础设施台账》和《设备档案》。

2）设备管理人员按照《设备操作及维护保养规程》中规定的频次、维护的方法、维护的记录等要求进行维护保养，在每年的年初编制《年度基础设施维护保养计划表》并按照计划的要求进行维护保养，填写《设备维护保养记录》。

3）生产操作员应严格按使用说明书或按《设备操作及维护保养规程》正确使用设备。

4）当设备在使用过程中发生故障时，应由设备使用部门填写《设备故障报修单》，设备维修人员接到《设备故障报修单》后进行维修，修改完成后填写《设备维修记录表》，并对维修效果进行验证。

5）设备管理人员应在每年年底编写《厂房设施检查记录表》。

6）各生产设备上应有设备编号，根据不同情况应挂有"完好""封存""报废""待修""检修""停用"等状态标识。

（4）设备的报废

无法修复或无使用价值的设备由生产部填写《设备报废申请表》并进行评估，经主管领导审批后方可办理报废。生产部在《基础设施台账》中注明报废情况。报废设备应挂牌标识。

（5）对生产设备的设计、选型、安装、运行的正确性及工艺（包括计算程序）适应性进行评估和确认，证实设备达到设计要求和规定的技术指标。

3. 支持性服务的控制

支持性服务应包括产品的运输、通信和网络等，其中涉及产品质量的支持性服务按照《采购控制程序》进行管理，其他支持性服务由综合管理部进行归口管理。

4. 相关文件

《采购控制程序》

《监视和测量装置的控制程序》

《厂房设施的设计、验证、使用、维护、保养管理制度》

《检测室（实验室）管理制度》

《净化车间使用管理制度》

《验证管理制度》

《设备验证、使用、维护、保养管理制度》

《验证管理制度》

《测量设备检定、校验管理制度》

5. 相关记录

《基础设施台账》

《采购申请/审批表》

《设备使用记录》

《空调机组使用记录》

《设备维护保养记录》

《设备故障报修单》

《设备维修记录表》

《主要设备普查记录》

《设备报废申请表》

《设备清洁记录》

《设备验收记录》

《设备台账》
《设备档案》
《采购计划表》

第二节　工作环境和污染的控制

一、目的

识别、提供和维护为达到符合产品要求所需的工作环境，同时对污染进行控制以保持产品符合要求。

二、范围

适用于环境和污染的控制。

三、程序

1. 生产作业环境的控制

适当的运行环境可能需要多种因素相结合。例如，社会因素（如无歧视、和谐稳定、无对抗）；心理因素（如舒缓的心理、预防过度疲劳、保护个人情感）；物理因素（如温度、热量、湿度、照明、空气疏通、卫生、噪声等）。

（1）公司应提供满足工作要求的作业环境，包括如下因素：①符合医疗器械相关法律法规的要求；②便于内部信息沟通和促进人际关系和谐；③人员工作和物料加工应符合产品工艺要求。

（2）生产作业环境包括一般生产区和净化车间。净化车间的净化级别按体外诊断试剂生产要求为 100 000 级。

（3）质量管理部负责对净化车间定期进行监测。

（4）生产作业环境管理

1）禁止无关人员进入净化区。进入净化区的人员应获得批准，执行《人员进出净化车间管理制度》。

2）进入净化区的人员应符合《人员健康管理制度》规定。

3）进入净化区的人员应按规定着装，执行《人员进出净化车间操作规程》和《卫生管理制度》。

4）管理生产作业环境的卫生，按规定清洁生产作业环境，执行《净化车间卫生管理制度》。

5）生产工具、容器具、物料等在规定区域内有序摆放。

6）产品生产过程中，按规定及时清场、清洁环境和设备。

7）物料进入净化区前，应按规定清洁。物料按规定要求进出净化区，执行《物料进出净化车间操作规程》。

（5）产品的清洁

1）公司定期组织人员检查生产现场"5S"执行情况，以确保生产现场和制造过程处于有序、清洁的状态。

2）产品的主要生产过程处于洁净区内，内、外包装材料不违反国家规定的要求。

2. 污染控制

为防止污染和交叉污染，保证产品对环境的洁净要求，公司应制定《厂区环境卫生管理制度》《进出生产区管理制度》《一般生产区厂房、工艺、个人卫生管理制度》《洁净区厂房、工艺卫生管理制度》《洁净区个人卫生管理制度》。同时还应制定《洁净区温湿度、压差、换气次数测试操作规程》《洁净区悬浮粒子测试操作规程》《洁净区沉降菌测试操作规程》等指导洁净生产区的环境检测，保证洁净区的空气环境质量，有效控制微生物或微粒物的污染，并在月度、季度对洁净区环境按要求进行全面检测。

造成污染的废弃物是生产过程中产生的固体垃圾和液体垃圾，执行《环境保护及无害化处理制度》《医疗废弃物管理制度》。

3. 相关文件

《人员进出净化车间管理制度》

《人员健康管理制度》

《卫生管理制度》

《物料进出净化车间操作规程》

《环境保护及无害化处理制度》

第三节　物料和产品品质的控制

一、目的

确保检验结果的准确性和完整性，为物料和产品品质符合标准提供证明，防止不合格的物料、中间品、半成品、成品被放行。

二、范围

适用于原辅料、中间品、半成品和成品的质量控制、放行。

三、程序

（一）原辅料的采购控制

医疗器械生产企业应当按照《医疗器械生产质量管理规范》的要求，建立供应商审核制度，对供应商进行审核和评价，确保所采购物品满足其产品生产的质量要求。

1. 审核

（1）审核原则

1）分类管理：生产企业应当以质量为中心，并根据采购物品对产品的影响程度，采购物品是通用还是定制、生产工艺的复杂程度等因素，对采购物品和供应商进行分类管理。

2）质量合规：采购物品应当符合生产企业规定的质量要求，且不低于国家强制性标准，并符合法律法规的相关规定。

（2）审核程序

1）准入审核：生产企业根据对采购物品的要求，包括采购物品类别、验收准则、规格型号、规程、图样、采购数量等，制订相应的供应商准入要求，对供应商经营状况、生产能力、质量管理体系、产品质量、供货期等相关内容进行审核并做好记录。必要时应当对供应商开展现场审核，或进行产品小试样的生产验证和评价，以确保采购物品符合要求。

2）过程审核：生产企业应建立采购物品在使用过程中的审核程序，对采购物品的进货查验、生产使用、成品检验、不合格品处理等方面进行审核并做好《供方评估记录》，保证采购物品在使用过程中持续符合要求。

3）特殊采购物品的审核

采购的物品如对洁净级别有要求，应当要求供应商提供其生产条件洁净级别的证明文件，并对供应商的相关条件和要求进行现场审核。

对动物源性原材料的供应商，应当审核相关资格证明、动物检疫合格证、动物防疫合格证、执行的检疫标准等资料，必要时对饲养条件、饲料、储存运输及可能感染病毒及传染性病原体控制情况等进行考察。

对同种异体原材料的供应商，应当审核合法证明或伦理委员会的确认文件、志愿捐献书、供体筛查技术要求、供体病原体及必要的血清学检验报告等。

生产企业应当根据定制件的要求和特点，对供应商的生产过程和质量控制情况开展现场审核。

对提供灭菌服务的供应商，应当审核其资格证明和运营能力，并开展现场审核。

对提供计量、清洁、运输等服务的供应商，应当审核其资格证明和运营能力，必要时开展现场审核。

在与提供服务的供应商签订的供应合同或协议中，需明确供方应配合购方要求提供相应记录，如灭菌时间、温度、强度记录等。有特殊储存条件要求的，应当提供运输过程储存条件记录。

（3）审核要点

1）文件审核：供应商资质，包括企业营业执照、合法的生产经营证明文件等；供应商的质量管理体系相关文件；采购物品生产工艺说明；采购物品性能、规格型号、安全性评估材料、企业自检报告或有资质检验机构出具的有效检验报告；其他在合同中规定的文件和资料。

2）进货查验：生产企业按照规定要求进行进货查验，要求供应商按供货批次提供有效检验报告或其他证明质量合格的文件。

3）现场审核：生产企业建立现场审核要点及审核原则，对供应商的生产环境、工艺流程、生产过程、质量管理、储存运输条件等可能影响采购物品质量安全的因素进行审核；应当特别关注供应商提供的检验能力是否满足要求，以及是否能保证供应物品持续符合要求。

4）评估管理：生产企业建立评估制度。对供应商定期进行综合评价，回顾分析其供应物品的质量、技术水平、交货能力等，并形成供应商定期审核报告。经评估发现供应商存在重大缺陷可能影响采购物品质量时，应当中止采购，及时分析已使用的采购物品对产品带来的风险，并采取相应措施。采购物品的生产条件、规格型号、图样、生产工艺、质量标准和检验方法等均可能为影响质量的关键因素，因此当这些因素发生重大改变时，应当对供应商进行重新评估，必要时对其进行现场审核。

2. 供应商的选择

（1）新供应商的选择、评价与审核

1）主要供应商：根据采购清单及质量要求，采购人员调查和了解市场信息，提供有生产能力、交货及时、质量稳定、信守合同的单位作为候选供应商。

由采购人员对候选供应商进行调查，由调查人员填写《供方基本情况调查表》，内容包括生产能力、检测能力、质管水平、第三方评定证明。经调查评价基本符合要求的，质量部会同生产部对物料的供应商进行选择、评价和确认，评价方法可以采用以下方法的一种或若干种：在可能的情况下对供应商质量体系进行现场调查评价；对产品进行检验；与同类产品进行比较等。

评估审核结束后填写《供方评估记录》，经批准后，将此供应商纳入《合格供方名录》。

生产企业应当与主要供应商签订质量协议，规定采购物品的技术要求、质量要求等内容，明确双方所承担的质量责任。

2）一般供应商和包装材料供应商：采购人员对候选供应商进行调查，调查结果由调查人员填写《供方基本情况调查表》。经调查评价基本符合要求的，对物料的供应商进行选择、评价和确认。评估审核结束后要填写《供方评估记录》，经批准后，将此供应商纳入《合格供方名录》。

（2）老供应商的评价和选择：对已确认的合格供方，若增加物料供应品种，需对新增品种进行评估，并对物料进行质量检验或试样，确定新增物料的质量符合要求。

（3）合格供应商的管理：对合格供应商定期进行考核评估。经评估发现不合格时，应当取消其合格供方资格，终止采购。必要时分析已使用的采购物料给产品带来的风险，并采取相应措施。

（二）原辅料的检验控制

企业根据采购物品对产品质量的影响程度确定对采购物品，特别是对成品质量影响较大的主要原辅料等，实施常规控制的验证/确认/监视/测量/检验/试验程序与要求，确保其符合规定要求，接收和拒收及其相关处置措施都应予以记录。

企业应当建立并实施进货检验规程。进货检验规程至少应当明确采购物品的名称、规格型号、验证/确认/监视/测量/检验/试验项目与方法、适用的仪器设备和器具、抽样程序、抽验方案、接收准则、引用标准/引用测量程序和相关记录等内容。抽样方案应当具有统计学依据，应当对统计推断的置信度进行分析，确保抽检的样品具有代表性。

对成品质量影响较大的主要原材料、零部件、组件等采购物品不能仅实行外观检查、查验供应商成品检验报告，须对上述采购物品关键质量控制性能指标进行检验/试验/验证/确认放行。

质量管理部根据研发输出的强制性标准，以及经注册或者备案的产品技术要求制定产品的检验规程，由管理者代表批准。其主要内容包括检验项目、检验方法和检验标准等。经批准的检验操作规程和检验标准是检验人员实施检验操作及检验结果评价的依据。

1. 人员资质

（1）质量管理人员应当具有与所生产产品相关的医学、检验学、生物学、免疫学、药学或免疫诊断试剂等专业知识，熟悉医疗器械相关法律法规，具有质量管理实践经验，有能力对生产管理和质量管理中的实际问题做出正确判断和处理。

（2）质量检验员应当具有与所生产产品相关的医学、检验学、生物学、免疫学、药学或免疫诊断试剂等理论知识和实际操作技能，经过与岗位要求相适应的培训，了解免疫学和化学常用的检测技术，掌握产品的原理、生产过程及检定方法，能够对检验结果做出正确判断。

（3）具体各岗位的人员资质要求按照《岗位任职基本要求》执行。

2. 检验过程

（1）检验员应经过培训考核，合格后并被任命。

（2）检验员负责实施检验，对检验结果负责。

（3）检验员应执行相关的检验操作规程和检验标准。

（4）检验员应及时、完整、真实地填写检验记录，对检验结果做出初步评价。

（5）应当配备与产品检验要求相适应的检验仪器和设备，主要检验仪器和设备应当具有明确的操作规程，并建立检验仪器和设备的使用记录，记录内容包括使用、校准、维护和维修等情况。

（6）应当配备适当的计量器具。计量器具的量程和精度应当满足使用要求。

（7）主要检验仪器、设备和计量器具等测量装置应按照规定的检定周期或校准周期进行检定或校准。外校的测量装置须由质量管理部组织相关人员对检定或校准结果进行验收确认，以评价该设备是否满足使用要求。验收确认合格的测量装置，在明显位置贴上"检定（校验）"合格标志及有效期，并保存相应记录。检定（校验）合格的监视和测量装置方可投入使用，不得使用无标识或停用的监视和测量装置，具体按照《监视和测量装置的控制程序》和《测量设备检定、校验管理制度》执行。

（8）质量管理部有责任配合其他部门，根据检品急缓情况合理安排检验项目，尽快及时完成检验和签发检验报告。

3. 复检制度

（1）检品在检测过程中出现异常情况（如仪器故障、停电等）中断检验时，应重新检测，本次检测结果无效，不记入检测记录。

（2）若第一次检验结果不合格，应在检查仪器、试剂正常有效后进行第二次检验。如第二次检验仍不合格并且没有其他合理解释，结果判定为不合格。如第二次检验合格，进行第三次检验，根据第三次检验结果判定待验物品是否合格。遇到三次检验的情况时，应尽可能查找检验结果存在差异的原因。

（3）重新取样复检：分析为由取样原因导致检验结果不合格时，可重新取样复检。重新取样复检至少进行 2 次。

（4）会检：试样供货方对"不合格"检验结论提出异议并提出"合理证据"，经质量管理部负责人批准后，可由双方共同制订取样、检测方案，进行会检，以会检结果作为最终判定依据。

4. 检验程序

（1）物料、中间品、半成品和成品检验：是指对原辅料、包材、标签、说明书、中间品、半成品、成品与质量标准符合关系的例行检验。

1）质量管理部接收相关部门的《请验单》。检验员计算抽样量，填写《取样证》，根据《请验单》内容按照相应规定进行取样，向请验部门出具《取样证》。取样过程应执行《取样管理制度》。

2）检验前准备：按各项目检验操作规程备好必要的检测试剂和检测设备、器材及工具。

3）检验员按照待验项目相应的检验操作规程实施检验并记录。

4）检验员根据检验记录填写《检验报告》，原辅料、包材、标签、说明书、包装盒的检验报告一式二份，质量管理部、综合管理部各执一份。中间品、半成品的检验报告一式二份，质量管理部、生产部各执一份。成品的检验报告一式三份，质量管理部、综合管理部、生产部各执一份。

5）质量管理部负责人批准《检验报告》。

6）质量管理部将批准的《检验报告》送相关部门。

7）检验员将本次检验全部文件、记录汇总存档。检验员负责对检验结果和异常现象进行统计分析，将统计分析结果纳入管理评审。确认出现检品不合格后，质量管理部应启动《纠正措施控制程序》《预防措施控制程序》《不合格品控制程序》，对不合格品进行评审，通知相关部门采取改进／纠正措施，对不合格品进行隔离、标识直至销毁。

8）质量管理部应在规定时限内完成检验过程，将批准的《检验报告》送请验部门。如因特殊情况不能按时送达，应在有效工作日内及时通知请验部门，妥善安排后续工作。检验时限规定如下（仪器产品不适用）。

A. 原辅料、包材、标签、说明书、包装盒检验时限：3 个工作日（不含当日）。如生产、库存情况急需，应以满足生产、库存情况需要为原则。

B. 中间品、半成品检验时限：24 小时内。如待验物品有效期和生产、库存情况允许，节假日、公休日可顺延。

C. 成品检验时限（酶联产品、胶体金产品）：不超过成品稳定性检验最长时间 2 个工作日（若需要复检，时间顺延），仪器产品生产后及时检验。

（2）净化生产区环境和生产纯化水的监测检验：为定期检验项目。质量管理部按规定时限检测，不需要生产部提交请验单。应根据生产计划安排监测检验的具体时间，提前与生产部协调落实，辅助生产计划顺利实施。

1）检验前准备：按各项目检验操作规程备好必要的检测试剂和检测设备、器材及工具。

2）检验员按照待验项目相应的检验操作规程实施检验并记录。检验员根据检验结果填写《检验报告》，比对相应的检验标准并对检验结果做出初步评价。

3）质量管理部负责人审批《检验报告》。

4）检验员按照批准的《检验报告》填写《检验台账》。

5）质量管理部将批准的《检验报告》送达生产部。

6）检测时限规定

A. 纯化水检测：日检 2 小时；周检 4 小时；月检 6 个工作日。需复检时，不超过检测项目最长周期 1 个工作日。

B. 净化生产区环境检测：5 个工作日。需复检时，不超过检测项目最长周期 1 个工作日。

（三）物料、半成品和成品放行的控制

（1）放行方式及批准权限（表 5-1）

表 5-1　放行方式及批准权限

序号	放行方式	适用范围	批准权限
1	合格放行	原辅料、包材、标签、说明书、中间品、半成品、成品	质量管理部负责人
2	拣用放行	包材、标签、说明书	质量管理部负责人
3	让步放行	包材、标签、说明书	管理者代表

（2）具体的放行管理按照《过程的监视和测量控制程序》《产品的监视和测量控制程序》的规定执行。

（3）成品的放行按照《成品放行管理制度》执行，质量管理部收集评价一切与该批成品相关的批生产、批包装和批检验记录，质量管理部负责人确认为符合规定，可以放行的，签署放行意见并签名予以确认，填写《合格证》，并加盖质量管理部印章后，连同合格的检验报告单一起交库房管理员后予以放行，对不合格产品或存在质量问题的产品，质量管理部有权拒绝放行，并按照要求进行返工或销毁处理。

（4）检验记录及检验报告管理：按照《检验记录与检验报告管理制度》执行。

（5）所有被批准的体外诊断试剂盒产品每年进行一次检验。

（6）留样检验：成品检验合格入库后留样，根据留样检验目的、相关的检验操作规程和检验标准进行检验，执行《留样及留样品复验管理制度》。

（7）成品稳定性试验：执行《成品稳定性试验管理制度》。

（8）物料质量稳定性评价：执行《物料质量稳定性评价管理制度》。

（9）验证检验：执行《验证管理制度》。

（10）追溯检验：根据追溯计划的要求进行检验。

（11）物料验收的管理参照物料、半成品和成品放行的控制程序执行。

（四）产品实现过程

产品实现过程是公司质量管理体系中产品形成并提供给顾客的全部过程，是直接影响产品质量的过程。产品实现过程包括策划、设计、采购、生产或提供直到交付及售后安装、服务的一系列过程。

1. 产品实现过程的策划

产品实现过程的策划是保证产品达到质量要求的控制手段。产品实现过程的策划按如下要求进行管理。

（1）产品实现过程策划的内容

1）确定恰当的产品质量目标（公司质量目标中有关产品目标的具体化）：包括识别产品质量特性，建立目标值、质量要求和约束条件，并应满足顾客和法律法规的全部要求。

2）确定实现过程：识别并确定产品实现所需的过程和子程序；确定需建立的过程文件，以确保过程有效运行并得到控制；确定实现过程所需资源（人力资源和设施等），以确保产品能够实现。

3）确定所需要的检验活动和接受准则：产品设计开发与过程开发的评审、验证和确认活动、生产和服务提供活动中的监视和检测活动、产品交付前的检验和试验活动等，以及设计控制有关的内容等。

4）确定适当的记录：各项记录应证明过程的运行和过程的结果（即中间产品和最终产品）符合各项要求，应核查这些记录提供的确证的充分性。

（2）产品实现过程策划的要求：与公司质量管理体系的其他要求相一致。产品实现过程策划不能脱离质量管理体系来进行，而必须按确定的质量方针、质量目标、职责及资源管理要求等来进行。

产品实现过程的策划要形成文件，如质量计划、流程图等，可以直接引用现行有效的文件。

（3）产品实现过程策划的实施

1）管理者代表对产品实现过程的策划负领导责任。

2）研发部组织对产品实现过程进行策划，应符合产品实现过程策划的要求。

3）研发部负责编制《风险管理控制程序》，对产品实现的全过程有可能产生的风险进行管理。同时，对产品生产阶段的信息进行评审，评价的结果作为风险管理过程的输入信息予以反馈。

4）对每一类型的产品，经策划后研发部应编制产品主文档。

2. 与顾客有关的过程

销售部负责编制《与顾客有关的过程控制程序》，对顾客有关的过程进行管理。

与顾客有关的过程包括顾客要求的识别、产品评审及与顾客的沟通。公司的各相关职能部门应有效地实施这些过程，并控制这些过程，以增进顾客的满意度。

（1）与产品有关要求的确定：只有充分了解顾客的要求和期望，确认满足顾客要求的产品及产品的质量要求，才能提出恰当的产品要求。

与产品有关的要求和内容：①顾客规定的要求，包括对产品的交付要求，如交货期、交付后的售后服务等；②产品固有质量特性的要求，如预期的使用性能、可靠性、安全性等；③与产品有关的法律法规的要求；④确保医疗器械的特定性和安全使用所需的任何用户培训；⑤公司规定的其他附加要求。

识别顾客要求的方法：投标、报价、合同洽谈等活动，其他可以是市场调查、竞争对手分析、水平对比等，应随时熟悉法律法规的规定。

（2）与产品有关要求的实施：总经理对确定产品有关的要求负领导责任；销售部负责及时提供顾客要求、市场调查分析及竞争对手有关的信息。

3. 与产品有关要求的评审

通过评审正确了解并规定产品要求，确保有能力实现这些要求。

（1）评审应达到的目的

1）确保准确理解顾客的要求，包括明示及隐含要求和法律法规的要求，特别是供需双方对合同或订单理解不一致的要求应已得到解决。

2）对产品要求做出明确规定并形成文件，如合同、订单、标志、开发计划任务书等。

3）公司内部有能力满足产品的使用、交付和用户培训服务等方面的要求。

（2）评审的时机、方法和实施

1）评审的时机：评审应在顾客做出提供产品的承诺前，包括投标前、接受每项合同或订单前、接受订单修改前。

2）评审的方法：应适于公司的运作，以达到评审的目的为原则。通常可通过会议评审、传签评审等。

3）评审由销售部负责组织实施。

4）合同修订应进行重新评审并及时通报给有关部门，应保留合同评审记录。

（3）顾客沟通：与顾客进行有效的沟通，才能充分并准确地了解顾客的要求，掌握顾客对公司产品或服务满意程度有关的信息，以此作为持续改进的依据。

1）与顾客沟通的时机：确保在产品提供之前、提供之中及提供之后，与顾客进行沟通。

2）与顾客沟通所需进行的活动和内容：掌握顾客关于产品要求的信息；相关问询、合同和订单的处理，包括对合同和订单的修改；了解在产品实现过程中及向顾客提供产品后顾客的反馈信息，包括顾客的投诉和意见；必要时，向顾客发布忠告性通知。顾客投诉按照《用户反馈与售后服务控制程序》执行。产品撤回或通告的发布按照《忠告性发布和实施控制程序》执行。

3）与顾客沟通的渠道和方法：①公司形象宣传，可通过多种手段如赞助公益活动，来提高公司形象；②产品现场展销，通过产品现场演示，以弥补产品说明的不足；③对顾客进行的培训，使顾客掌握使用产品的技能；④定期走访，对顾客定期回访，以征求意见和建议，并帮助进行维修。

4）与顾客沟通的实施：销售部负责组织与顾客沟通。为了能有效地与顾客沟通，销售人员应提出沟通计划，经销售部经理批准后方可实施。

（五）相关文件

《过程的监视和测量控制程序》

《产品的监视和测量控制程序》

《监视和测量装置的控制程序》

《测量设备检定、校验管理制度》

《取样管理制度》

《纠正措施控制程序》

《预防措施控制程序》

《不合格品控制程序》

《留样及留样品复验管理制度》

《成品稳定性试验管理制度》

《物料质量稳定性评价管理制度》

《验证管理制度》

《岗位任职基本要求》

（六）记录

《检验台账》/《取样证》/《请验单》

《纠正措施处理单》

《预防措施处理单》

《留样台账》

第四节 产品设计的质量控制

一、目的

确保设计的产品安全、有效、科学、合理，符合市场需求。

二、范围

此处的设计和开发指的是产品全生命周期的开发和设计，整个过程包括设计和开发的策划、设计和开发输入、设计和开发输出、设计和开发评审、设计和开发验证、设计和开发确认、设计和开发转换、设计和开发更改的控制及设计和开发文件的要求。

三、程序

1. 设计和开发策划控制

设计和开发过程是产品实现过程的关键环节，是决定产品的固有特性的环节。设计和开发策划是确保设计达到预期要求和质量合格的有效手段。

（1）设计和开发策划的内容：为设计和开发策划的关键，应包括以下内容。

1）根据产品的特点、公司能力和以往的经验等因素，明确划分设计和开发过程的阶段，规定每个阶段的工作内容和要求。

2）明确各设计和开发阶段应当开展的评审、验证和确认活动，包括活动的节点、参与人员和活动要求。

3）各设计和开发阶段的评审、验证、确认和设计转换活动。

4）明确相关部门和人员在设计和开发活动中的职责和权限。

5）确保设计和开发的输出与设计和开发的输入之间有可追溯性。

6）明确规定参加设计开发活动的部门或小组之间的接口关系，确保既能各负其责，又能保持工作有效衔接与信息正确传达。

（2）设计和开发策划的输出：设计和开发策划的输出应形成文档，其形式是设计和开发计划或者是设计开发过程网络图加适当文字说明。随着设计和开发的展开，可能发生设计要求的变更或情况的变化，应及时修改或更新输出。

（3）设计和开发策划的实施：由研发部负责组织开展，研发部负责人审定策划的输出。生产部组织实施生产过程的工艺设计和开发，生产部负责人审定策划的输出。

2. 设计和开发输入控制

设计和开发输入是保证设计完成，也是开发质量的必要前提和验证设计和开发输出的依据。设计和开发输入应形成文件。

（1）设计和开发输入的内容：①产品的功能和性能方面的要求；②过去类似设计中证明是有效的和必要的要求，往往是对合同中顾客未明示要求的必要补充；③需满足法律法规要求，如安全性、健康等方面的要求；④其他所必要的要求；⑤风险分析。

（2）设计和开发输入的评审：确保设计和开发输入要求的完整和清晰，不至于自相矛盾，应由项目组负责对设计和开发输入形成文件并进行评审，并经总经理批准后执行。

3. 设计和开发输出控制

设计和开发的输出是设计和开发的成果，是关于产品固有特性的全面信息，应进行控制。

（1）设计和开发输出的内容

1）满足设计和开发输入的要求。

2）为采购、生产和服务方面提供适当的信息，主要提供产品特征，保障采购、生产和服务过程提供符合规定要求的产品。

3）产品接收的准则是判断后续的产品实现过程的输出能否符合设计开发的要求，接收准则包括采购、生产和服务提供过程中的检验和试验要求。

4）输出规定的特性，包括产品正常使用的关键特性、产品安全和有效的特性，以确保在后续的产品实现过程、产品验收、交付直至使用中，对这些"关键"进行重点控制。

5）作业指导书或仪器设备的操作规程。

（2）设计和开发输出的形式：设计和开发输出通常采用产品图样、产品规范、重要件目录、采购产品目录等，所有设计和开发输出文件前均应按规定由研发部负责人审查批准后，再进行发布。

4. 设计和开发评审控制

设计和开发评审是评价设计和开发各阶段成果是否满足要求（设计和开发的输入），决定是否能转入设计开发的下一阶段，并识别问题，采取改进措施。

（1）设计和开发评审的实施：在适宜阶段系统地对设计和开发进行评审。对不同产品、不同的设计类型，如新设计、改进设计、设计修改和不同的设计阶段等，明确评审范围、内容要求、方式等。

实施设计和开发时，按照设计和开发策划中对评审活动的安排进行，内容包括评审的方式、人员、准备、要求和主要内容、结果及意见处理等，并对评审结果及任何必要措施的相关记录予以保留。

（2）设计和开发评审应达到的目的：评审本阶段的设计成果是否满足质量要求；识别设计和开发中的问题和不足，并提出必要措施，明确有效解决时限。

5. 设计和开发验证控制

设计和开发验证是为了验证设计和开发输出是否满足输入的要求。

（1）设计和开发验证的实施：在设计和开发过程中进行验证，根据设计和开发策划中验证点、验证内容和验证方式的计划实施。

（2）设计和开发验证的方式：验证设计和开发是否满足输入的要求，其方式包括：①变换方法进行计算；②与公司已证实的类似产品设计相比较；③试验和演示；④设计文件发布前的评审；⑤对产品性能进行测试。当验证结果表明设计和开发输出不能或部分不能满足输入要求时，为满足要求应采取有效的措施（包括更改设计），保留验证结果和采取措施的记录。

6. 设计和开发确认控制

设计和开发确认应形成文件确保所设计开发的产品满足临床使用和相关法律的要求。

（1）设计和开发确认的计划应在设计开发完成后和批量产品正式投产前形成，并形成文件。

（2）设计和开发确认的方式：进行性能评价，性能评价按照国家有关法律法规执行。

（3）确认结果的处置：当确认结果表明设计和开发的产品不能全部或部分满足预期要求时，应采取有效的措施（包括变更或重新设计），并保留确认结果和决定措施的文件。

7. 设计和开发转换控制

研发部通过严格执行《设计开发控制程序》，确保经验证的设计和开发输出文件满足产品要求。

经确认后，研发部从采购、设备、模具和工装、环境、人员等方面进行批量生产转换的策划。设计转换活动包括：新产品的可生产性、部件及材料的可获得性、所需生产设备的验证、检验人员的培训等。

由生产部负责组织生产，质量部负责检测，如果能够满足产品的质量计划或产品技术文档要求，方可进行批量生产。

设计和开发输出在成为最终产品规范前得到验证，形成设计转换活动记录，并保留验证记录，确保设计和开发的输出满足生产流程。

8. 设计和开发更改控制

设计和开发的更改直接影响产品是否满足顾客要求，从而应予以控制并形成文件。设计和开发发生更改时应对更改做评审、验证和确认。但应根据更改范围的大小、重要程度，确定是否采取评审、验证和确认及其他适当的做法。

设计和开发更改评审应评价更改部分对产品其他部分及整体功能、性能和结构等方面的影响，对已交付产品的影响，以便确定更改的适宜性。必要时，应对更改的局部或更改后的产品整体进行验证和确认，以验证更改后的产品能否满足要求。

设计和开发更改应合理、可行，根据更改范围的大小、重要程度，由研发部负责人或总经理批准后，方可实施。

保留更改评审的结果和因更改而应采取的必要措施的记录。

9. 设计和开发文档控制

公司应对医疗器械每一类型或医疗器械族类保留设计和开发文档，确保设计和开发过程的可追溯性。文档应包含或引用证明符合设计和开发要求形成的记录和更改的记录。内容包含设计和开发输入资料、设计和开发输出资料、设计和开发评审记录、设计和开发验证及确认记录、设计和开发转换记录、设计和开发更改记录。

第六章　标准检验检测技术

第一节　肝炎病毒检测试剂盒的检验

一、现行标准

肝炎病毒检测试剂盒现行标准：《乙型肝炎病毒表面抗原测定试剂（盒）（化学发光免疫分析法）》（YY/T 1247—2014）；《乙型肝炎病毒表面抗体测定试剂（盒）（化学发光免疫分析法）》（YY/T 1248—2014）；《乙型肝炎病毒 e 抗体检测试剂盒（发光免疫分析法）》（YY/T 1791—2021）；《丙型肝炎病毒（HCV）抗体检测试剂盒（胶体金法）》（YY/T 1215—2013）；《丙型肝炎病毒抗体检测试剂（盒）（化学发光免疫分析法）》（YY/T 1735—2021）；《戊型肝炎病毒 IgG 抗体检测试剂盒（酶联免疫吸附法）》（YY/T 1259—2015）；《戊型肝炎病毒 IgM 抗体检测试剂盒（酶联免疫吸附法）》（YY/T 1260—2015）。

二、检测方法

参照上述标准进行整理归纳，肝炎病毒检测方法主要有免疫层析、酶联免疫、发光免疫分析法。

1. 原理

（1）免疫层析：是将特异的抗原或抗体先固定于硝酸纤维素膜的某一区带，当该干燥的硝酸纤维素一端浸入样品（尿液或血清）后，由于毛细管作用，样品将沿着该膜向前移动，当移动至固定有相应配体（抗体或抗原）的区域时，样品中相应的抗原或抗体即与配体发生特异性结合，若用免疫胶体金或免疫酶染色，可使该区域显示一定的颜色，从而实现特异性的免疫诊断。

（2）酶联免疫技术：包括均相酶联免疫测定和异相酶联免疫测定，都是利用酶催化反应的特性来进行检测和定量分析免疫反应。该技术利用酶的催化性和专一性，将酶与抗原抗体的免疫反应相结合的一种微量分析技术。在实际应用中，首先要让酶标记的抗体或抗原与相应的配体（抗原或抗体）发生反应，然后再加入酶底物。酶催化反应发生后，以相应底物被酶分解的显色反应对样品中的抗原（或抗体）进行定位分析和鉴定。

（3）发光免疫分析：某些化学反应产生的能量能使其产物或中间态分子激发，形成激发态分子，当其衰退至基态时，所释放的化学能量以可见光的形式发射，这种现象称为化学发光。发光免疫分析的基本原理和操作技术与酶联免疫技术类似，只是所用标记物或检测的信号不同。若在生物体中产生此种发光现象，其能量来自生物活体，称为生物发光，生物发光可看作一种特殊形式的化学发光。若产生发光信号的能量来自电化学发光反应，则此种发光称为电化学发光。

发光免疫分析从技术上包含免疫分析和发光分析两个系统。免疫分析将发光物质或酶作为标记物，直接标记在抗原或抗体上，经过抗原抗体反应形成抗原抗体免疫复合物。在免疫反应结束后，发光分析系统中加入发光底物，激发发光物质发射出光信号，其发光强度等特性可用发光信号测量仪进行检测。根据物质发光的不同特征，即发射光波长、发光的光子数与产生辐射的物质分子的结构、构型、数量等密切相关，通过发射光的光谱、发光衰减常数、发光方向等可判断分子的属性，光强度与发光标记物的关系可用于计算被测物的含量。

2. 主要仪器

主要仪器包括秒表、数显卡尺、显微镜、酶标仪、化学发光免疫分析仪、电化学发光免疫分析仪、时间分辨荧光免疫分析仪。

3. 定性检测试剂盒测定

（1）外观

1）试剂盒各组分应齐全，包装完好，液体无渗漏。

2）包装上标签内容应清晰。

3）检测卡（条）应平整，干净，无毛刺，无污损，材料附着牢固（免疫层析）。

（2）物理性状

1）膜条宽度：≥2.5mm。

2）液体移行速度：≥10mm/min。

注：此条款只适用于免疫层析法。

（3）阳性参考品符合率：用国家参考品或经国家参考品标化的阳性参考品进行检定，阳性参考品符合率应符合相应的要求。

（4）阴性参考品符合率：用国家参考品或经国家参考品标化的阴性参考品进行检定，阴性参考品符合率应符合相应的要求。

（5）最低检出限：用国家参考品或经国家参考品标化的最低检出限参考品进行检定，最低检出限参考品应符合相应的要求。

（6）重复性：用国家参考品或经国家参考品标化的精密性参考品进行检定，平行检测 10 次，结果应符合相应的要求。定量检测时其变异系数（CV）应不高于 10%。

（7）批间精密度：用国家参考品或经国家参考品标化的精密性参考品检测 3 个批号试剂盒，平行检测 10 次，结果应符合相应的要求。定量检测时其批间变异系数应不高于15%。

（8）稳定性：可对效期稳定性和热稳定性进行验证。

1）效期稳定性：生产企业应规定产品的有效期。取到效期后一定时间内的产品，检测阳性参考品符合率、阴性参考品符合率、最低检出限、重复性，结果应符合相应的要求。

2）热稳定性试验：检测阳性参考品符合率、阴性参考品符合率、最低检出限、重复性，结果应符合相应的要求。

（9）准确度：用国家标准品或经国家标准品标化的企业标准品进行检测，其测量结果的相对偏差应不大于±20%。

注：此条款适用于酶联免疫和发光免疫分析法。

（10）线性：用国家标准品或经国家标准品标化的企业标准品进行检测，在制造商所规定的线性范围内，理论浓度与实测浓度的线性相关系数 r 应不小于 0.980。

注：此条款适用于酶联免疫和发光免疫分析法。

第二节　新型冠状病毒试剂盒的检验

一、现行标准

新型冠状病毒试剂盒的现行标准：《新型冠状病毒 IgG 抗体检测试剂盒质量评价要求》（GB/T 40983—2021）、《新型冠状病毒 IgM 抗体检测试剂盒质量评价要求》（GB/T 40984—2021）；《新型冠状病毒抗体检测试剂盒质量评价要求》（GB/T 40999—2021）；《新型冠状病毒抗原检测试剂盒质量评价要求》（GB/T 40966—2021）；《新型冠状病毒核酸检测试剂盒质量评价要求》（GB/T 40982—2021）。

二、检测方法

参照上述标准进行整理归纳，目前新型冠状病毒的检测方法主要有免疫检测（抗原或抗体）和核酸检测。免疫检测包括免疫层析、酶联免疫、发光免疫分析法；核酸检测包括聚合酶链反应（PCR）技术与等温核酸扩增技术。

1. 原理

（1）免疫检测：免疫层析、酶联免疫、发光免疫分析法，方法上均属于标记免疫技术。

（2）核酸检测

1）PCR 技术：新型冠状病毒核酸检测主要采用逆转录 PCR、二代测序等方法，在鼻拭子、口咽拭子、痰液和其他下呼吸道分泌物等标本中均可检测新型冠状病毒核酸。目前诊断新型冠状病毒在分子生物学手段上的常用方法主要有两种，即病毒核酸特异基因检测和病毒基因组测序。对于病毒核酸特异基因检测，目前最常用的是实时荧光逆转录 PCR 法。新型冠状病毒属于 RNA 病毒，PCR 扩增前需要先进行逆转录反应，商品化试剂盒通常把逆转录反应液与 PCR 反应液预混在一起，一步法完成逆转录与扩增检测的整个过程，简便且明显降低逆转录后开盖易导致污染的风险。

2）等温核酸扩增技术：无论是实际操作方面还是仪器要求方面，等温核酸扩增技术都比 PCR 技术更为简单方便，其在临床和现场快速诊断中显示了良好的应用前景。以环介导等温扩增最为常用。环介导等温扩增的原理主要是基于靶基因 3'端和 5'端的 6 个区域设计 3 对特异性引物，包括 1 对外引物、1 对环状引物和 1 对内引物，3 种特异引物依靠链置换 BstDNA 聚合酶，使得链置换 DNA 合成不停地自我循环，从而实现快速扩增。反应 1 小时后可根据扩增副产物焦磷酸镁沉淀形成的浊度或者荧光染料判断扩增情况。

2. 主要仪器

主要仪器包括秒表、数显卡尺、荧光定量 PCR 仪、恒温扩增核酸分析仪、恒温扩增微流控芯片核酸分析仪。

3. 测定

（1）抗原检测试剂盒

1）外观

A. 试剂盒各组分应齐全，包装完好，液体无渗漏。

B. 包装上标签内容应清晰，易识别。

2）物理性状

A. 膜条宽度：≥2.5mm。

B. 液体移行速度：≥10mm/min。

注：此条款只适用于免疫层析法。

3）阳性参考品符合率：用国家参考品或经标化的参考品进行检测时，阳性符合率应为 100%。

经标化的阳性参考品应符合以下要求：

A. 阳性参考品至少包括具有时间和区域特征性的 5 个以上不同来源的阳性临床样本或分离培养物。

B. 尽量覆盖弱阳性、中阳性及强阳性等不同浓度水平。

C. 制备时采用符合试剂盒要求的灭活方式。

4）阴性参考品符合率：用国家参考品或经标化的参考品进行检测时，阴性符合率应为 100%。

经标化的阴性参考品应符合以下要求：

A. 阴性参考品包括不少于国家参考品的病原体类型。阴性参考品可从以下病原体类型中选择。

a. 常见呼吸道病原体：甲型 H1N1、H3N2、H5N1、H7N9 流感病毒，乙型流感病毒、呼吸道合胞病毒、副流感病毒、鼻病毒、腺病毒、肠道病毒、人类偏肺病毒、肺炎支原体、军团菌、百日咳杆菌、流感嗜血杆菌、金黄色葡萄球菌、肺炎链球菌、化脓性链球菌、肺炎克雷伯菌等。

b. 其他冠状病毒：如 HKU1、OC43、NL63、229E、SARS 冠状病毒，MERS 冠状病毒。

c. 正常人呼吸道样本。

B. 在病毒和细菌等感染的医学相关水平进行验证。例如，细菌感染的水平为 1×10^6CFU（菌落形成单位）/ml 或更高，病毒为 1×10^5PFU（空斑形成单位）/ml 或更高。

C. 制备时采用符合试剂盒要求的灭活方式。

5）检出限：用国家参考品或经标化的参考品进行检测时，应符合各试剂盒声明的要求。

经标化的检出限参考品应符合以下要求：①检出限参考品使用分离培养物；②病毒

浓度单位采用半数组织细胞感染量（TCID$_{50}$）或 PFU；③制备时采用符合试剂盒要求的灭活方式。

6）重复性：用国家参考品或经标化的参考品进行检测时，应符合相应要求。

经标化的重复性参考品应符合以下要求：①重复性参考品采用阳性临床样本或分离培养物；②至少设置弱阳性、中阳性或强阳性两个水平，弱阳性应使用 1.5～4 倍检出限浓度；③制备时采用符合试剂盒要求的灭活方式（如适用）。

7）批间差：用 3 个批次试剂盒对国家参考品或经标化的参考品进行检测，各重复检测 10 次，结果应符合要求。

8）稳定性：可对效期稳定性和热稳定性进行验证。

（2）抗体检测试剂盒

1）外观

A. 试剂盒各组分应齐全，包装完好，液体无渗漏。

B. 包装上标签内容应清晰，易识别。

2）物理性状

A. 膜条宽度：≥2.5mm。

B. 液体移行速度：≥10mm/min。

注：此条款只适用于免疫层析法。

3）阳性参考品符合率：用国家阳性参考品或经标化的阳性参考品进行检测时，结果应符合如下要求。

A. 对于免疫层析法的试剂盒，IgG 应不低于 90%，IgM 应不低于 100%。

B. 对于酶联免疫法和化学发光法的试剂盒，IgG、IgM 均应不低于 100%。

经标化的阳性参考品应至少包括不同来源的 5 份新型冠状病毒 IgM（IgM 检测试剂盒）、IgG（IgG 检测试剂盒）抗体阳性样本，并表现出不同滴度水平。

4）阴性参考品符合率：用国家阴性参考品或经标化的参考品进行检测时，阴性符合率应不低于 96%。

经标化的阴性参考品应至少包括正常临床样本、含类风湿因子等干扰因素的样本及其他病原体特异性抗体阳性样本。病原体特异性抗体阳性样本应包括冠状病毒（HKU1、OC43、NL63、229E）、流感病毒、肠道病毒、呼吸道合胞病毒和腺病毒抗体阳性样本。

5）重复性：用国家精密度参考品或经标化的精密度参考品进行检测时，结果应符合如下要求。①对于胶体金免疫层析法的试剂盒，结果应均为阳性，且条带显色均一；②对于荧光免疫层析法的试剂盒，结果应均为阳性；③对于酶联免疫法和化学发光法的试剂盒，结果应均为阳性，目测值或测量值与阳性判断值的比值的变异系数（CV）应不大于 15.0%。

6）批间差：用国家精密度参考品或经标化的精密度参考品进行检测，结果应均为阳性，且测量值或测量值与阳性判断值的比值的变异系数（CV）应不大于 15.0%。

注：测量值包括但不限于吸光值、发光值或浓度值。此条款仅适用于酶联免疫法和

发光免疫法。

7）最低检出限：用国家最低检测限参考品或经标化的最低检测限参考品进行检测时，国家参考品检测结果应符合 L1 为阳性（参考品编号：370097）或 L1、L2 为阳性（参考品编号：370094），其余为阳性或阴性。

经标化的最低检测限参考品检测结果应不低于国家参考品的要求。经标化的最低检测限参考品可以是系列稀释样本，并包含检测限水平。

8）稳定性：可对效期稳定性和热稳定性进行验证。

（3）核酸检测试剂盒

1）核酸提取及纯化性能：应符合如下要求。

A. 包含核酸提取及纯化组分的试剂盒，制造商应对核酸提取及纯化功能，如效率、纯度、完整性等，分别进行验证。

B. 不包含核酸提取组分的试剂盒，制造商应说明或指定提取试剂盒，并对核酸提取及纯化功能进行验证。

C. 不进行核酸提取及纯化，而是在核酸裂解或释放后直接进行检测的试剂盒，制造商应对核酸裂解或释放功能及对试剂盒中酶的潜在干扰进行验证。

2）内标或对照：制造商应对试剂盒的检测结果建立质量控制程序，宜根据其产品工艺特点，在反应体系中设置内标和（或）对照，内标和（或）对照宜与样本同等对待。

3）检出限：用国家灵敏度参考品或经标化的参考品进行检测时，国家参考品检测结果应符合 S1～S3 为阳性，经标化的参考品检测结果应不低于国家参考品的要求。

经标化的参考品应设置系列稀释的阳性样本，其中应包含检出限。

4）阳性参考品符合率：用国家阳性参考品或经标化的参考品进行检测时，检测结果应均为阳性。经标化的参考品应包括不同来源和滴度的病毒样本。

5）阴性参考品符合率：用国家阴性参考品或经标化的参考品进行检测时，检测结果应均为阴性。

经标化的参考品应包括冠状病毒（HKU1、OC43、NL63、229E）、SARS 冠状病毒（可采用假病毒）、MERS 冠状病毒（可采用假病毒）、流感病毒、副流感病毒、呼吸道合胞病毒、腺病毒等呼吸道感染相关病原体。

6）重复性：使用国家精密性参考品或经标化的参考品进行检测时，检测结果应符合以下要求。①对于报告 C_t 值的试剂盒，对同一份样本进行 10 次重复检测，检测结果应均为阳性，且 C_t 值的变异系数（CV）不大于 5.0%；②对于不报告 C_t 值的试剂盒，对同一份样本进行 10 次重复检测，检测结果应均为阳性。

经标化的参考品应包括临界阳性、中阳性水平参考品。

7）稳定性：可选用以下方法进行验证。

A. 效期稳定性：制造商应规定试剂盒的有效期。在制造商规定的储存条件下，取近效期的试剂盒，检测阳性参考品符合率、阴性参考品符合率、最低检出限、重复性，结果应符合相应的要求。

B. 热稳定性试验：在制造商规定的热稳定性试验条件下，检测阳性参考品符合率、阴性参考品符合率、最低检出限、重复性，结果应符合相应的要求。

第三节　人类免疫缺陷病毒试剂盒的检验

一、现行标准

人类免疫缺陷病毒试剂盒的现行标准：《人类免疫缺陷病毒（1+2 型）抗体检测试剂（盒）（免疫印迹法）》（YY/T 1514—2017）；《人类免疫缺陷病毒（Ⅰ型）核酸定量检测试剂（盒）》（YY/T 1515—2017）；《人类免疫缺陷病毒抗体检测试剂盒（免疫层析法）》（YY/T 1611—2018）。

二、检测方法

参照上述标准进行整理归纳，目前人类免疫缺陷病毒的检测主要有免疫检测（抗原或抗体）和核酸检测［包括实时荧光 PCR 法、基于核酸扩增的 NASBA 法及分支 DNA（bDNA）法］。

1. 原理

（1）免疫印迹：将混合抗原样品在凝胶板上进行单向或双向电泳分离，然后取固定化基质膜与凝胶相贴。在印迹纸的自然吸附力、电场力或其他外力作用下，使凝胶中的单一抗原组分转移到印迹纸上，并且固相化。最后应用免疫覆盖液技术如免疫同位素探针或免疫酶探针等，对抗原固定化基质膜进行检测和分析。

（2）免疫层析和核酸扩增原理同本章第一、二节相关内容。

2. 主要仪器

主要仪器包括秒表、数显卡尺、恒温摇床、免疫印迹分析仪、荧光定量 PCR 仪。

3. 测定

（1）免疫检测

1）外观

A. 试剂盒各组分应齐全，包装完好，液体无渗漏。

B. 包装上标签内容应清晰。

2）阳性参考品符合率：用国家参考品或经国家参考品标化的阳性参考品进行检定，阳性参考品符合率应符合相应的要求。

3）阴性参考品符合率：用国家参考品或经国家参考品标化的阴性参考品进行检定，阴性参考品符合率应符合相应的要求。

4）抗体不确定参考品符合率：用国家参考品或经国家参考品标化的不确定参考品进行检定，不确定参考品应符合相应的要求。

注：此条款适用于免疫印迹法。

5）最低检出限：用国家参考品或经国家参考品标化的最低检出限参考品进行检定，最低检出限参考品应符合相应的要求。

注：此条款适用于免疫层析法。

6）重复性：用国家参考品或经标化的参考品进行检测时，应符合相应要求。

注：此条款适用于免疫层析法。

7）稳定性：可对效期稳定性和热稳定性进行验证。

A. 效期稳定性：生产企业应规定产品的有效期。取到效期后一定时间内的产品，检测外观、阳性参考品符合率、阴性参考品符合率、抗体不确定参考品符合率、最低检出限（免疫层析法）、重复性（免疫层析法），结果应符合相应的要求。

B. 热稳定性试验：在制造商规定的热稳定性试验条件下，检测外观、阳性参考品符合率、阴性参考品符合率、抗体不确定参考品符合率、最低检出限（免疫层析法）、重复性（免疫层析法），结果应符合相应的要求。

（2）核酸定量检测

1）HIV-1 RNA 阳性参考品符合率：用国家 HIV-1 RNA 阳性参考品或经标化的 HIV-1 RNA 阳性参考品进行检测，阳性参考品符合率应符合相应的要求。

2）HIV-1 RNA 阴性参考品符合率：用国家 HIV-1 RNA 阴性参考品或经标化的 HIV-1 RNA 阴性参考品进行检测，阴性参考品符合率应符合相应的要求。

3）HIV-1 RNA 定量参考品：用国家 HIV-1 RNA 定量参考品或经标化的 HIV-1 RNA 定量参考品进行检测，结果应符合相应的要求。

4）HIV-1 RNA 灵敏度参考品：用国家 HIV-1 RNA 灵敏度参考品或经标化的 HIV-1 RNA 灵敏度参考品进行检测，结果应符合相应的要求。

5）HIV-1 RNA 线性参考品：用国家 HIV-1 RNA 线性参考品或经标化的 HIV-1 RNA 线性参考品进行检测，结果应符合相应的要求。

6）稳定性：可对效期稳定性和热稳定性进行验证。

A. 效期稳定性：生产企业应规定产品的有效期，取到效期后一定时间内的试剂（盒），检测外观、阳性参考品符合率、阴性参考品符合率、定量参考品、灵度参考品和线性参考品项目，结果应符合相应的要求。

B. 热稳定性试验：在规定的加热条件（37℃）下处理试剂（盒），检测外观、阳性参考品符合率、阴性参考品符合率、定量参考品、灵敏度参考品和线性参考品，结果应符合相应的要求。

第七章　产品注册审评要点

第一节　注册质量管理体系管理

医疗器械是一类特殊商品，必须在符合要求的质量管理体系下进行生产，才能保证医疗器械安全、有效，更好地满足人体健康和生命安全的需要。为此，国家对医疗器械实施全生命周期监管。为加强医疗器械监管，我国建立了以技术审评为主导，核查、检验、监测与评价等为支撑的医疗器械注册管理技术体系，优化审评审批流程，提高审评审批能力，提升审评审批质量和效率。

医疗器械的注册检验、技术审评、质量管理体系核查均是医疗器械注册管理中的重要组成部分。注册检验、技术审评均是基于质量管理体系有效运行的产品进行的检测、验证、研判、确认文件并进行技术和风险层面的综合评估，评价产品的安全性、有效性，提出产品是否可以上市的技术意见。注册环节质量管理体系核查是对研发和生产过程的符合性考核，是对注册申请人保证医疗器械安全、有效的质量管理能力进行审核，评价产品的质量可控性，出具质量管理体系是否符合的意见。

注册环节质量管理体系核查是医疗器械注册重要的技术支撑。国家药品监督管理局根据《医疗器械监督管理条例》及《医疗器械注册与备案管理办法》《体外诊断试剂注册与备案管理办法》《医疗器械生产监督管理办法》等要求，2022年10月发布了《医疗器械注册质量管理体系核查指南》，同时废止《关于发布医疗器械注册质量管理体系核查指南的通告》。

体外诊断试剂的质量体系核查在满足《医疗器械注册质量管理体系核查指南》（2022年第50号）要求的基础上，还应结合专业特点，按不同产品的性能进行科学、严谨的核查。

一、基本要求

注册人需要按照《医疗器械生产质量管理规范》及附录的要求，建立与产品实现过程相适应的质量管理体系。

提交自检报告的，审评人员结合提交的产品技术要求，按照《医疗器械注册自检管理规定》，对注册人的质量管理体系和实际能力逐项进行核实。

如果注册人将产品进行设计开发、生产委托给其他企业，核查范围会涵盖受托研发、受托生产活动。必要时，审评人员根据需要对可能影响医疗器械研发、生产活动服务商开展延伸检查。体外诊断试剂上游原材料（抗原抗体、酶、探针、高纯化合物等）是体外诊断试剂质量水平的重要决定因素，影响着体外诊断试剂灵敏度、特异性、稳定性等关键技术指标，体外诊断试剂上游产业链的延伸检查越来越受关注。

体外诊断试剂在符合以上基本要求的同时，还应按《检验检测机构资质认定能力评价 检验检测机构通用要求》（RB/T 214—2017）及相关法律法规的要求对其质量体系进行有效性核查。

二、重点核查内容

体外诊断试剂实验室质量管理体系建设的关注要点包括人员、设备和环境设施、样品、质量控制、记录、检验方法等，各关键要素的有效循环与改进，可持续提升实验室检验检测能力。

1. 人员

体外诊断试剂集合了生物工程、临床检测、生物化学、生物统计、电子信息、高分子物理化学、材料科学等多学科的技术，不同技术平台间专业跨度比较大。在符合《医疗器械注册质量管理体系核查指南》（2022 年第 50 号）条款 4.2 机构与人员条款要求的同时，应满足如下要求：

（1）申请人需配备适当数量并具有相应资质的研发、生产和质量控制人员，这些人员需具有与申报注册产品相适应的专业知识和工作技能。

（2）关键人员的要求：管理者代表、生产负责人、质量负责人、技术负责人、产品放行审核人等关键人员需熟悉申报注册产品的关键质量控制、关键生产操作要求。要合理运用技术负责人和质量负责人，并赋予其相应的权责。

（3）提交自检报告的申请人：质量检验部门需配备足够数量的专职检验人员。检验人员的教育背景、技术能力需与产品检验工作匹配。检验人员、审核人员、批准人员等需经申请人依规定授权。

目前部分企业既研发体外诊断设备，又研发体外诊断试剂，研发过程需仪器和设备配套进行验证，存在研发和注册检验工作同为一个部门完成，使得产品注册部分环节不符合体外诊断试剂注册管理办法。所以对于提交自检报告的企业，需重点核查人员的分工、专业知识、工作技能等。

2. 厂房、设施和设备方面

体外诊断试剂检测实验室属于特殊专业检验实验室，除满足《医疗器械注册质量管理体系核查指南》（2022 年第 50 号）4.3 厂房、设施和设备方面条款要求外，传染类体外诊断试剂还应按病原微生物危害程度分类目录，建立相应级别的生物安全级实验室。

（1）申请人需配备与申报注册产品生产相适应的厂房与设施。产品设计开发必须在适宜的、满足研发要求的厂房与设施中进行。申请注册的检验用产品和临床试验产品生产的厂房与设施，应满足产品的质量控制要求。

与传染病与微生物学相关的共识、标准、指南如下：《中华人民共和国生物安全法》，《实验室生物安全通用要求》（GB 19489—2008）《病原微生物实验室生物安全通用准则》（WS/T 233—2017）《病原微生物实验室生物安全标识》（WS/T 589—2018）《临床实验室生物安全指南》（WS/T 442—2014）《临床微生物学检验过程的生物安全风险管理专家共识》《临床实验室应对突发公共卫生事件体系与能力建设专家共识》《临床微生物学实验室建设基本要求专家共识》《中国三级甲等综合医院检验医学微生物学组（科）建设专家共识》《医学实验室 质量和能力的要求 第 6 部分：临床微生物学检验领域的要求》（GB/T 22576.6—2021）《医学生物安全二级实验室建筑技术标准》（T/CECS 662）《医学生物安全二级实验室建筑技术标准》《中国临床微生物实验室应对重大传染病疫情能力建设指导原则》《医院检验科实验室建设方案》《化学实验室危险品安全管理规范》（DB4106/T 58—2022）《病原微生物实验室生物安全风险管理指南》（RB/T 040—2020）《科学研究中规范使用病原微生物菌（毒）种专家共识》《病原微生物菌（毒）种国家标准株评价技术标准》（WS/T 812—2022）《北京医疗机构发热门诊临床实验室能力建设专家共识》《关于进一步"提高住院患者抗菌药物治疗前病原学送检率"专项行动的函》《WHO 实验室生物安全手册》（第 4 版，2020 年版）《微生物学和医学生物学实验室生物安全手册》（美国 CDC 2020 年版）等。

以上共识、标准、指南，可以指导生产企业、检测机构、监管人员对体外诊断试剂生产安全的管控和生物危害评估。

（2）主要的专业实验室生物安全级别：生化实验室要求洁净，血清免疫学实验室为一级生物安全实验室（BSL-1），PCR 实验室、HIV 检测实验室为二级生物安全实验室（BSL-2），结核病检测实验室为二级生物安全实验室或三级生物安全实验室（BSL-2 或 BSL-3），鼠疫检测实验室为三级生物安全实验室（BSL-3）。

（3）使用频率最高的是 BSL-2 实验室。对 BSL-2 实验室，重点核查以下内容。

1）实验室层高

建筑层高：3.5～4.0m。内部净高：洁净实验室 2.5～2.6m；生物安全实验室 2.5～2.6m；一般实验室 2.7～2.8m。设备层高度（技术夹层）：1.2～1.5m。实验室走廊和门宽度：走廊 1.6～2.0m；门 1.1～1.5m；留有设备门。

2）实验室开间模数

一般实验室开间模数的确定以方便操作、减少浪费为原则，大多采用 3.2～4.0m，3.6m 较为理想。生物安全实验室，特别是涉及病原微生物的实验室，如果开间模数过大则会增加控制难度。一般 BSL-2 实验室对面积要求以满足检测工作需要为原则，通常污染区（检测区）15m^2 左右，缓冲区 2～3m^2，准备区（半污染区）不宜过大，原则上不能在准备区进行任何可能造成污染的实验操作。

3）给排水要求：BSL-2 实验室对给水没有特别的要求，但对于实验室排水有比较严格的规定，特别是实验室的废水排放必须符合环境保护要求。生物安全实验室要设立独立的污水处理系统。

4）废弃物的处理：应建立完善的废弃物监督和检测制度，定期进行废弃物储存区域的检查和清理，以确保废弃物的储存和处置符合相关的规范和要求。产生的废弃物的量与实际生产量相符。

5）空调及通风系统：BSL-2 实验室的送排风最好采用上送下排方式，也可采用上送上排方式，但应注意送风口和排风口的位置要合理，一般要求送风口应设在房间入口处上方，排风口宜设在房间最里侧，使风向形成单一气流。在空气净化方面，一般要求设立初、中、高效三级过滤器，洁净度达到 7～8 级，有利于延长过滤器的使用寿命和减少对实验样本的污染。排风口距离地面 20～30cm，BSL-2 主实验室的排风口必须有风量控制阀。耗电量和生产量相匹配。

3. 文件管理、委托生产、产品真实性

体外诊断试剂的文件管理、委托生产、产品真实性与其他医疗器械一样，无特殊要求，按《医疗器械注册质量管理体系核查指南》（2022 年第 50 号）4.4、4.9、4.10 进行核查即可。

4. 设计开发

在符合《医疗器械注册质量管理体系核查指南》（2022 年第 50 号）4.5 设计开发条款要求的同时，重点关注体外诊断试剂研究过程中涉及的主要原材料、中间体、重要辅料来源，研究过程中使用的设备、仪器和试剂需满足研究要求。对于第三类体外诊断试剂注册申报时需要提交主要原材料的研究资料，第二类体外诊断试剂产品注册申报时无须提交主要原材料研究资料，研究资料由申请人保存，技术审评需要时提交。2022 年 11 月国家药品监督管理局医疗器械审评中心出台了《体外诊断试剂主要原材料研究注册审查指导原则》征求意见稿，该征求意见稿就体外诊断试剂主要原材料的研究内容进行了详细描述，并列举了部分主要原材料，现场核查时应重点关注。

（1）主要原材料的来源：企业一般应选择两个以上供应商，多批次的原料，分别核查相应的生产商出具的质量分析证书（COA）、相应批次的验证记录，验证报告，包括对原材料浓度、纯度、效价及组成试剂的功能性验证（灵敏度、特异性、精密度、准确度、线性、稳定性等）。涉及的数据量大，同时关注数据的真实性。

（2）主要原材料的质量标准：提供按照明确的质量标准对原材料进行检验的报告（可以是自检，也可以是有资质的第三方检测机构）。

不同种类的主要原材料质量标准差异较大，检测报告的检测项目、性能指标的要求不尽相同，应根据检测项目制定科学合理的质量标准。人源或其他生物源性原材料质量标准可包括生物安全性指标。

5. 采购

在符合《医疗器械注册质量管理体系核查指南》（2022 年第 50 号）4.6 采购条款要求的同时，重点关注以下内容。

（1）需有采购合同（包括技术协议）、供方评价（如评价准则、评价记录、评价结果）、合格供方名录、采购记录、进货检验记录、验收标准、检验报告等。检查企业的采购控制程序是否与注册申报资料一致，包括原材料的相关质量标准、验证报告，以及供应商的相关信息。

（2）质控品、校准品、企业参考品的采购应满足可追溯性要求；企业的校准品、参考品应有完整的溯源性，应在开始进行最终测量前建立计量学溯源链；按照《体外诊断医疗器械生物样品中量的测量　校准品和控制物质赋值的计量学溯源性》（GB/T 21415—2008/ISO17511：2003）、《体外诊断试剂用校准物测量不确定度评定》（YY/T 1709—2020）、

《体外诊断试剂用质控物通用技术要求》（YY/T1652—2019）进行赋值，并进行验证；为保证校准品量值的准确性和互换性，应尽可能溯源至分析物现行的最高计量级别；考虑到部分国际标物的可获得性和成本问题，以及目标物目前国际尚无约定参考物质和参考方法，部分企业会选择 GB/T 21415—2008 标准中 5.6 的情况进行溯源（选定测量程序），但从量值传递本身而言，会带来更多系统和操作因素的影响（因为厂家未必都完全了解选定的测量程序），不利于赋值和不确定度的评定，此时应关注选定测量程序的质量，临床样本的数量、不同浓度，尤其是高值临床样本的真实性。

（3）如涉及人体来源的样本，需有相应原料的检验方法、检验过程、检验数据、检验记录，以及表明生物安全性的证明材料等。

（4）体外诊断试剂参考物质的原料来源：血浆、血清、细菌标准株、病毒株、片段化 DNA、基因组 DNA、分泌物、模拟微球、外泌体等，不同来源的参考品核查的侧重点不同。

6. 生产

在符合《医疗器械注册质量管理体系核查指南》（2022 年第 50 号）4.7 生产条款要求的同时，重点关注：体外诊断试剂的生产需确保不同工作液的配制浓度、生产工艺过程、质量控制、过程控制等符合设计输出的要求，尤其是生物活性材料的浓度、活性需确保稳定，并符合相关标准。原材料的物料平衡需符合要求。

《医疗器械生产质量管理规范附录体外诊断试剂》（2015 年第 103 号）明确规定：应当根据体外诊断试剂的生产过程控制，确定在相应级别的洁净室（区）内进行生产，避免生产中的污染。空气洁净级别不同的洁净室（区）之间的静压差应当大于 5Pa，洁净室（区）与室外大气的静压差应大于 10Pa，并应当有指示压差的装置。相同级别洁净室间的压差梯度应当合理。注意压差表的运行状态。

7. 质量控制

在符合《医疗器械注册质量管理体系核查指南》（2022 年第 50 号）4.8 质量控制条款要求的同时，重点关注：体外诊断试剂溯源过程需合理，每批产品赋值过程与赋值方法需具有一致性。GB/T 21415—2008 标准指出赋值及测量不确定度：校准品应具有赋值和已知的测量不确定度，量值传递过程每一级别的校准品均应有对应赋值结果和测量不确定度。在不确定度的识别中，除了关注校准品的不均匀性和不稳定性引起的不确定度外，还应针对被分析物和测量流程考虑影响因素，如分析前对分析物的制备、分析中测量系统操作、分析后数据修约和统计等引起的不确定度。

互换性：根据 GB/T 21415—2008 标准的要求，互换性应使用参考测量程序和常规测量程序同时检测一组相关的人体新鲜样本，以评估校准品的互换性。目前厂家选择样本存在的问题主要体现在：选择的样本为添加纯品的样本，非标准要求的天然真实样本；样本浓度分布过于集中，未覆盖测量系统的可测量范围；重复使用赋值过程的一组人体样本来进行互换性研究；未经评估而选择大量冻存样本。

三、现场核查结论判定原则

不管是非临床试验还是临床试验的现场核查，核查结论都分"通过核查""未通过核查""整改后通过核查""整改后未通过核查"4 种情形。

（1）现场核查未发现申请人存在不符合项目的，建议结论为"通过核查"。

（2）现场核查发现以下情形之一的，结论为"未通过核查"。

1）现场核查发现申请人存在真实性问题。例如：编造主要原料来源供货商的检测报告，编造临床样本的数量、浓度等信息。

2）现场核查未发现真实性问题，但发现申请人存在关键项目 3 项（含）以上或者一般项目 10 项（含）以上不符合要求的。关键项目如：校准品、参考品的赋值和验证过程不符合 GB/T 21415—2008 的规定，严重影响试剂的质量；检出限的病毒滴度的建立及验证，应采用多批试剂、多个样本进行，且研究应持续多天。一般问题：受控表格设计不合理，授权签字有漏，涂改不符合规定等。

（3）现场核查未发现真实性问题：申请人存在关键项目 3 项（不含）以下且一般项目 10 项（不含）以下不符合要求的，结论为"整改后复查"。核查结论为"整改后复查"的申请人需在注册核查结束后 6 个月内完成整改并向原核查部门一次性提交整改报告，必要时核查部门可开展现场复查。全部项目整改符合要求的，结论为"整改后通过核查"。

（4）对于规定时限内未能提交整改报告或者复查仍存在不符合项目的，结论为"整改后未通过核查"。

总之，现场核查应遵循客观性、全面性、一致性、可重现性、科学性原则，通过收集信息、分析数据、核实证据做出判断。现场核查的目的是帮助企业解决问题和纠正错误，找到问题的根源和原因，采取相应的措施和方法，保障质量体系的高效运行。

第二节 产 品 检 验

2021 年 10 月 1 日实施的《医疗器械注册与备案管理办法》（国家市场监督管理总局令第 47 号）第三十至三十二条明确规定：申请注册或者进行备案的医疗器械，应当按照产品技术要求进行检验，并提交检验报告。产品检验报告可以是申请人、备案人的自检报告，也可以是委托有资质的医疗器械检验机构出具的检验报告。检验合格的，方可开展临床试验或者申请注册、进行备案。

为加强医疗器械注册管理，规范注册申请人注册自检工作，2021 年 10 月 22 日国家药监局发布了《医疗器械注册自检管理规定》（2021 年第 126 号），该自检条例明确规定了自检能力要求、自检报告要求、委托检验要求、申报资料要求、现场检查要求，并附有医疗器械注册自检报告模板。

境内注册申请人自身开展自检的实验室如通过中国合格评定国家认可委员会（CNAS）认可，或者境外注册申请人自身开展自检的实验室通过境外政府或政府认可的相应实验室资质认证机构认可，申报资料中可不提交具有相应自检能力的声明、质量管理体系相关资料，但应当提交 CNAS 认可的承检范围的支持性资料。这里注意是申请人自身开展自检的实验室，而不是委托检验的实验室。集团公司或其子公司经集团公司授权由相应实验室开展自检的，应当提交授权书。

提交自检报告的，应当对申请人、备案人或者受托机构研制过程中的检验能力、检验结果等进行重点核查。《医疗器械注册自检管理规定》特别强调以下几点。

一、质量体系

注册申请人应具备自检能力，并将自检工作纳入质量管理体系。

体外诊断试剂自检实验室质量管理体系建设的关注要点：人员、设备和环境设施、样品、质量控制、记录、检验方法等，各关键要素的有效循环与改进，可持续提升实验室检验检测能力。而建立科学、规范的实验室质量管理体系是保证产品检验结果准确、可靠的基础，是深化"放管服"改革的有效探索，有助于激发注册申请人创新发展的活力。

1. 人员

注册申请人应当配备专职检验人员，检验人员应当为正式聘用人员，并且只能在本企业从业。检验人员、审核人员、批准人员等应当经注册申请人依规定授权。附件中需提交医疗器械注册自检检验人员信息表（《医疗器械注册自检管理规定》附件 3）。

2. 设备和环境设施要求

体外诊断试剂属于特殊专业检验的实验室，应按开展的检测项目设置相应级别的生物安全实验室。附件中需提交医疗器械注册自检用设备（含标准品/参考品）配置表（《医疗器械注册自检管理规定》附件 2）。

3. 样品

注册申请人需建立并实施检验样品管理程序，确保样品受控并保持相应状态。体外诊断试剂、校准品、质控品、上游的抗原抗体、酶等绝大部分需要冷藏、低温、超低温储存，企业应有相应的设施设备。输入和输出的试剂、原料、样品运输要符合相应的规定。在选择运输公司时，尽量选择有资质的公司。为规范运输单位的保障措施，国家药监局综合司印发了《医疗器械经营质量管理规范附录：专门提供医疗器械运输贮存服务的企业质量管理现场检查指导原则》的通知（药监综械管〔2023〕44 号），该指导原则明确规定"冷链医疗器械管理制度及应急管理制度"。检出限建立与验证所用样本不应重复，研究过程中样本应覆盖所有声称型别或主要型别。

4. 体外诊断产品

体外诊断产品是由体外诊断试剂、校准品、质控品、仪器组成的检测系统。绝大部分的校准品、质控品为自制品。应建立自制品（校准品、质控品、样本处理试剂）相关操作规程、质量标准、配制和检验记录。关注校准品制备、量值传递规程、不确定度要求、稳定性及均一性研究等内容，关注质控品制备、赋值操作规程、靶值范围确定、稳定性、均一性研究等内容。

二、自检依据

（1）注册申请人需依据拟申报注册产品的技术要求进行检验。企业产品技术要求不能低于已颁布的国家、行业标准。检验方法的制定需与相应的性能指标相适应，优先考虑采用已颁布的标准检验方法或者公认的检验方法。检验方法需进行验证或者确认，确保检验具有可重复性和可操作性。

（2）对于体外诊断试剂，检验依据包括企业技术要求、产品说明书，另外还应提供具有法定效力的参考品说明书、参考品/标准品信息（制备方法、定值及不确定度、溯源信息、批次等）、使用的试剂批次和数量、试验次数、计算方法等，按产品技术要求给出的方法进行检验，说明书和技术要求重叠的内容应一致。第三类体外诊断试剂产品技术要求中要标明主要原材料的来源、生产工艺路线图、并对主要工艺路线加以说明。

（3）注册申请人应按《体外诊断试剂用校准物测量不确定度评定》（YY/T 1709—2020）行业推荐标准，结合具体产品全面评价各不确定度影响要素对体外诊断试剂校准品进行不确定的评定；按《体外诊断试剂用质控物通用技术要求》（YY/T 1652—2019）对质控品的预期可接受范围、均一性、稳定性、标签、储存运输等进行验证评定。

（4）体外诊断试剂检验时还应按以下标准进行核对，符合要求的再开始检测，一旦检测项目的建立不合理，变更后还需重新对产品进行检测。与产品检验相关的行业标准：《外诊断检验系统 性能评价方法 第6部分：定性试剂的精密度、诊断灵敏度和特异性》（YY/T 1789.6—2023）《体外诊断检验系统 性能评价方法 第5部分：分析特异性》（YY/T 1789.5—2023）《体外诊断检验系统 性能评价方法 第4部分：线性区间与可报告区》（YY/T 1789.4—2023）《体外诊断检验系统 性能评价方法 第3部分：检出限与定量限》（YY/T 1789.3—2023）《体外诊断检验系统 性能评价方法 第2部分：正确度》（YY/T 1789.2—2023）《体外诊断检验系统 性能评价方法 第1部分：精密度》（YY/T 1789.2—2023）。

三、责任要求

（1）注册申请人对自检报告负主体责任。

（2）注册申请人提供的自检报告虚假的，依照《医疗器械监督管理条例》第八十三条规定处罚，具体处罚表现如下。

1）在申请医疗器械行政许可时提供虚假资料或者采取其他欺骗手段的，不予行政许可；已经取得行政许可的，撤销行政许可，没收违法所得、违法生产经营使用的医疗器械，10年内不受理相关责任人以及单位提出的医疗器械许可申请。

2）情节严重的，责令停产停业，对违法单位的法定代表人、主要负责人、直接负责的主管人员和其他责任人员，没收违法行为发生期间自本单位所获收入，并处所获收入30%以上3倍以下罚款，终身禁止其从事医疗器械生产经营活动。

（3）受托方出具虚假检验报告的，依照《医疗器械监督管理条例》第九十六条规定处罚。具体处罚表现如下：

1）医疗器械检验机构出具虚假检验报告的，由授予其资质的主管部门撤销检验资质，10 年内不受理相关责任人以及单位提出的资质认定申请，并处 10 万元以上 30 万元以下罚款。

2）有违法所得的，没收违法所得；对违法单位的法定代表人、主要负责人、直接负责的主管人员和其他责任人员，没收违法行为发生期间自本单位所获收入，并处所获收入 30% 以上 3 倍以下罚款，依法给予处分；受到开除处分的，10 年内禁止其从事医疗器械检验工作。

四、委托检验要求

（1）注册申请人提交自检报告的，若不具备产品技术要求中部分条款项目的检验能力，可以将相关条款项目委托有资质的医疗器械检验机构进行检验。对受托方的评价应纳入到医疗器械生产质量管理体系文件中。

（2）自行检验样品与委托检验样品应一致，确保是在质量管理体系正常有效运转的前提下生产的产品。

（3）形成自检报告：注册申请人应当将受托方出具的报告，结合自行完成的检验项目，形成完整的自检报告。涉及委托检验的项目，在备注栏中注明受托的检验机构，同时附上委托检验报告原件。

（4）注册申请人也可以将技术要求的全部项目委托给有资质的医疗器械检验机构进行检验。

五、申报资料

注册申请人通过自检方式提交产品检验报告的，需提交自检报告；涉及委托检验项目的，还需提供相关检验机构的资质证明文件；具有相应自检能力的声明、质量管理体系相关资料、关于型号覆盖的说明、报告真实性自我保证声明等资料。

六、现场检查要求

对于提交自检报告的，药品监管部门开展医疗器械注册质量管理体系现场核查时，除按照《医疗器械注册质量管理体系核查指南》要求办理外，还应当参照《医疗器械注册自检管理规定》第一部分"自检能力要求"逐项进行核实，并在现场核查报告中对自检能力要求的每一条予以阐述。该规定增加了现场核查的内容，同时对核查人员的专业技能提出了更高要求。

第三节　临床评价

体外诊断试剂临床试验是指在相应的临床环境中，对体外诊断试剂的临床性能进行的系统性研究。目的在于证明体外诊断试剂能够满足预期用途要求，并确定产品的适用人群及适应证。临床试验结果为体外诊断试剂安全有效性的确认和风险收益分析提供有效的科学证据。

为加强体外诊断试剂临床试验管理的规范性，对注册申请人进行临床评价提供更好的技术指导，国家食品药品监督管理总局根据《体外诊断试剂注册与备案管理办法》（国家市场监督管理总局令第 48 号），于 2021 年 9 月重新组织制订了《体外诊断试剂临床试验技术指导原则》，《体外诊断试剂临床试验技术指导原则》（2014 年第 16 号）同时废止。重新制订的指导原则适用于按照医疗器械管理的体外诊断试剂在中国境内进行的、用于中国境内注册申请的临床试验。

开展临床试验应参照的规范和指导原则包括：《医疗器械临床试验质量管理规范》《体外诊断试剂临床试验技术指导原则》《接受医疗器械境外临床试验数据技术指导原则》《使用体外诊断试剂境外临床试验数据的注册审查指导原则》《体外诊断试剂临床试验数据递交要求注册审查指导原则》《来源于人的生物样本库样本用于体外诊断试剂临床试验的指导原则》《免于临床试验的体外诊断试剂临床评价技术指导原则》。

一、临床评价分类

（1）第一类体外诊断试剂无须进行临床试验。

（2）对于列入《免于临床试验体外诊断试剂目录》的试剂，申请人可依据《免于临床试验的体外诊断试剂临床评价技术指导原则》的要求，采取同品种方法学比对研究，或采用待评价试剂与参考测量程序或诊断准确度标准进行比较研究，也可依据《体外诊断试剂临床试验技术指导原则》的要求进行临床试验。

（3）对于第二类、第三类未列入《免于临床试验体外诊断试剂目录》的体外诊断试剂，需要进行临床试验。

二、临床试验机构

（1）免于临床试验的体外诊断试剂：试验过程由申请人进行管理并负责试验数据的真实性、合规性及完整性。临床试验机构可以是备案的，也可以是非备案的。

（2）开展临床试验的体外诊断试剂：根据《医疗器械临床试验机构条件和备案管理办法》，医疗器械（包括体外诊断试剂）临床试验申办者应当选取已经在备案系统备案的医疗器械临床试验机构。临床试验机构应当具备的条件：包括具有二级甲等以上机构资质，设置专门的临床试验管理部门、人员、管理体系、伦理委员会等相关要求。承担需进行临床试验审批的第三类医疗器械临床试验的，应为三级甲等医疗机构。某些特殊的体外诊断试剂临床试验还可以在非医疗机构如血液中心、中心血站、设区的市级以上疾病预防控制机构、戒毒中心等开展，但需要符合相关要求（《医疗器械临床试验机构条件和备案管理办法》第五条）。

体外诊断试剂临床试验应按照同一临床试验方案在多家临床试验机构开展。第二类体外诊断试剂应选择不少于 2 家（含 2 家）符合要求的临床试验机构、第三类或新研制体外诊断试剂应选择不少于 3 家（含 3 家）符合要求的临床试验机构开展临床试验。需进行变更注册临床试验的，一般可选择不少于 2 家（含 2 家）符合要求的临床试验机构开展临床试验。

（3）临床试验开始前，临床试验申办者应当向所在地省、自治区、直辖市药品监督管理部门进行临床试验备案。

三、临床试验主要关注点

1. 样本量及样本的代表性

（1）免于临床试验体外诊断试剂

1）样本浓度应覆盖线性区间或测量区间，同时要开展干扰样本研究。

2）样本数量：一般不少于 100 例，注意医学决定水平和测量区间内每个浓度水平均应包含一定数量的样本。

3）具有不同参考区间的体外诊断试剂临床评价：由于已知的生理变化（如女性生理周期、性别、年龄等不同）而具有不同参考区间的定量检测试剂，如促黄体生成素检测试剂，在不同性别、不同生理周期女性中具有不同的参考区间，应选择浓度覆盖线性/测量区间的预期适用人群样本和干扰样本进行研究，并不需要对不同参考区间人群进行分层统计。

4）不同人群亚组：如果待评价试剂与比对方法表现出重要性能不同的，则应对不同的人群亚组进行分层统计，每个人群应分别纳入至少 100 例样本。

5）对于不同人群参考区间具有明显不同临床决策指导意义的检测试剂，如全量程 C 反应蛋白检测试剂，应分别对超敏和常规参考区间的人群各纳入至少 100 例样本进行临床评价，并对不同的人群进行分层统计。

（2）未列入免于临床试验体外诊断试剂

1）根据《体外诊断试剂临床试验技术指导原则》要求，临床试验样本量应满足统计学要求，采用适当的统计学方法进行估算，并且考虑临床性能的各种影响因素，保证对临床性能的全面评价。

2）对于定量体外诊断试剂，在线性范围内样本量在各个浓度应该均含有一定的样本例数，尤其在医学决定水平处需有一定的样本例数；对于定性产品，在阳性判断值附近应该包含一定的样本例数；另外还需对部分来自健康人群的样本进行检测，进一步对产品性能进行合理分析。

3）受试人群应能够代表目标人群的特征，包括人口学特征（性别、年龄）、症状、体征、合并症，以及疾病的阶段、部位和严重程度等；同时受试者应排除不适合该临床试验的生理或病理特征；也应考虑不同民族、不同种族、不同地域的影响。所以体外诊断试剂临床试验一般采用分层入组。

4）生物样本库样本：在受试人群无法满足目标人群的各种特征，可使用既往留存样本集作为临床试验样本入组的补充方式（例如，某些稀有样本入组），或者既往留存样本入组不仅限于少数样本的补充、还会在临床试验样本中占一定比例。入组生物样本库样本应符合《来源于人的生物样本库样本用于体外诊断试剂临床试验的指导原则》。

总之申请人应根据《免于临床试验的体外诊断试剂临床评价技术指导原则》《体外诊

断试剂临床试验技术指导原则》的要求，结合具体产品的预期用途、适用人群、临床适应证、不同亚群基因型分配、临床使用中的可接受标准等综合情况充分考虑各种影响因素，采用科学、合规、合理的方法确定样本数量。

2. 临床评价指标及数据分析

《体外诊断试剂临床试验技术指导原则》中对体外诊断试剂定性产品、半定量产品和定量产品的临床试验统计学分析及方法进行了概述。

（1）定性产品：临床试验评价指标通常包括诊断准确性或检测一致性。

（2）半定量产品：临床试验评价指标通常包括各等级符合率、阴/阳性符合率及 Kappa 值等。

（3）定量产品：临床试验评价指标通常包括回归分析的回归系数、截距、相关系数和决定系数等。可以按照临床试验数据，绘制散点图，并进行相关性分析；也可根据 Bland-Altman 法，回归分析（如 Passing-Bablok 回归、Deming 回归和最小二乘法回归等）来评价两种检测结果的一致性；另外还应对医学决定水平附近的检测结果，进行统计学分析。

（4）对于临床试验体外诊断试剂检测结果为定量或半定量数据，临床参考标准判断结果为定性结果的统计学分析，也可采用受试者工作特征（ROC）曲线的方法分析。

（5）定性检测的不一致样本可采用临床参考标准或其他恰当的方法进行分析，但该分析结果不应纳入原有统计分析。

3. 产品说明书

体外诊断试剂临床试验设计和执行过程中，应特别关注临床试验过程中的操作细节与相关产品说明书的一致性，无论是试验体外诊断试剂还是对比试剂、复核试剂，临床试验中应特别关注的说明书内容包括预期用途、适用样本类型、样本抗凝剂、样本保存及处理要求、样本处理用配套试剂（如核酸提取试剂及适用机型）、其他配套试剂、试验方法、结果判读标准、局限性等。临床试验设计过程中应根据相关说明书规定，制订详细的标准操作规程，确保临床试验执行过程中严格按照说明书要求操作，临床试验检测过程及结果应能支持拟申报产品说明书的声称内容。

4. 数据的管理

体外诊断试剂的阳性判断值/参考区间应在临床试验前完成建立和验证工作，在临床试验中应根据已经过充分验证的阳性判断值/参考区间进行检测结果的判读。如果临床试验中依据临床参考标准认为试验体外诊断试剂的阳性判断值/参考区间的设定不合理且需要调整，调整后数据无法作为确认产品临床性能的临床研究数据，可作为阳性判断值/参考区间研究数据，调整后应重新入组临床病例进行临床试验。

四、临床试验核查重点

1. 生物样本的管理

（1）生物样本分析条件与合规性管理非常重要。与其他医疗器械临床试验不同，体外诊断试剂临床试验应重点关注生物样本分析过程，包括检验科室的资质、条件，生物样本分析的实施过程，生物样本分析的过程记录和结果判定，以及复测过程。

（2）生物样本重新分析的理由和报告值的选择，应符合标准操作规程或分析计划的规定。试验样品的初始值、重新分析的原因、重复次数、重新分析的结果、最终接受的值及接受的理由记录，应与申报资料一致。

（3）试验样本应有唯一的可溯源编号，并可溯源至唯一受试者。

（4）如样本在本机构之外实验室进行检测，可延伸生物样本的核查。

2. 仪器设备的管理

（1）部分体外诊断试剂为封闭试剂，需有专门配套的仪器。临床试验用仪器应该是试验试剂的适用机型，仪器设备由专人管理。

（2）主要仪器搬运后，要有调试记录、校准或检定证书或核查记录。

五、临床试验数据库管理

体外诊断试剂临床试验数据是评价产品安全有效性的重要支持性资料之一。规范地收集、整理、分析和递交临床试验数据有助于提高临床试验实施和管理质量，同时有利于监管机构快速、高效地掌握临床试验的开展情况，提高审评效率。

数据的收集是建数据库的首要因素。目前常用的数据收集的方法主要有两种，一种是以纸质的病例报告表（case report form，CRF）为载体，用来记录、收集和传递临床研究信息，即纸质数据管理（paper data capture，PDC）；另一种则是以计算机信息技术为依托的电子数据采集技术（electronic data capture，EDC）。由于 PDC 存在数据获取不及时、易出错、费时费力等问题，因此目前 EDC 模式广受临床研究者的欢迎。而数据采集效率的提高，也同时要求更高的技术水平与数据管理能力。为指导注册申请人规范递交体外诊断试剂临床试验数据及相关资料，以便更好地开展临床试验资料审评相关工作，国家药监局制定了《体外诊断试剂临床试验数据递交要求注册审查指导原则》。

第四节　体外诊断试剂注册资料

医疗器械注册是药品监督管理部门根据医疗器械注册申请人的申请，依照法定程序，对其拟上市医疗器械的安全性、有效性研究及其结果进行系统评价，以决定是否同意其申请的过程。为规范体外诊断试剂注册管理，根据《医疗器械监督管理条例》和《体外诊断试剂注册与备案管理办法》，国家药监局组织制定了《体外诊断试剂注册申报资料要求和批准证明文件格式》，涉及的格式文件包括：《中华人民共和国医疗器械注册证（体外诊断试剂）（格式）》《中华人民共和国医疗器械变更注册（备案）文件（体外诊断试剂）（格式）》《医疗器械注册申报资料和批准证明文件格式要求（体外诊断试剂）》《体外诊断试剂注册申报资料要求及说明》《体外诊断试剂延续注册申报资料要求及说明》《体外诊断试剂变更备案/变更注册申报资料要求及说明》《体外诊断试剂安全和性能基本原则清单》，自 2022 年 1 月 1 日起施行。国家食品药品监督管理总局发布的《关于公布体外诊断试剂注册申报资料要求和批准证明文件格式的公告》（国家食品药品监督管理总局公告

2014 年第 44 号）同时废止。

体外诊断试剂注册申报包括"注册申报""变更注册申报""延续注册申报"三种。注册申报时按相应的申报资料要求及说明提交资料，同时还应参考具体品种的注册审查指导原则，截止到 2023 年 7 月底，国家器械审评中心已发布体外诊断试剂相关的指导原则 136 项，其中通用指导原则 17 项，具体产品指导原则 119 项。

另外申请人参照《关于发布医疗器械注册电子申报目录文件夹结构的通告》（2021 年第 15 号）附件对申报资料进行整理。

一、体外诊断试剂注册申报资料要求及说明（表 7-1）

表 7-1　体外诊断试剂注册申报资料要求及说明

申报资料一级标题	申报资料二级标题
1. 监管信息	1.1 章节目录
	1.2 申请表
	1.3 术语、缩写词列表
	1.4 产品列表
	1.5 关联文件
	1.6 申报前与监管机构的联系情况和沟通记录
	1.7 符合性声明
2. 综述资料	2.1 章节目录
	2.2 概述
	2.3 产品描述
	2.4 预期用途
	2.5 申报产品上市历史
	2.6 其他需说明的内容
3. 非临床资料	3.1 章节目录
	3.2 产品风险管理资料
	3.3 体外诊断试剂安全和性能基本原则清单
	3.4 产品技术要求及检验报告
	3.5 分析性能研究
	3.6 稳定性研究
	3.7 阳性判断值或参考区间研究
	3.8 其他资料
4. 临床评价资料	4.1 章节目录
	4.2 临床评价资料
5. 产品说明书和标签样稿	5.1 章节目录
	5.2 产品说明书
	5.3 标签样稿
	5.4 其他资料

续表

申报资料一级标题	申报资料二级标题
6.质量管理体系文件	6.1 综述
	6.2 章节目录
	6.3 生产制造信息
	6.4 质量管理体系程序
	6.5 管理职责程序
	6.6 资源管理程序
	6.7 产品实现程序
	6.8 质量管理体系的测量、分析和改进程序
	6.9 其他质量体系程序信息
	6.10 质量管理体系核查文件

二、体外诊断试剂申报资料特别关注点

1. 综述资料

体外诊断试剂注册申报资料中综述部分："其他"内容的编写往往容易被忽视，该部分内容是对拟申报产品创新性与已上市同类产品情况的总结，包括同类产品在国内外批准上市的情况、相关产品所采用的技术方法及临床应用情况，申请注册产品与国内外同类产品的异同等。对于新研制的体外诊断试剂产品，需要提供被测物与预期的临床适应证之间关系的文献资料。

如境内、外已有同类产品上市，申请人应说明已上市同类产品的注册人、产品名称及数量，并比较拟申报产品与同类产品在技术方法、产品性能及临床应用情况等方面的异同，在境内外临床使用的情况等。

如境内、外尚无同类产品上市，或申报产品改变常规预期用途并具有新的临床诊断意义，申请人需提供被测物与预期的临床适应证之间关系的文献资料，包括相关指南性文件、专家共识等。

2. 非临床资料

（1）福建省医疗器械审评中心对 2019～2021 年 130 种第二类体外诊断试剂首次注册审评过程中发现的常见问题进行分析，68%的问题集中在非临床研究分析性能评估材料，问题主要分三类。第一类需明确/确认的研究资料，例如：所用仪器的具体信息，如仪器编号；分析性能评估所用样本、校准、质控的具体溯源信息；全血样本的采样部位（静脉全血或指尖血）；空白限、最低检出限值确定的依据；干扰试验、分析特异性指标及浓度选择的依据。第二类缺少研究资料：在所有适用机型上的分析性能评估资料；不同包装规格的差异性分析资料；线性区间建立资料；基质效应的研究资料；可报告范围最大可稀释倍数及稀释液的验证资料；抗凝剂的干扰试验；红细胞压积对全血样本检测结果的影响；临床样本对校准品赋值的确认。第三类情况，结合国家监督抽验贯标统计资料表明产品技术要求引用国行标内容不全或错误占比大，这和体外诊断试剂发展起步晚，相应的标准比较滞后有关。

[]

（2）体外诊断试剂稳定性研究储存条件的要求

体外诊断试剂稳定性是在制造商规定界限内保持其性能特性的能力。在进行试剂稳定性研究时，应充分考虑可能影响试剂性能或效果的变量，考虑环境因素的变化，包括最不利情形。研究过程中试剂应储存在制造商规定的条件下，该条件根据测试用设备的能力或产品的预期储存条件来设定，应能充分验证最不利条件下的产品稳定性。研究结果应能证明申报产品在声称的储存条件和时间内能够满足稳定性要求。建议申请人在研究资料和稳定性声明中明确储存条件的具体范围，如"2～8℃条件下保存"，不建议采用"冷藏""冷冻""室温"等不确定字样描述储存温度。

（3）基于高通量测序技术（NGS）的肿瘤基因变异检测伴随诊断试剂的检测范围基因位点的确定

基于高通量测序技术（NGS）检测人福尔马林固定石蜡包埋（FFPE）组织样本的肿瘤基因变异检测伴随诊断试剂，针对特定的适应证，其检测范围基于方法学特点一般包括多个变异基因及变异位点。上述变异基因及变异位点可以分为两类：其中，具有明确伴随诊断意义的基因及位点为一级位点，应按照相关指导原则要求提供伴随诊断临床证据；目前尚无明确伴随诊断意义，但国内外权威指南明确地提出其在相应的适应证具有临床意义，且临床医生可以根据诊疗指南结合患者具体情况对检测的基因及位点进行应用，为患者诊疗过程提供指导作用的基因及位点为二级位点。另外，对于正在与抗肿瘤药物同步开发的肿瘤多基因检测产品，其检测范围包括一个或多个参与抗肿瘤药物临床试验的变异基因及变异位点，如目前研究结果能够显示具有潜在的伴随诊断临床意义，则该产品中相应的基因及位点可以作为该申报产品的二级位点，后续抗肿瘤药物上市后，可通过变更途径更新为具有明确伴随诊断临床意义的一级位点。除上述位点外，其余无明确临床意义的变异基因及位点，不建议纳入试剂盒检测范围内。另外应注意，针对血浆等游离 DNA 检测的肿瘤基因变异检测试剂，其检测范围内的变异基因及变异位点，应论证各基因及位点的血液检测伴随诊断及其他临床意义。

（4）IVD 类设备软件和网络安全的安全性级别

软件安全性级别可结合软件的预期用途、使用场景、核心功能进行综合判定。软件安全性级别基于软件风险程度分为轻微、中等、严重三个级别，其中轻微级别即软件不产生伤害，中等级别即软件可能直接或间接产生轻微（不严重）伤害，严重级别即软件可能直接或间接产生严重伤害或导致死亡。申请人需结合 IVD 类设备的具体预期用途及可能导致的伤害综合判定产品风险和软件安全性级别，按照相应的软件安全性级别提交软件研究资料。

通常情形下，IVD 类设备的网络安全性级别与所属设备的软件安全性级别相同；特殊情形下，网络安全性级别可低于软件安全性级别，此时需要详细描述具体理由。申请人应当按照相应的级别提供网络安全研究资料。在漏洞评估方面，网络安全性级别如为严重级别除了应提供网络安全漏洞自评报告，还应提供有资质的网络安全评估机构出具的网络安全漏洞评估报告，明确已知剩余漏洞的维护方案，确保产品综合剩余风险均可接受。

IVD 类设备安全性级别举例：预期用于胎儿染色体非整倍体筛查、肿瘤基因伴随诊断检测的基因测序仪类产品，预期用于血型检测及交叉配血等的仪器设备产品，其给出的辅助诊断结果有可能导致严重伤害或死亡，其软件安全性级别应被视为严重级别。预期用于病原体基因检测和人类基因突变检测的 PCR 分析仪类产品，其软件安全性级别应不低于中等级别。

3. 临床资料

（1）临床评价路径选择：《医疗器械监督管理条例》规定，开展医疗器械临床评价，可以根据产品特征、临床风险、已有临床数据等情形，通过开展临床试验，或者通过对同品种医疗器械临床文献资料、临床数据进行分析评价，证明医疗器械的安全性、有效性。注册申请人可参照《决策是否开展医疗器械临床试验技术指导原则》判定是否需要开展临床试验，并结合国家药品监督管理局医疗器械技术审评中心发布的《医疗器械分类目录》子目录相关产品临床评价推荐路径，选择适宜的临床评价路径。

（2）体外诊断试剂临床试验数据库的递交注意事项：按照申报资料要求，自 2022 年 1 月 1 日起，所有通过临床试验路径进行临床评价的体外诊断试剂均应提交临床试验数据库。申请人应严格按照《体外诊断试剂临床试验数据递交注册审查指导原则》的要求正确递交临床试验数据库。临床试验数据库应包括原始数据库、分析数据库、说明性文件、程序代码（如有）。

原始数据库指临床试验按照方案的要求入组的所有病例及样本信息，分析数据库指便于统计分析使用原始数据集形成的数据库，应包括用于统计分析的相应病例及样本信息。说明性文件至少应包括数据说明文件及统计分析说明文件。如果数据库的管理或统计分析中使用程序代码的，应提供程序代码。

（3）境外临床试验数据接受：境外临床试验数据是指全部或同期在境外具备临床试验开展所在国要求条件的临床试验机构中，对拟在中国申请注册的医疗器械在正常使用条件下的安全有效性进行确认的过程中所产生的研究数据。根据《接受医疗器械境外临床试验数据技术指导原则》，境外临床试验应遵循伦理、依法、科学原则，接受境外临床试验资料时应重点分析评价技术审评要求差异、受试人群差异、临床试验条件差异等因素对临床试验结果的影响，当境外试验数据符合我国注册相关要求，数据科学、完整、充分时，可予以接受。

（4）体外诊断试剂临床试验中阳性判断值/参考区间调整后数据处理：参见本章第三节。

4. 产品说明书和样稿

体外诊断试剂说明书主要组成成分项下"需要但未提供的物品"注册证号/备案号/货号填写：应列明检测所需但未包含在本试剂盒中的试剂名称。如该试剂已取得注册证号/备案号，需注明"注册证号/备案号及货号"；如该试剂正处于注册/备案阶段，需注明"货号及注册证号：（留空）/备案号：（留空）"，并在完成注册/备案后由注册人自行注明。

三、申报资料可以参考的指导原则

1. 体外诊断试剂非临床资料申报参考的指导原则

可以参考的指导原则包括《体外诊断试剂分析性能评估（准确度-方法学比对）技术审查指导原则》《体外诊断试剂分析性能评估（准确度-回收实验）技术审查指导原则》《定性检测体外诊断试剂分析性能评估注册审查指导原则》《定量检测体外诊断试剂分析性能评估注册审查指导原则》《体外诊断试剂参考区间确定注册审查指导原则》《质控品注册审查指导原则——质控品赋值研究》《体外诊断试剂说明书编写指导原则》《医疗器械产品技术要求编写指导原则》《基于同类治疗药物的肿瘤伴随诊断试剂说明书更新与技术审查指导原则》等。

2. 体外诊断试剂临床资料申报参考的指导原则

可以参考的指导原则包括《体外诊断试剂临床试验数据递交要求注册审查指导原则》《使用体外诊断试剂境外临床试验数据的注册审查指导原则》《免于临床试验的体外诊断试剂临床评价技术指导原则》《体外诊断试剂临床试验技术指导原则》《与抗肿瘤药物同步研发的原研伴随诊断试剂临床试验注册审查指导原则》《体外诊断试剂临床试验数据递交要求》《医疗器械临床评价等同性论证技术指导原则》《决策是否开展医疗器械临床试验技术指导原则》《医疗器械临床试验设计指导原则》《接受医疗器械境外临床试验数据技术指导原则》《医疗器械注册申报临床评价报告技术指导原则》《医疗器械临床评价技术指导原则》等。这些原则可指导撰写临床评价报告。

科学、全面的资料申报，能使监管机构快速、高效、全面地了解注册产品的情况，能更好地提升审评的时效性。

参 考 文 献

国家市场监督管理总局，2013. 体外诊断试剂注册与备案管理办法. [2021-05-26]. https://www.gov.cn/gongbao/content/2021/content_5654784.htm.

国家市场监督管理总局，2013. 医疗器械注册与备案管理办法. [2021-05-26]. https://www.gov.cn/gongbao/content/2021/content_5654783.htm.

国家市场监督管理总局，2021. 体外诊断试剂注册与备案管理办法. [2021-08-26]. https://www.gov.cn/gongbao/content/2021/content_5654784.htm.

国家市场监督管理总局，2021. 医疗器械注册与备案管理办法. [2021-08-26]. https://www.gov.cn/gongbao/content/2021/content_5654783.htm.

国家市场监督管理总局，2022. 医疗器械生产监督管理办法. [2022-03-10]. https://www.gov.cn/gongbao/content/2022/content_5691002.htm.

国家药监局，2021. 免于临床试验的体外诊断试剂临床评价技术指导原则. [2021-09-18]. https://www.nmpa.gov.cn/xxgk/ggtg/ylqxggtg/20210924102736183.htm.

国家药监局，2021. 体外诊断试剂临床试验技术指导原则. [2021-09-16]. https://www.nmpa.gov.cn/ylqx/ylqxggtg/20210927152837140.htm.

国家药监局,国家卫生健康委,2022. 医疗器械临床试验质量管理规范. [2022-03-24]. https://www.nmpa.gov.cn/xxgk/fgwj/xzhgfxwj/20220331144903101.htm.

国家药品监督管理局,2021. 医疗器械注册自检管理规定. [2021-10-21]. https://www.gov.cn/zhengce/zhengceku/2021-10/23/content_5644436.htm.

国家药品监督管理局,2022. 医疗器械注册质量管理体系核查指南. [2022-09-29]. https://www.gov.cn/zhengce/zhengceku/2022-10/10/content_5717090.htm.

国家药品监督管理总局,2015. 医疗器械生产质量管理规范附录体外诊断试剂. [2015-07-10]. https://www.doc88.com/p-3252145880336.htm.

中华人民共和国国务院,2013. 医疗器械监督管理条例. [2021-02-09]. https://www.gov.cn/gongbao/content/2021/content_5595920.htm.

朱玉婷,李茜茜,陈鹭颖,等,2023. 福建省第二类体外诊断试剂注册申报资料常见问题汇总分析. 分子诊断与治疗杂志,35(8): 1645-1648.

第八章 病毒性肝炎体外诊断试剂

第一节 概 述

病毒性肝炎是由多种不同类型肝炎病毒引起的一组以肝脏损伤为主的传染性疾病，常见的病毒性肝炎有 5 种类型，甲型肝炎、乙型肝炎、丙型肝炎、丁型肝炎、戊型肝炎，另外庚型肝炎比较少见。我国肝炎发生率较高，病毒性肝炎导致的死亡人数位居全国甲乙类传染病死亡人数之首。病毒性肝炎发展的三阶段主要为肝炎、肝硬化、肝癌。阻止疾病的进一步发展，降低肝硬化、肝癌发病率，已成为目前肝病科医生关注的热点。世界卫生组织的全球肝炎战略得到所有会员国的认可，其目标是在 2016～2030 年将新发肝炎人数减少 90%，死亡人数减少 65%，早期诊断、早期预防是关键。

从甲型到戊型肝炎，都有肝内和肝外临床表现。甲型和戊型肝炎是自限性消化系统传染性疾病，乙型、丙型和丁型肝炎是非经口传播，可以导致慢性肝炎。据报道，在健康成人中，乙型肝炎慢性化率比较低（<5%），在儿童时期则慢性化率较高（>90%）；而丙型肝炎在所有年龄人群中均有较高的慢性化率（80%～85%）。丁型肝炎病毒只感染乙型肝炎患者。

第二节 甲型肝炎病毒体外诊断试剂

一、甲型肝炎病毒的结构

甲型肝炎病毒（HAV）是甲型肝炎的病原体，属于微小 RNA 病毒科，内含单股正链 RNA。虽然在病毒结构和基因组成上 HAV 与其他 RNA 病毒相似，但有其自身的特性：对热高度耐受，在低 pH 条件下具有超高稳定性，并且在衣壳结构上，HAV 的成分和组成细节与其他病毒有不同之处。上述这些特征再加上 HAV 与其他微小病毒的同源性比较低，使其成为微小病毒新的一属，即嗜肝病毒属。HAV 病毒颗粒较小，无包膜，直径约为 27nm，病毒外壳具有稳定的二十面体蛋白结构，内含由一段长约 7.5kb 的单链信使分子组成的 RNA 基因组。在基因组的总体框架和复制机制方面，HAV 与其他微小 RNA 病毒很相似。该病毒基因组的 5′端连有一个小的病毒蛋白。和其他正链 RNA 病毒一样，HAV 进入肝细胞后，通过释放其遗传物质（正链 RNA）指导病毒蛋白的翻译，该 RNA 充当信使 RNA 的角色，专门在被感染细胞的细胞质中复制。RNA 中仅有一个开放阅读框，编码一个大的病毒多聚蛋白，随后被病毒编码的蛋白酶切割成结构蛋白和非结构蛋白。前者进一步分割成3~4个成熟的结构蛋白，负责装配子代病毒的衣壳；后者分割成7种非结构蛋白，负责病毒基因组的复制。

二、甲型肝炎病毒的传染性

HAV 的主要传染源是甲型肝炎患者。HAV 主要可以通过粪便排出患者体外，在2~4周的时间内均具有传染性，被感染者在发病前5天和发病后的1周内具有高度传染性，感染者体内血液、唾液、胆汁及十二指肠液均可发现病毒。由于人们生活水平的提高，近10年间 HAV 感染的发生率在世界范围内均有所下降。然而，由于自然免疫率的降低，成人中常有甲型肝炎严重病例的发生。有报道称，在城镇居民中，大约30%的成人出现抗 HAV IgG 阳性；在不发达国家，90%的儿童在10岁前出现抗体。甲型肝炎散发可呈流行趋势发生，通常经粪-口途径传播。非肠道传播虽然很少发生，但能经处于该疾病潜伏期的献血者的血液传播。如果先前没有暴露史的年轻人到访病区，他们有更大的被感染概率。5~14岁的人群最容易被感染，而成人由于密切接触、不佳的卫生保健和卫生条件也经常会被儿童感染。病毒的潜伏期为15~50天。被感染的小于3岁的儿童中，临床症状明显占比不足10%，而大多数被感染的成人是有症状的，其中40%~70%有明显的黄疸。前期以低热、全身乏力、食欲减退和恶心为主要表现。头痛和肌痛也可能发生，经常出现腹泻，尤其是在儿童中更易发生。皮疹、关节痛和关节炎可能是 HAV 感染前期的表现。血清丙氨酸转氨酶（ALT）水平上升程度不一，在严重病例中，可能会超过正常值的100倍。ALT 升高后出现胆红素和碱性磷酸酶（ALP）升高。虽然这些生化异常通常在几周内好转，但 ALT 水平在3个月或更长时间内保持轻度升高是很多见的。在大多数患者中，血清 ALT 水平在6个月内恢复正常。

综上，HAV 具有以下传染特点。

（1）传播途径主要是粪-口传播，粪便中的病毒经过污染的手、水、苍蝇等途径经口感染，主要通过接触的方式被感染，如接触被污染的水源或食品，因此可能导致局部地区的暴发流行，一般不会通过注射或输血方式传播。

（2）甲型肝炎的发病人群主要为儿童，因为甲型肝炎感染后机体可产生较稳固的免疫力，在高发地区，成年人身体中普遍存在抗体。

（3）甲型肝炎一般在秋冬季节高发，发病年龄多在14周岁以下，此年龄儿童多在上学，因此可能发生大范围的流行；如水源被污染或食用被感染的生鲜食品，亦可引起暴发流行。

三、甲型肝炎病毒检测试剂的检测原理

检测患者血清中特异性病毒抗体是诊断急性甲型肝炎的重要辅助方式之一。虽然 HAV 的抗原及 RNA 可通过实验室手段检测，当患者表现出急性肝炎症状时，其粪便和血液中的病毒水平往往显著减少，常规的血清学/病毒学方法检测不到。

放射免疫分析法（RIA）和酶联免疫吸附分析法（ELISA）都可用于检测抗 HAV 的总抗体和 IgM，但在临床工作中，后者已经逐渐取代了前者。磁微粒化学发光检测甲肝

抗体是非常有效的方法。抗 HAV IgG 的出现意味着近期或既往的感染，在抗 HAV IgM 缺失的情况下，总甲肝抗体反应的是 IgG 的情况；而抗 HAV IgM 的存在，在总甲肝抗体和 IgM 抗体中均可体现，是急性或近期 HAV 感染的标志。

（1）RIA 是使放射性标记抗原和未标记抗原（待测物）与不足量的特异性抗体竞争性结合，反应后通过分离并通过测量放射性而求得未标记抗原的量的方法。该方法因污染已很少使用。

（2）ELISA 的基本原理：EILSA 主要是基于抗原或抗体能吸附至固相载体的表面并保持其免疫活性，抗原或抗体与酶形成的酶结合物仍保持其免疫活性和酶催化活性。在测定时，受检标本（测定其中的抗体或抗原）和酶标抗原或抗体按不同的步骤与固相载体表面的抗原或抗体起反应，用洗涤的方法使固相载体上形成的抗原抗体复合物与其他物质分开，最后结合在固相载体上的酶量与标本中受检物质的量有一定的比例，加入酶反应的底物后，底物被酶催化变为有色产物，产物的量与标本中受检物质的量直接相关，根据产物颜色的深浅进行定性或定量分析。由于酶的催化频率很高，故可以大大地放大其反应效果，从而使测定方法达到很高的敏感度。这种有色产物可用肉眼、光学显微镜、电子显微镜观察，也可以用分光光度计（酶标仪）加以测定。ELISA 不仅可用于测定抗原，也可用于测定抗体。

ELISA 测定必用的试剂有三种：①固相的抗原或抗体（免疫吸附剂）；②酶标记的抗原或抗体（标记物）；③酶作用的底物（显色剂）。

根据试剂的来源、样品的性状及检测的具体条件，ELISA 检测方法可分为 5 种：①双抗体夹心法，主要用于检测抗原；②间接法，主要用于检测抗体；③竞争法，既可用于检测抗原又可用于检测抗体；④双抗原夹心法，用已知抗原检测未知抗体；⑤中和法，检测抗体。最常用的是双抗体夹心法及间接法。

抗甲型肝炎病毒 IgM 抗体（抗 HAV IgM）通常在症状出现初期即可在血清中检测到，是急性或近期 HAV 感染的可靠指标。一般来说，抗 HAV IgM 在急性起病后持续 3～6 个月，极少数病例可持续 18 个月。假阴性的结果并不常见，但是偶尔会有极个别病例的抗 HAV IgM 仅出现几天就消失，假阳性的结果已有文献报道，主要与免疫测定中出现的非特异性抗原结合有关。例如，在血清中存在类风湿因子或高球蛋白血症的情况下可出现假阳性结果，较少数病例中甲型肝炎在症状明显恢复后的几周到几个月可能出现复发。这种复发会在粪便中重新伴有 HAV，理论上有传染性。在甲型肝炎复发的患者血清中，已经消失的抗 HAV IgM 可再次出现。然而在大多数病例中，甲型肝炎的复发发生在抗 HAV IgM 阳性期，和肝炎的最初表现相关。

通常，急性甲型肝炎的诊断并不困难，除非在少数的类风湿因子处于活动状态而且存在假阳性结果的患者中，急性甲型肝炎的诊断会有一定难度。接受预防性免疫球蛋白被动免疫的患者血清中可出现低水平的抗 HAV IgG 达数周，其对 HAV 感染的保护作用可持续几个月，远远超过血清中可检测的 IgG 存在时间。甲肝疫苗的应用，即主动免疫，诱导机体产生的抗体反应仅对结构蛋白有效（初期的抗 HAV IgM 和后期的抗 HAV IgG）。而自然感染产生的抗体，不但对结构蛋白有效，对非结构蛋白同样有效。ELISA 可特异性检测 HAV 非结构蛋白 3C 蛋白激酶的抗体，可用于区分主动免疫和被动免疫。接受主动免疫的个体体内不会产生针对 3C 蛋白激酶的抗体。

四、甲型肝炎病毒检测试剂的新技术

1. 甲型肝炎病毒检测试剂盒的批准信息

截止到 2022 年 12 月底国家药品监督管理局官方网站上可以看到，HAV 相关批准事项共计 47 条项，其中包括标准品/质控品、IgM 抗体检测试剂盒（胶体金法、酶联免疫法、化学发光法）、IgG 抗体检测试剂盒（胶体金法、酶联免疫法）。详细的批准信息见表 8-1。

表 8-1　甲型肝炎病毒检测试剂盒批准信息

序号	项目	注册数量
1	标准品/质控品	5
2	IgM 抗体检测试剂盒（胶体金法）	12
3	IgM 抗体检测试剂盒（酶联免疫法）	14
4	IgM 抗体检测试剂盒（化学发光法）	9
5	IgG 抗体检测试剂盒（胶体金法）	1
6	IgG 抗体检测试剂盒（酶联免疫法）	6

2. 现有的甲型肝炎病毒检测技术

现有的主要是血清学抗体检测，对于 IgM 抗体可以使用胶体金法、酶联免疫法及化学发光法检测，对于 IgG 的检查可以使用胶体金法和酶联免疫法。对于新技术的应用，近年来有高新技术公司着力研发分子诊断技术，先后公布了一些相关的发明专利，如某生物技术公司于 2019 年公布了一种甲型肝炎病毒的负链 RNA 分子生物学检测方法及应用发明专利，该专利阐述了一种甲型肝炎病毒的负链 RNA 分子生物学检测方法及应用，该方法以 HAV RNA 为模板，运用逆转录 PCR（RT-PCR）法进行 RNA 的检测。若检测到 RNA，则说明有 HAV 在复制，即样品中有活的 HAV，若检测不到 RNA，则说明没有 HAV 复制，即样品中没有活的 HAV；同时，检测到 RNA 时，亦可依据 RNA 的量来推断样品中活的 HAV 的量，进而推算出样品中 HAV 的滴度。

第三节　乙型肝炎病毒体外诊断试剂

一、乙型肝炎病毒结构

乙型肝炎病毒（HBV）属嗜肝病毒科，是乙型肝炎的病原体。乙肝病毒基因组是一个有部分单链区的环状双链 DNA 病毒，大约有 3200 个碱基。完整的大球形 HBV 颗粒又称 Dane 颗粒，直径为 42mm，呈双层结构。外膜是由 HBsAg 组成的病毒包膜，内核是直径为 27mm 的核心，由核心蛋白、DNA 多聚酶和 HBV 基因组等组成。

HBV 主要经血（如不安全注射等）、母婴及性接触传播。HBV 感染呈世界性流行，但不同地区 HBV 感染的流行强度差异很大。据世界卫生组织报道，全球约 20 亿人曾感染 HBV，其中 2.4 亿人为慢性 HBV 感染者，每年约有 65 万人死于 HBV 感染所致的肝衰竭、肝硬化和肝细胞癌（HCC）。

HBV 具有三个抗原系统：乙型肝炎表面抗原（HBsAg）与乙型肝炎表面抗体（抗HBs）、乙型肝炎 e 抗原（HBeAg）与乙型肝炎 e 抗体（抗 HBe）、乙型肝炎核心抗体（抗HBc）及抗 HBc IgM。

HBeAg 是从病毒 C 基因的第一个起始密码子开始翻译产生的包含 Pre C 及 C 序列的蛋白，该蛋白经细胞内蛋白酶切除其 N 端 19 个氨基酸及 C 端 34 个氨基酸后成为可分泌的 e 抗原。HBeAg 为可溶性蛋白质，产生后分泌入血，在患者症状出现后大约 1 周出现，通常在几周后就会消失，但在 HBV 慢性感染者体内可能持续存在。

HBeAg 与 HBV 复制及疾病传染性相关，HBV 感染患者的血清中存在 HBeAg 是病毒活跃复制的指标。在 HBsAg 阳性人群中，HBeAg 的消失及抗 HBe 的出现是血清学转换的重要标志，表示病毒复制的活跃程度正在下降。但是，临床上存在病毒复制活跃的患者血清中 HBeAg 为阴性的情况。例如，HBV 基因组前 C 区 1896 位碱基的终止密码变异，可导致 HBeAg 检查呈现阴性。

抗 HBc 是 HBV 核心抗原的对应抗体，它不是保护性抗体，它的存在反而是受到 HBV 侵害的判断指标之一。它包括 IgM、IgA、IgG 三种类型抗体。IgM 型是急性乙肝的重要判定指标，是机体感染乙肝病毒后在血液中最早出现的特异性抗体，一般能够持续 3～6 个月。假如 HBcAb IgM 持续高滴度，表明乙肝有向慢性化转移的倾向。如果在慢性活动性乙肝患者中，HBcAb IgM 滴度高，说明乙肝病毒正在体内复制活跃，是传染性增强的标志性指标之一。HBcAb IgG 出现较晚，却不是保护性抗体，检测 HBcAb IgG 具有流行病学调查意义。

HBV 基因组是一个完整的双链环状 DNA 分子。长链为负链，具有固定的长度，短链为正链，其长度可变，为长链长度的 50%～100%。长链和短链 DNA 的 5′ 端位置是恒定的，而短链的 3′ 端位置则不固定。长链和短链之间在各自 5′ 端开始的 250 个核苷酸可互相配对，使该双链 DNA 能保持环形，这一段核苷酸双链结构被称为黏性末端。而长链和短链又分别在其黏性末端序列的下游各有一段由 11 个核苷酸组成的直接重复序列（direct repeat，DR），命名为 DR1 和 DR2。这一重复序列区域与双链 DNA 的成环及病毒复制密切相关。

HBV 基因组有 4 个开放阅读框（ORF），即 S、C、P 和 X，分别编码相应蛋白质。HBV 基因组的特点是 ORF 可有重叠，编码序列可重复利用。例如，P 基因与 S 基因完全重叠，X 基因与 P 基因，以及 C 基因与 P 基因有部分重叠。

二、乙型肝炎病毒的传染性

HBV 通过暴露的皮肤和黏膜接触感染的血液和体液而传播。HBsAg 携带者的比例在世界各地区各不相同：在英国、美国为 0.1%～0.2%，而希腊和意大利南部高于 3%，在非洲和远东地区达到 10%~15%。一些孤立的地区，例如阿拉斯加因纽特人和澳大利亚土著居民，HBsAg 携带率甚至更高。HBV 通过血液、母婴或性接触传播。在低携带率地区，传播的主要危险因素是静脉注射药物的应用和性接触。从历史上看，血液制品传播是一个重要的危险因素。最近的研究发现，通过输血传播的乙型肝炎，大部分是由表面抗原阴性的急性 HBV 感染的献血者导致的。在对献血者不进行表面抗原筛查的国家，血液传播仍是乙型肝炎病毒感染的重要途径。其他的非胃肠道乙型肝炎病毒传播途径包括使用未经消毒的器械进行牙科治疗、穿耳洞和修指甲、预防接种、皮下注射、针灸和文身等。在高携带率地区，HBV 感染途径主要为出生时母婴传播及后来的密切接触。就传播风险而言，急性携带者高于慢性携带者，病毒复制阶段高于非活动期病毒携带状态。表面抗原血症一般在刚出生 2 个月内的新生儿中形成且倾向发展成慢性化。慢性化风险和感染年龄呈负相关。在 1 岁前感染的慢性化发生率是 80%~90%，在幼童期间感染的慢性化发生率是 20%~50%，健康成人感染 HBV 的慢性化发生率或发展为携带者状态的概率仅有 1%~2%。

HBV 的主要传染源是乙型肝炎的患者和无症状的乙型肝炎病毒携带者。急性的乙型肝炎潜伏期后期具有传染性，慢性乙型肝炎患者的传染性与血液中乙肝病毒的 DNA 载量及其复制程度有关。无症状的 HBV 携带者是重要的传染源，其传染能力与病毒的复制活跃程度成正比。

综上，乙型肝炎病毒的传播途径主要有血液传播、母婴传播、体液传播、日常亲密接触传播等。

（1）血液传播：在 HBV 流行区，输血和使用血液制品通常是主要的传播途径。如使用被污染的注射器、拔牙、静脉吸毒等。

（2）母婴传播：有三种情况。第一种是宫内传播，通过胎盘传播给胎儿；第二种是产程传播，在分娩时母体的血液、阴道分泌物、羊水、产道出血等均可导致胎儿感染；第三种是产后传播，胎儿出生后，通过哺乳等活动密切接触而被传染。

（3）体液传播：精液、阴道分泌物均含有乙肝病毒。

（4）日常亲密接触：日常亲密接触行为也可产生病毒传播，只是概率小。

乙型肝炎对人类普遍易感。在高发地区，4~8 岁是感染的高峰年龄段，成年患者多形成慢性肝炎，而且感染的年龄越小，形成慢性肝炎的可能性越大；从性别上看，乙型肝炎患者男性与女性感染率相近，但是发展成慢性肝炎患者的男性要多于女性。

世界各地均有 HBV 感染人员。从世界范围看，亚洲和非洲感染率最高，西欧、北美及大洋洲的感染率最低。我国感染人群的分布，西南各省较高，农村高于城市。乙型肝炎感染没有明显的季节性规律，发病率儿童高于成人，成人多发展为慢性肝炎，存在家庭聚集感染现象。

三、乙型肝炎病毒检测试剂的检测原理

1. 乙型肝炎病毒检测试剂盒的批准信息

从国家药品监督管理局官方网站上可以看到，至 2022 年底乙型肝炎病毒检测相关批

准事项有 400 多项，其中包括校准品/质控品、抗体检测试剂盒（荧光 PCR 法、胶体金法、酶联免疫法、化学发光法、乳胶法等）。近年来国家药品监督管理局对于乙型肝炎病毒检测试剂盒的批准信息见表 8-2。

表 8-2　乙型肝炎病毒检测试剂盒批准信息表

序号	试剂盒种类	注册数量
1	质控品/校准品	58
2	检测试剂盒（胶体金法）	32
3	核酸检测试剂盒（荧光 PCR 法）	35
4	检测试剂盒（酶联免疫法）	79
5	检测试剂盒（乳胶法）	4
6	检测试剂盒（化学发光法）	124

从批准信息中可以看出，HBV 检测主要基于如下几种类型：①胶体金法；②荧光 PCR 法；③化学发光法；④酶联免疫法；⑤乳胶法。

2. 胶体金法检测原理

胶体金法基于免疫胶体金技术（immune colloidal gold technique）。免疫胶体金技术是以胶体金作为示踪标志物应用于抗原抗体的一种新型的免疫标记技术。胶体金是由氯金酸（$HAuCl_4$）在还原剂如白磷、抗坏血酸、枸橼酸钠、鞣酸等作用下，聚合为特定大小的金颗粒，并由于静电作用成为一种稳定的胶体状态，称为胶体金。胶体金在弱碱环境下带负电荷，可与蛋白质分子的正电荷基团牢固地结合，这种结合是静电结合，不影响蛋白质的生物特性。胶体金除了与蛋白质结合以外，还可以与许多其他生物大分子结合。根据胶体金的一些物理性状，如高电子密度、颗粒大小、形状及颜色反应，加上结合物的免疫和生物学特征，使胶体金广泛地应用于免疫学、组织学、病理学和细胞生物学等领域。

免疫胶体金技术具有以下优点：①使用快速方便，便于基层使用和现场使用，所有反应基本能在 15 分钟内完成；②成本低，不需要特殊的仪器设备；③应用范围广，可适应多种检测条件；④标记物稳定，标记样品在 4℃可储存 2 年以上，无信号衰减现象；⑤胶体金本身为红色，不需要加入发色试剂，省却了酶标的致癌性底物及终止液的步骤，对人体无毒害。

层析法免疫胶体金检测试剂实际上是免疫胶体金技术和抗原抗体反应相结合而形成的一种应用检测试剂。将特异的抗原或抗体以条带状固定在膜上，胶体金标记试剂（抗体或单克隆抗体）吸附在结合垫上，把待检样本加到试纸条一端的样本垫上后，使其通过毛细作用向前移动，溶解结合垫上的胶体金标记试剂后相互反应，再移动至固定的抗原或抗体的区域时，待检物和金标试剂的结合物又与之发生特异性结合而被截留，聚集在检测带上，可通过肉眼观察到显色结果。

3. 荧光 PCR 法检测原理

自从 PCR 技术问世以来，随着推广和应用，派生了许多适用于不同目的的改良方法和技术，如模板为 RNA 的逆转录 PCR（reverse transcription PCR，RT-PCR），能同时检测不同目的基因的多重 PCR（multiplex PCR），能提高扩增反应的敏感性和特异性的巢式 PCR（nested PCR），通过检测荧光素或同位素或酶活性来显示目的片段存在的标记引物 PCR（labeled primers PCR），将抗原抗体的特异性反应与 PCR 技术结合起来以检测微量蛋白质的免疫 PCR（IM-PCR），以及能对待测模板定量的实时荧光定量 PCR 等。

实时荧光定量 PCR 是指在 PCR 体系中加入荧光基团，使 PCR 产物和荧光相关，利用荧光信号积累实时监测整个 PCR 进程，最后通过标准曲线对未知模板进行定量分析的方法。该技术不仅实现了 PCR 从定性到定量的飞跃，而且整个 PCR 过程可实现自动化，且耗时短、操作方便、不易污染。

定量原理：实时荧光定量 PCR 是利用荧光信号的变化，实时检测 PCR 扩增反应中每一个循环扩增产物量的变化，通过循环次数 C_t 值和标准曲线对起始模板进行定量分析。

扩增曲线：在实时荧光定量 PCR 进程中，通过荧光定量 PCR 仪，在 PCR 每个循环进行一次荧光信号的收集，以荧光强度为纵轴，循环次数为横轴，所得到的曲线称为 PCR 的扩增曲线。

荧光阈值：实时荧光定量 PCR 开始的十多个循环，荧光强度变化不大，荧光强度的平均值可称为基线值，在基线值的基础上增加一定数量后得到一个荧光值，在这一点之后，随着循环次数的增加，荧光强度明显不再增强，因此称该值为荧光阈值。一般取 PCR 反应的前 15 个循环的荧光信号作为荧光本底信号。

C_t 值与标准曲线：C_t 值是指 PCR 扩增过程中，扩增产物的荧光信号达到设定的阈值时所经过的扩增循环次数。实验发现，C_t 值与反应管内的模板参数密切相关，起始拷贝数越多，C_t 值越小。

（1）实时荧光定量 PCR 的分类与工作原理：根据引入荧光标记的类型，常用的实时荧光定量 PCR 有以下几种：SYBR Green 法、水解探针法（TaqMan 法）、分子信标法等。

1）SYBR Green 法：SYBR Green 是一种荧光染料，在 PCR 反应体系中，加入过量的 SYBR Green 荧光染料，该染料特异性地掺入 DNA 双链后，发出荧光信号，未掺入链中的 SYBR Green 染料分子不发出任何荧光信号。因此，PCR 产物越多，荧光越强，荧光信号的增加与 PCR 产物的增加同步。

SYBR Green 法可以用于各种扩增产物的定量，只要最后产物是双链 DNA，这既是其主要优点，也是其主要缺陷，即不能区分扩增产物的特异性，只要是双链 DNA，结合 SYBR Green 后都能发出荧光。

2）TaqMan 法：属于特异性荧光探针中的水解探针法。探针的序列和待扩增片段的一段互补，在复性或退火时，与 DNA 模板发生特异性杂交，在延伸期，随引物延伸，Taq 酶沿 DNA 模板移动，当移动到 TaqMan 探针的位置时，Taq 酶的活性发挥作用，水解切断探针，释放荧光发射基团，猝灭作用被解除，荧光信号释放出来。模板每复制一次，就有一个探针被切断，伴随一个荧光信号的释放。被释放的荧光基团数目和 PCR 产物数量有对应关系，因此用该技术可对模板进行准确定量。同时 TaqMan 法对目标序列具有高特异性，探针设计相对简单，重复性比较好。

3）分子信标法：分子信标是一种可以特异识别核酸序列的新型荧光探针，这种荧光探针通过与核酸靶分子进行杂交后构象发生变化而发出荧光。该技术由 Sanjay Tyagi 于 1996 年首次发明，具有背景信号低、灵敏度高、特异识别性强、操作简单，以及不必与未反应的探针分离即可实时检测等优点，在短短几年里得到迅速发展，在微生物检验中得到广泛应用，如用于快速定量检测单增李斯特菌、副溶血性弧菌、大肠杆菌 O157：H7 和志贺菌等。

（2）实时荧光定量 PCR 的特点：由于荧光探针的应用，实时荧光定量 PCR 可以通过光电传导系统直接探测 PCR 扩增过程中荧光信号的变化以获得定量结果，克服了常规 PCR 的很多缺点，其特点如下。

1）封闭反应，无须 PCR 后处理，常规 PCR 产物需通过琼脂糖凝胶电泳和溴化乙锭染色后经紫外线观察结果或通过聚丙烯酰胺凝胶电泳和银染法检测，不仅需要多种仪器，而且费时费力，所使用的染色剂溴化乙锭对人体有害，繁杂的实验过程增加了污染和假阳性概率。实时荧光定量 PCR 在加样后的过程中完成闭管操作，不需要 PCR 后处理，使该技术更简单、更快速、操作更安全、假阳性率更低，因此结果更可靠。

2）定量准确，实时荧光定量 PCR 是利用荧光信号的变化，实时监测 PCR 扩增反应中每一次循环扩增产物量的变化，通过 C_t 值和标准曲线对起始模板进行定量分析，克服了传统的基于反应产物进行定量的缺陷，避免了酶活性差异对定量结果的影响，使对原始模板的定量更准确，而且结果重现性好，定量范围宽。

3）结果观察和记录自动化，仪器在线式实时检测，结果直观，避免人为判断的失误，结果数据可长期保存。

4）工作效率高，利于实现高通量检测，实时荧光定量 PCR 仪可通过电脑控制，1～2 小时全自动同步完成 48～96 个样品的扩增和定量检测；如果能多通道收集荧光信号，还可实现一管双检或多检。实时荧光定量 PCR 利于实现对病原微生物的快速高通量检测。

4. 化学发光法检测原理

以化学发光免疫分析法（chemiluminescence immunoassay，CLIA）为例介绍。CLIA 是将具有高灵敏度的化学发光测定技术与高特异性的免疫反应相结合，用于各种抗原、半抗原、抗体、激素、酶、脂肪酸、维生素和药物等的检测分析技术。其是继 RIA、ELISA、荧光免疫分析和胶体金法、时间分辨荧光免疫分析之后发展起来的一项新的免疫分析技术。

化学发光免疫分析法包含两部分，即免疫反应技术和化学发光技术。其基本原理是免疫反应中的酶作用于发光底物，使之发生化学反应并释放出大量的能量，产生激发态中间体。这种激发态中间体回到稳定的基态时，可同时发射出光子。利用发光信号测量仪器即可测量出光量子产额，该光量子产额与样品中的待测物质的量成正比，由此可以建立标准曲线并计算样品中待测物质的含量。

按照反应模式的不同，化学发光免疫分析法分为双抗体夹心法、竞争法及间接法，见图 8-1～图 8-3。

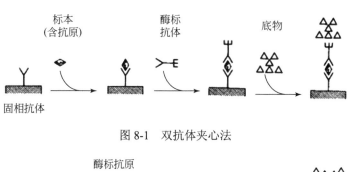

图 8-1　双抗体夹心法

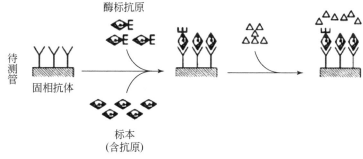

图 8-2　竞争法

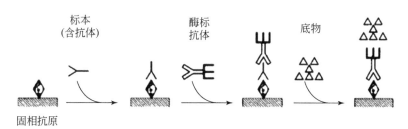

图 8-3　间接法

（1）直接化学发光剂：用吖啶酯直接标记抗体（抗原），与待测标本中相应的抗原（抗体）发生免疫反应后，形成固相包被抗体-待测抗原-吖啶酯标记抗体复合物，这时只需加入氧化剂（H_2O_2）和 NaOH 使呈碱性环境，吖啶酯在不需要催化剂的情况下分解、发光。由集光器和光电倍增管接收、记录单位时间内所产生的光子，这部分光的积分与待测抗原的量成正比，可从标准曲线上计算出待测抗原的含量。

（2）化学发光酶免疫分析（chemiluminescence enzyme immunoassay，CLEIA）：是用参与催化某一化学发光反应的酶如辣根过氧化物酶或碱性磷酸酶来标记抗原或抗体，在与待测标本中相应的抗原（抗体）发生免疫反应后，形成固相包被抗体-待测抗原-酶标记抗体复合物，经洗涤后，加入底物（发光剂），酶催化和分解底物发光，由光量子阅读系统接收，光电倍增管将光信号转变为电信号并加以放大，再把它们传送至计算机数据处理系统，计算出测定物的浓度。

（3）电化学发光免疫分析：是电化学发光技术和免疫分析技术的结合。首先是在电极表面由电化学引发的特异性化学发光反应，用电化学发光剂三联吡啶钌 $[Ru(bpy)_3]^{2+}$ 标记 Ab，通过 Ag-Ab 反应和磁珠分离技术，根据三联吡啶钌在电极上发出的光强度对待测的 Ag 或 Ab 进行定量/定性。

5. 酶联免疫吸附试验（ELISA）检测原理

ELISA 的基本原理是将一定浓度的抗原或抗体通过物理吸附的方法固定于聚苯乙烯微孔板表面，加入待检标本，通过酶标物显色的深浅间接反映被检抗原或抗体的存在与否或量的多少。ELISA 技术作为免疫标记技术（包含免疫荧光技术、免疫放射技术、免疫酶技术和免疫胶体金技术）中的一种，已广泛应用于科研和临床试验中，具有快速、定性或定量甚至定位的特点。

ELISA 可用于测定抗原，也可用于测定抗体。这种测定方法中有 3 种必要的试剂：①固相的抗原或抗体；②酶标记的抗原或抗体；③酶作用的底物。根据试剂的来源、标本的性状及检测的具备条件，可设计出不同类型的检验方法。

（1）间接法：一般用来检测抗体。基本原理如下：将一定量的抗原物质包被于聚苯乙烯微孔板，加入无关蛋白载体封闭未结合位点后，加入待测样本，然后加入酶标二抗，经孵育和洗涤后，加底物显色。本法只需更换不同的固相抗原，可以用一种酶标抗体检测各种与抗原相应的抗体。本法主要用于对病原体的检测，从而进行传染病的诊断。

（2）双抗体夹心法：基本原理是将一定量的包被抗体以物理吸附的方法固定于聚苯乙烯微孔板表面，加入无关蛋白载体封闭未结合位点，然后加入含有抗原的待测样品，通过加入酶标记特异性抗体后用四甲基联苯胺（TMB）底物显色，微孔板中颜色的深浅与待测物的浓度呈正相关。该方法适用于测定二价或二价以上的大分子抗原，不适用于测定半抗原及小分子单价抗原，因其不能形成两位点夹心结构。

（3）竞争法：一般分为直接竞争法和间接竞争法，这里以直接竞争法为例进行原理介绍。直接竞争法的基本原理：将合适浓度的包被抗体包被于微孔板中，加入无关蛋白载体封闭未结合位点，加入标准品（样本）和生物素标记的抗原物质进行竞争结合，经合适的温度和一定时间的孵育，洗涤后，加入辣根过氧化物酶（HRP）标记的链霉亲和素进行反应，用 TMB 底物显色，微孔板中颜色的深浅与待测物的浓度呈负相关。该方法一般用来检测具有较少表位的小分子物质，当然，这种方法也可以用来检测大分子抗原物质甚至是抗体。检测大分子抗原物质时，由于空间位阻的影响，该检测方法不如双抗体夹心法检测大分子抗原物质灵敏度高。

以上 3 种方法的检测原理图和特点分别见表 8-3 和图 8-4。

表 8-3　酶联免疫吸附检测方法的特点

	间接法	双抗体夹心法	竞争法
包被物	Ag	Ab	Ab
酶标物	Ab2（二体）	Ab	Ag
待测物	Ab1（一抗）	多价大分子抗原	抗原、半抗原等

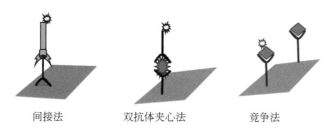

间接法　　　　　双抗体夹心法　　　　竞争法

图 8-4　酶联免疫吸附检测原理示意

6. 乳胶法检测原理

乳胶凝集试验（latex agglutination test，LAT）是以乳胶颗粒作为载体的一种间接凝集试验。该方法吸附可溶性抗原于其表面，特异性抗体与之结合后，可产生凝集反应。这种方法具有独特优点：不需要特殊仪器、肉眼判断、操作简便、不需要专门培训；检测时间短，一般为 2min；价格低廉，检测单份血清样品的成本比其他血清学和病原学方法低得多；适于现场检测等，在临床检验中被广泛应用。

普通聚苯乙烯乳胶和抗体的结合是无选择性的物理静电吸附，抗体很难结合到乳胶表面，即使吸附上的抗体也容易从乳胶微球上脱落或变性失活，而使用多肽缩合剂或交联剂则操作过程烦琐、耗时。

免疫学方法检测 HBV 标志物是临床最常用的 HBV 感染的病原学诊断方法。HBV 具有三个抗原系统：HBsAg 与抗 HBs、HBeAg 与抗 HBe、抗 HBc 及抗 HBc IgM。HBV 抗原与抗体的血清学标志物的临床关系复杂，必须综合分析几项标志物方有助于临床诊疗。现阶段，常规的血清学诊断主要依靠以上三对抗原抗体的检测。在血清中不能直接检测到 HBeAg。20 世纪 80 年代，检测 HBV DNA 的分子杂交法被商业推广，但其没有被用于常规检查。分子杂交法检测 HBV 的阈值在 $10^5 \sim 10^6$ 拷贝/毫升，目前已经逐渐被 PCR 法取代，后者的敏感阈值为 $10^2 \sim 10^3$ 拷贝/毫升，甚至可达到 10 拷贝/毫升。分子扩增法用于 HBV 的检测可鉴定出分子杂交法（狭缝杂交法、斑点杂交法、液体捕获杂交法等）不能发现的 HBV 复制，并且从技术上讲，PCR 法能够证实在缺乏血清学标志物情况下的 HBV 感染，如表面抗原阴性的 HBV 感染。然而，现阶段针对 HBV 抗原进行的免疫分析敏感度相当高，使得 PCR 扩增法诊断急、慢性乙型肝炎已经不再用于临床常规检查。另外，在 HBV 感染期血清中可检测到的病毒标志物，如 HBV DNA 聚合酶、前 S1 和前 S2 病毒包膜抗原及相应的抗体（抗-前 S1 和抗-前 S2）均可通过实验技术检测到，但是都没有用于常规的临床应用中。

四、乙肝病毒检测方式

1. 血清学检测

HBV 感染期间，HBV S 基因的产物——HBsAg，在血清中以较高的浓度存在（最高可达到 10^{13} 颗粒/毫升）。此病毒蛋白质包含病毒外壳或被膜。除此之外，HBsAg 以 22nm 大小管状、球状的非病毒体形式大量存在，其数量远远超过完整病毒体的几个数量级或以上。完整的病毒颗粒在组成上与小的、非完整的病毒体并不相同，后者含有更多的前S基因的表达产物。通过免疫测定法（以前为 RIA 法，目前为 ELISA 法），在 HBV 感染后 1~10 周，或临床肝炎症状出现前 2~8 周，即可轻松检测到血液中的 HBV。在极少数的急性乙型肝炎病例中，可能会检测不到 HBsAg，其原因有两种：一是 HBsAg 的水平未达到检测阈值水平，二是抗原的滴度已经下降到检测阈值以下。通常来说，假阳性检查结果是模棱两可的，或者只有弱阳性，或者完全没有。

尽管抗 HBs 在 HBV 感染的早期即可产生，但 HBsAg 的大量表达阻止了常规对乙肝病毒抗体的检测。急性乙型肝炎患者的恢复期，HBsAg 的滴度会逐渐减少，而抗 HBs 的滴度却逐渐增加。由于现阶段诊断试剂的敏感性，先前提到的窗口期，即血清中 HBsAg 消失而抗 HBs 尚未出现期间，已经很少见了。抗 HBs 是一种中和性抗体，当它出现后，机体具有了对 HBV 的免疫性。抗 HBs 可由乙肝疫苗刺激机体产生，现阶段所应用的乙肝疫苗几乎都来源于 HBsAg。抗 HBs 的滴度至少在 10IU/ml 以上才被认为对机体有保护能力。急性乙型肝炎没有自愈而进展为慢性乙肝的患者，可能与 HBsAg 的持续存在、表面抗体的产生缺乏有关。

乙肝病毒核心抗原（HBeAg）是病毒核衣壳的一部分，参与构成完整的病毒颗粒，并不进入血液循环。因此，在常规的血清学检测中检测不到核心抗原。在急性乙肝病毒感染中，抗 HBc IgM 在表面抗原出现后不久即可被检测到，且在疾病发作后约持续 6 个月（很少有持续时间更长的，几乎不超过 12 个月）。在急性 HBV 感染者体内，抗 HBc IgG 升高的速度很慢，最后完全取代 IgM。抗 HBs IgG 的出现代表急性乙肝的恢复（HBsAg 清除后抗 HBs 出现）或者慢性乙肝的形成（HBsAg 持续存在）。抗 HBc 及抗 HBc IgM 通过现有的 ELISA 均可检测出来。抗 HBc IgG 的存在意味着除了 IgM 外的其他抗 HBc 均存在。抗 HBc 不是一个中和性抗体。然而，用乙肝核心抗原进行免疫后的黑猩猩可对 HBV 起到免疫作用，同时，针对核心抗原的 T 细胞免疫应答已经被证实可提高对 HBsAg 的体液免疫。因此，核心抗体的检测可用来对 HBV 进行免疫性筛选检查，这种免疫性可决定是否需要注射乙肝疫苗。当 HBV 感染开始而 HBsAg 尚未出现的时候，抗 HBc IgM 的出现可起到辅助诊断的作用（如在献血者的标本中发现隐性表面抗原）。

有时也会有 HBsAg 及抗 HBc 均缺失而抗 HBc 独立存在的情况。例如，在当今的献血筛选方法被应用之前，大约有 5% 的献血者体内可发现抗 HBs 阳性。据报道，在人类免疫缺陷病毒感染人群中，血清中抗 HBs 的阳性率可达到 42%。单独的抗 HBs 阳性可出现在以下 4 种情况：①在急性感染的窗口期；②慢性 HBV 感染期间表面抗原检测不到；③HBV 感染恢复后抗 HBs 滴度低于检测下限；④假阳性结果。

在 HBV 感染高风险区即乙肝流行地区的人群中，抗 HBc 阳性人群中约有 20% 可检测到 HBV DNA，意味着存在慢性 HBV 感染。相比较而言，在慢性丙型肝炎患者中，抗 HBc 阳性很常见，但检测不到 HBV DNA。抗 HBc 阳性，同时检测不到 HBV DNA，考虑为假阳性结果或者曾经感染 HBV。因此，对于那些处于 HBV 感染高风险因素的单独抗 HBc 阳性人群来说（如有接触 HBV 的高风险行为或者居住在乙肝流行地区），用分子生物学方法检测 HBV DNA 有助于排除或确立隐匿性慢性 HBV 感染。

　　HBeAg 是 HBV 核衣壳基因的产物，与核心抗原不同，它是一种可溶性的非微粒蛋白，可以分泌到血清当中。对于能够表达 HBeAg 的核衣壳基因来说，其前 C 区必须是完整的且可翻译的。通过免疫分析法检测，HBeAg 是反映 HBV 高度复制的简便标志物，同时与传染性及肝损害相关。在急性感染早期，与 HBsAg 同步或在 HBsAg 出现后不久，HBeAg 即可被检测出来，通常在急性疾病恢复后的几周内消失。若 HBeAg 持续阳性超过 3～4 个月，往往预示着 HBV 感染慢性化。在慢性乙肝人群中，HBeAg 持续存在几个月到几年，预示着慢性 HBV 处于活性复制阶段。其自然消失的概率约是平均每年 10%，与此同时，病毒载量迅速下降到阈值水平，甚至检测不到。HBeAg 的检测在大多数急性乙肝的病例中并不是必需的，但是它对评价患者是否会转为慢性肝病有重要的意义。

　　慢性乙肝分为 HBeAg 阳性及 HBeAg 阴性两大类。在慢性乙肝的进展早期，HBsAg 及 HBeAg 均阳性提示 HBV 复制活跃、有传染性且肝细胞有炎症。大部分患者迟早会发生 HBeAg 血清学转换，即 HBeAg 消失，抗 HBe 抗体出现，伴有 HBV 复制的持续下降，血清转氨酶恢复正常，HBV DNA 下降到低水平（$<10^3$～10^4 拷贝/毫升）。这个水平的病毒含量用标准的分子生物学试剂通常检测不到（尽管 HBsAg 始终存在），此类患者被称为非活动病毒携带者。

　　一些 HBeAg 阴性、抗 HBe 阳性的患者存在慢性活动性 HBV 感染，可检测到 HBV DNA（通常在 10^5 拷贝/毫升以上，但比 HBeAg 阳性的慢性 HBV 感染水平低 1 到几个对数值），且血清转氨酶水平升高或波动。HBeAg 缺失的患者是由于 HBV DNA 的核心前区或启动区基因发生了变异，导致 HBeAg 的生成终止。最常见的核心前区变异是 1896 位上的腺嘌呤取代了鸟嘌呤，导致提前出现了终止密码子，终止了 HBeAg 的产生。这种慢性乙肝患者发生病毒变异的概率在美国约为 27%，在亚洲约为 50%，而在地中海地区约为 92%。与 HBeAg 阳性慢性乙型肝炎患者的临床特征相比较，HBeAg 阴性患者体内如上所述会有低水平的病毒复制，肝脏的炎症坏死间断而非持续发生。此外，持续抑制 HBV 复制需要进行长期的抗病毒治疗。

2. 分子检测

　　分子检测可对血液中的 HBV 进行定性和定量的分析，目前二者均有标准化试剂，但抗病毒治疗抑制 HBV DNA 过程中通常需要定量的方法来监测。

　　对 HBV 的定量检测通常使用信号或靶位扩增技术。信号扩增技术需要一种特殊的具有捕获作用的寡核苷酸探针，这种探针可以和变性的 DNA 进行杂交。杂交后信号（放射性同位素、化学荧光等）被扩大，可以被检测和定量。靶位扩增技术是指对病毒的基因组（扩增子）进行扩增，扩增后进行检测和定量检查。

　　信号扩增技术包括杂交捕获法、支链 DNA 检测技术。在杂交捕获法中，特殊的 RNA 探针被用来和靶位 HBV DNA 进行杂交，产生 RNA-DNA 杂交分子。之后，应用针对该产物的特异性捕获抗体将杂交产物提取到微量培养板中，用大量结合碱性磷酸酶的抗体（信号扩增）检测这种结合的杂交产物。这种被结合的碱性磷酸酶可以被二氧杂环丁烷为底物的化学荧光试剂检测到并且发光，发出的光可用分光光度仪进行检测。这样，信号可以被扩大 3000 倍。这种杂交捕获法检测 HBV 的低限是 4700 拷贝/毫升，即大约

5000IU/ml。

支链 DNA 检测技术包括特殊的寡核苷酸探针，这种探针可以用来把杂交的 DNA 转移到塑料的微孔板上。当支链 DNA 分子和靶位 DNA 分子杂交到微粒孔中时，信号开始扩增。多段重复序列的杂交产物同碱性磷酸酶结合，这种酶被化学发光的探针催化，并且与杂交捕获法中的探针相似。这种方法检测到的病毒下限是 7×10^5 DNA 当量/毫升。

尽管信号扩增技术对于检测 HBV DNA 具有高度特异性，但是当 HBV 的含量低于 5×10^3 拷贝/毫升时敏感性并不高，应用该方法检测不到。靶位扩增技术具有高度的敏感性，能够发现 10 拷贝/毫升的微量 DNA。PCR 法主要依靠特异性引物，该引物能黏附到每个靶 DNA 链上。然后，新的 DNA 链被合成，并在引物的引导下开始扩增。DNA 变性、引物退火、链合形成一个循环并反复进行多次，最后导致靶位 HBV DNA 的扩增。在 PCR 法中最常使用的引物是核前区或核心区的互补链，用于商业用途的试剂包括 HBV 检测试剂盒和内标法系统全自动分析仪。这两种方法检测 HBV 的范围分别是 $1 \times 10^3 \sim 4 \times 10^7$ 拷贝/毫升和 $2 \times 10^2 \sim 2 \times 10^5$ 拷贝/毫升。其中内标法对于 HBV 的检测更加敏感，该方法使用自动扩增和检测的标准化试剂。

PCR 技术的最新进展特别是实时 PCR 技术的发展，增加了 PCR 方法的敏感性。实时 PCR 技术主要指对病毒基因序列进行同步扩增和定量检测，因此避免了常规 PCR 后的操作。与传统 PCR 技术相比，实时 PCR 具有更加敏感、速度更快的优点。荧光定量 PCR 是新的实时 PCR 技术。

与杂交捕获 n 型 HBV 检测相比较，PCR 技术被证明具有更加快捷的优点，且敏感性较后者高 500 倍，其检测 HBV DNA 水平范围为 $2.5 \times 10^2 \sim 2.5 \times 10^9$ 拷贝/毫升。当今，应用水解探针的实时 PCR 技术是最敏感的。

迄今为止，各种检测 HBV DNA 定量的方法中，没有统一的对病毒定量的描述单位。因此，世界卫生组织建议把 IU（国际单位）作为检测 HBV DNA 的标准化单位。最终，所有定量检测 HBV DNA 的厂商均采用这个新的标准化单位来表示 HBV 定量水平，1IU/ml 相当于 5 拷贝/毫升。

3. 临床实践中的血清学和分子学检测

血清中 HBV 的定量检测能够帮助区分慢性乙肝患者是否存在病毒复制，并监测患者的抗病毒治疗应答情况。借助传统血清学标志物的检测和 HBV DNA 分子检测，将慢性 HBV 感染分为 2 个阶段，即早期的复制阶段和（相对）不复制阶段。在早期的复制阶段，以血清中出现 HBeAg 和高水平的 HBV 载量（通常大于 $10^5 \sim 10^6$ 拷贝/毫升）及传染性病毒颗粒为特征。临床上，患者通常有典型的临床症状，血清转氨酶水平升高，组织学显示肝脏坏死性炎症，接触传染性高。最终，患者逐渐过渡到（相对）不复制阶段，以血清中 HBeAg 的消失、抗 HBe 的出现及 HBV 定量水平的下降为特征，此时 HBV DNA 水平只能通过 PCR 方法才能检测到。患者的临床症状、生化指标和组织学上炎症坏死的程度在非活动期同样得到改善。通常，这种由复制阶段向相对不复制阶段的过渡伴随着慢性肝炎的临床进展（被认为是溶细胞性 T 细胞清除 HBV 感染的肝细胞）、血清转氨酶水平急剧升高，以及临床症状加重。在极少情况下，原处于慢性乙肝代偿阶段的患者，在此过渡阶段会出现急性重型肝炎，最后导致肝衰竭。

HBV 感染进入不复制阶段，便不易发生肝损害。然而，随后仍有可能出现由免疫抑制导致的 HBV 复制再活化。HBV 复制再活化通常伴随着血清中高水平的 HBV 载量，且有可能导致 HBeAg 的再出现。

通常将 10^5 拷贝/毫升定为区分 HBV 复制与否的阈值，尽管 $10^3 \sim 10^4$ 拷贝/毫升可能会更精确。患者 HBV 感染被分为复制期、不复制期或者 HBV 复制再活化期。因为在再活化期，并非所有的病例均发生 HBV IgM 的再次出现，因此抗 HBV IgM 的缺失并不能区分慢性乙肝再活化期和急性乙型肝炎。

在慢性 HBV 感染过程中，认为复制期向不复制期的过渡与原来游离的 HBV 整合到感染的宿主肝细胞的基因组相关，这种整合可能会导致后期原发性肝细胞癌的发生（必需的但是并不是足够的）。然而，病毒的整合和后期的肝细胞癌之间可能没有因果关系。相反，这两种情况都有可能是 HBV 长期感染的结果。事实上，肝细胞癌的形成还与肝细胞的炎症坏死相关，这种活动通常发生在慢性 HBV 感染的复制阶段。

在慢性 HBV 感染患者中，HBV 定量检测除了能了解其病毒复制的特征外，对于监测患者抗病毒治疗的应答情况也是非常有用的。最近，美国国立糖尿病、消化性疾病和肾病研究所（NIDDK），以及美国胃肠病协会（AGA）提出以患者的生化、组织学及病毒学的变化为标准，对抗病毒治疗进行评估、分类。生化应答是指血清中的转氨酶水平降到正常，组织学应答是指组织学的活动指数从基线水平至少下降 2。病毒学应答的判断标准是血清中 HBV 定量水平下降到 10^5 拷贝/毫升以下，并且原来 HBeAg 阳性的患者出现 HBeAg 的消失。然而，对于那些原来 HBeAg 阴性的慢性乙肝患者，其病毒学应答仅指血清中检测不到 HBV。其他还可通过检测前 C 区及核心启动子区的病毒变异来证实。然而，对于实际临床工作来说，HBV 载量阳性及转氨酶水平升高足以发现 HBeAg 阴性的慢性乙肝患者。

对于那些接受核苷（酸）类似物抗病毒治疗的慢性乙肝患者来说，发生拉米夫定耐药的病毒变异通常表现为病毒载量已经消失或下降后再次出现。尽管拉米夫定耐药变异的位点 YMDD（酪氨酸-甲硫氨酸-天冬氨酸-天冬氨酸）现在可通过商业化的试剂检测出来，但在临床上通过病毒学及生化指标的逆转足以推断出病毒发生变异。

五、乙型肝炎病毒检测试剂的新技术

1. 乙肝五项的内容

第 1 项：HBsAg。HBsAg 是 HBV 的外壳物质，本身没有传染性。HBsAg 阳性表示感染者体内有完整的病毒颗粒存在。通常在感染病毒后 2～6 个月可以被检出，血清转氨酶还未上升时便可在血清检测中检出 HBsAg 阳性。急性乙肝患者绝大多数可以在病程初期转阴，但慢性乙肝患者 HBsAg 会持续阳性。

第 2 项：抗 HBs。抗 HBs 是 HBV 自然感染人体在恢复期出现的抗体，此时 HBeAg 往往已自然消失。抗 HBs 的出现表示感染人已对 HBV 有了抵抗力，是人体对 HBV 的免疫和保护性抗体。我国有 27% 以上的人口有此抗体。

第 3 项：HBeAg。HBeAg 产生于 HBV 内部，可分泌到血液中，HBeAg 检测阳性表示 HBV 在体内已有活动，而且是具有传染性的指标。通常在 HBV 感染后，HBsAg 阳性的同时，或数天后便可测得 HBeAg 阳性。

第 4 项：抗 HBe。抗 HBe 是人体针对 HBeAg 产生的抗体，若为阳性结果，则表示 HBV 的传染性正在变弱，感染者病情已处于恢复阶段，抗 HBe 一般在抗原转阴后数月内出现。但也存在另一种情况，即 HBV 自身发生了变异，此时血清中并无抗 HBe，但却可产生抗 HBe，出现这种情况就需要检查 HBV DNA 以便综合判定体内是否还有病毒存在。

第 5 项：抗 HBc。抗 HBc 分为 IgM 和 IgG 两种：若检出 IgM 阳性，则表示 HBV 活动期，具有传染性；若检出 IgG 阳性，则表示以往感染，现在无传染性，无须进行抗病毒治疗。一般在 HBsAg 出现后 3～5 周，乙肝症状出现前，在血清检测中能够检查出抗 HBc。

2. 乙肝五项的检测结果及相应判定（表 8-4）

表 8-4　乙肝五项的检测结果及相应判定

序号	检测结果	判定
1	第 1 项阳性	急性 HBV 感染的潜伏期后期
2	第 1、3、5 项阳性（大三阳）	急、慢性乙肝，传染性相对较强
3	第 1、4、5 项阳性（小三阳）	急、慢性乙肝，传染性相对较弱
4	第 1、3 项阳性	急性乙肝的早期
5	第 1、3、4、5 项阳性	急性乙肝感染趋向恢复，或者为慢性乙肝病毒携带者
6	第 1、4 项阳性	慢性 HBsAg 携带者易转阴，或者急性感染趋向恢复
7	第 1、5 项阳性	急、慢性乙肝，HBV 携带者，传染性弱
8	第 5 项阳性	①既往感染未能测出抗 HBs；②恢复期 HBsAg 已消失，抗 HBs 尚未出现；③无症状 HBsAg 携带者
9	第 2、4、5 项阳性	乙肝恢复期，已有免疫力
10	第 2 项阳性	①注射过乙肝疫苗并产生了抗体，有免疫力；②曾感染 HBV，并已产生免疫力
11	第 2、5 项阳性	接种了乙肝疫苗以后，或 HBV 感染后已康复，已有免疫力
12	第 4、5 项阳性	急性 HBV 感染的恢复期，或曾经感染 HBV

3. 乙型肝炎检测的新技术

近 10 年来，受益于时间分辨荧光免疫分析法（time-resolved fluoroimmunoassay，TRFIA）检测技术的成熟，采用 TRFIA 检测乙肝五项的各项指标，已有相应的检测试剂盒产品通过批准后上市。TRFIA 实际上是在荧光分析法的基础上经过创新发展而来。基本原理是用镧系元素标记抗原或抗体，根据镧系元素螯合物的发光特点，用时间分辨技术检测荧光，同时对检测波长和时间这两个参数进行信号分辨，可有效排除非特异荧光的干扰，从而极大提高了分析技术的灵敏度。TRFIA 分析原理与其他免疫分析基本相似，目前使用最广泛的是夹心法和竞争法，前者一般用于测定蛋白质类大分子物质，后者多用于检测小分子抗原。两种方法最终都要形成具有镧系元素的抗原抗体复合物，但是由于这种镧系元素离子很难直接与抗原或抗体进行结合，需要具有双功能基团的某种螯合剂参与反应，此螯合剂一端与镧系元素离子结合，另一端与抗体结合，形成抗体+镧系元素离子复合物。检测过程中为消除水的猝灭效应，适当加入增强液使镧系元素离子从复合物中解离，从而使反应体系在弱碱性缓冲液中经紫外线激发后产生荧光信号。通过检测荧光的强弱来确定待分析物的含量。

第四节 丙型肝炎病毒体外诊断试剂

一、丙型肝炎病毒结构

丙型肝炎病毒（HCV）属于黄病毒科（Flaviviridae），是RNA病毒，HCV基因组为单股正链RNA，全长9.6kb，编码一个大约含3000个氨基酸的多聚体蛋白。HCV易变异，目前可分为6个基因型及50多种不同亚型，按照国际通用方法，以阿拉伯数字表示HCV基因型，以小写的英文字母表示基因亚型（如1a、2b、3c等）。HCV基因1型呈全球性分布，占所有HCV感染的70%以上。

HCV基因组含有一个开放阅读框（ORF），编码10余种结构和非结构（NS）蛋白，NS3蛋白是一种多功能蛋白，氨基端具有蛋白酶活性，羧基端具有螺旋酶/三磷酸核苷酶活性；NS5B蛋白是RNA依赖的RNA聚合酶，为HCV复制所必需，是抗病毒治疗的重要靶位，其末端具有核苷酸转移酶活性，但由于RNA酶缺乏矫正功能，不能修正错配，多次复制后易导致HCV产生多种变异。

二、丙型肝炎病毒的传染性

HCV主要通过接触感染者的血液传播，其传播途径如静脉吸毒、输血、器官移植、不安全的医疗操作、母亲为HCV感染者、性伴侣为HCV感染者。西欧有大约500万的慢性丙型肝炎患者，40%发展为终末期肝病，30%需要进行肝移植。美国大约有350万人（占人口总数的1.8%）患有慢性丙型肝炎，研究表明近20年病发率已有明显下降。新发病例最常见的感染方式为静脉注射。其他危险因素包括重复使用未消毒的针头，输注血液制品，进行器官移植（20世纪90年代初之前无法筛查出供者为受染者）。在爱尔兰及德国，由于输注污染了的抗恒河猴免疫球蛋白-D导致丙型肝炎的大暴发。近期的传染方式包括偶发的针刺事件、文身、穿耳洞及鼻吸可卡因。血液透析患者HCV感染的危险性较高，在美国尽管加强了相关的管理，但每年仍有1%~3%的感染病例发生。多数的研究表明，针刺感染的发生率为2%~5%；母婴传播的发生率为2%~5%，并且与母亲的病毒载量相关，如母亲同时合并HIV感染，其发生率明显升高。精液中未发现HCV，并且性传播罕见。男性同性恋者性传播发生较少见，有长期固定伴侣者性传播的发生率也极低。

所以，HCV 的传染源主要有两种：患者和病毒携带者。通常情况下，丙型肝炎的症状轻微，急性患者在发病前 12 天就具有传染性，而且约有 50%的概率转为慢性肝炎，慢性肝炎患者是此病的主要传染源。丙型肝炎携带者数量较少，在健康人群中，感染率仅为 0.7%～3.1%。

综上，丙型肝炎的传播途径主要有血液（体液）传播、母婴传播。

血液（体液）传播：是丙型肝炎的主要传播途径，造成传播的情形包括输血、文身、穿耳、公用剃刀、针刺治疗、血液透析、牙科治疗等。

母婴传播：胚胎发育、分娩、哺乳等过程均能够传播 HCV。

未曾感染 HCV 的人群均是易感人群。丙型肝炎的流行特征如下。

（1）发病情况分析，丙型肝炎感染在世界各地呈散发式流行，在一些特殊人群如使用血液制品的人群、献血人员中，均可能出现暴发流行。

（2）从季节分布上来说，丙型肝炎没有明显的季节性特征。

（3）丙型肝炎病毒感染可以发生在任何年龄，但是不同年龄段的感染率有所不同，一般情况下，儿童和青少年的感染率较低，中青年次之，随着年龄的增长，老年人感染的概率增高。男性感染率要高于女性。

（4）从地域分布上看，非洲感染率较高，亚洲次之，欧洲感染率最低，与当地的卫生管理能力和水平有一定关系。

三、丙型肝炎病毒检测试剂的检测原理

1. 国家药品监督管理局 HCV 检测试剂盒的批准信息

从国家药品监督管理局官方网站上可以看到，至 2022 年底，HCV 检测相关批准事项有 116 项，其中包括标准品/质控品、抗体检测试剂盒（PCR 法、胶体金法、酶联免疫法、化学发光法等）。近年来国家药品监督管理局对于 HCV 检测试剂盒的批准信息见表 8-5。

表 8-5　丙肝检测试剂盒批准信息表

序号	试剂盒种类	注册数量
1	质控品/校准品	11
2	检测试剂盒（胶体金法）	23
3	核酸检测试剂盒（荧光 PCR 法）	25
4	检测试剂盒（酶联免疫法）	6
5	检测试剂盒（化学发光法）	24
6	其他	27

2. 检测方法

（1）血清学检测：HCV 是一种引发绝大多数（并非全部）输血后散发性非甲非乙型肝炎病例的 RNA 病毒，在鉴别出 HCV 之后便迎来了血清学检测结果的迅速发展。现在，

通过第三代 ELISA 可检测出 HCV 抗体。第一代 ELISA 通过检测 c100-3 的抗体来证实 HCV 感染，c100-3 是一种来源于病毒基因组的非结构蛋白区域 NS4 的重组多肽。这种检测方法的作用有限，因为在急性肝炎发作的几周或者几个月后才能检测到 HCV 抗体，且在急性发作并自愈的丙肝患者中，第一代 ELISA 检测方法的相对不敏感，使第二代 ELISA 方法逐渐形成并用来检测另外的重组抗原：来源于核心区的 c22-3 和来源于病毒基因组非结构蛋白区 NS4 的 c33c。第二代方法在急性感染的早期即可发现 HCV 抗体，且敏感度更高，在慢性感染人群中检出率可达到 95%。第三代 ELISA 方法用于检测另一种来源于 NS5 区的重组抗原的抗体，具有比前两代更高的敏感度，在感染后的 7~8 周即可发现 HCV 抗体。

尽管针对 HCV 抗体检测的第二代和第三代 ELISA 方法的敏感度得到了进一步的改进，但其特异性很大限度上取决于被检测人群的风险因素。例如，第三代 ELISA 方法和丙肝病毒 RNA 检测相比较，其敏感度可达 95%~98%，但是在低风险人群中其阳性预测值仅为 25%，掺杂着大量的假阳性结果。假阳性结果也曾在自身免疫性疾病（如自身免疫性肝炎）患者中有所报道。研究已经发现，该人群通常和高丙种球蛋白血症的发生存在关联。在这些病例中，应用皮质激素治疗后 HCV 抗体会消失，推测可能与丙种球蛋白水平的下降相关。对于那些存在低风险因素（感染 HCV 的可能性不大）或者有自身免疫性疾病的人群，出现 HCV 抗体阳性时，有必要进行深入的检查。

ELISA 检测 HCV 抗体的特异性可通过重组免疫印迹分析法（RIBA）补充检测得到改进。该方法的应用旨在进一步证实 ELISA 在低风险因素人群中的准确性（从技术角度称为补充诊断），如在转氨酶水平正常的无症状献血者中，用 ELISA 检测 HCV 抗体，1/2~3/4 的检测者可出现假阳性。RIBA 可证实该结果的准确性。由于历史的原因，很少需要 RIBA 测试法，但现在人们开始重新考虑其应用及进展，并且已经成功发展了 RIBA-1、RIBA-2 及 RIBA-3 三代检测方法。在临床工作中，RIBA-2 已经取代了 RIBA-1，成为常应用的测试方法，而 RIBA-3 仅在血库检查中应用。较第一代重组免疫印迹分析法由相互分离成带状的硝化纤维膜组成，其内包含多肽 c100-3（来自重组酵母）和 5-1-1（来自重组细菌），这两种物质是 HCV 基因组非结构区重叠片段的产物，膜上还有过氧化物歧化酶，c100-3 表达酵母载体上的一种溶解蛋白，它有可能引起 ELISA 检测中的一些假阳性结果。RIBA-2 由一个大的 HCV 抗原面板组成，与第一代、第二代 ELISA 的蛋白成为一体（来自非结构区的 c100-3、5-1-1、c33c，来自 HCV 核心区的 c22-3 和过氧化物歧化酶）。如果在来自 2 种或以上完全不同的 HCV 基因产物的条带上均出现反应，则认为该检测呈阳性。该方法检测的 HCV 抗体阳性人群中，72%~100%应用 PCR 方法可以检测到 HCV RNA。如果标本仅在 1 种 HCV 基因产物的条带上出现反应，或者伴有过氧化物歧化酶阳性的 2 种或以上的 HCV 基因产物出现反应，则认为不能明确诊断。对于 RIBA-2 方法不能明确诊断的或者第三代 ELISA 阳性但是不能检测到 HCV RNA 的人群，可以考虑应用 RIBA-3 方法进行检测。RIBA-3 方法包括 2 个重组抗原——33c 和 NS5，以及 2 种合成多肽，分别来自核心蛋白（c22）和 NS4 区（c100-3）。事实上，在大多数情况下，HCV RNA 检测已经逐渐取代了 RIBA。

（2）分子检测：利用分子分析的方法对 HCV RNA 进行检测，如 PCR 扩增技术，提高了对 HCV 感染检测的敏感度。该方法的优势体现在如下方面：①急性丙型肝炎的诊断；②慢性丙型肝炎的确诊；③提供 HCV 在围生期传播的证据；④HCV 职业暴露的探测；⑤监测抗病毒治疗的效果。

在少数急性丙型肝炎发作且症状明显的人群中，HCV 抗体在感染的最初几周是阴性的。HCV RNA 几乎在所有 HCV 抗体出现前，甚至在临床症状出现之前即可检测到，并且可能是感染初期的唯一有效标志物。在这种情况下，如果临床高度怀疑 HCV 感染，可利用 HCV RNA 检测法来明确或排除 HCV 感染。该方法也被用于常规慢性丙型肝炎的诊断。几乎在所有慢性丙型肝炎、HCV 抗体阳性的人群中，HCV RNA 均持续存在，偶尔可出现病毒水平短暂下降而检测不到。因此，一次单独的 HCV RNA 检测阴性不足以排除 HCV 感染，随访时再次做检查是非常必要的。

HCV RNA 的检测还可用于判断母婴传播的婴儿的感染状态。因为 HCV 抗体可从母亲被动转移给新生儿，并且在新生儿体内存在几个月到 1 年，所以新生儿 HCV 感染的诊断需要检测 HCV RNA。

对于那些因血液传播、职业暴露导致的丙型肝炎，在 HCV 抗体出现转阳、转氨酶升高及急性肝炎症状出现之前，HCV RNA 即可检测出来。因此，分子检测的方法经常被用来确定在这些情况下是否感染了 HCV。

最后，HCV RNA 定量检测也被用于观察患者的抗病毒治疗疗效。所有接受抗病毒治疗的患者均要定量检查 HCV RNA；早期病毒学应答（EVR）定义为在治疗 12 周时 HCV RNA 水平至少下降 2 个对数值；治疗终点病毒学应答（ETR）定义为治疗结束时检测不到 HCV RNA；持续病毒学应答（SVR）定义为疗程结束后 6 个月，仍然检测不到 HCV RNA。未获得早期病毒学应答或者在 12 周时病毒水平下降小于 2 个对数值（定量检测），预示着不会获得持续病毒学应答。因为定性分析法远比定量法敏感，前者能更好地预测治疗终点时的应答和持续应答。

无论定性方法，还是定量方法，均可用于检测 RNA。定性检测法由转录介导的扩增（TMA）和 PCR 技术组成。与定量方法检测（$10^2 \sim 10^3$IU/ml）相比，前者检测病毒更精确，其低限为 50IU/ml，相当于每毫升 100 个病毒基因组。TMA 的 PCR（定性检测）需要 2 种酶的参与，一种为逆转录酶，另一种是 T7 RNA 聚合酶。首先，逆转录酶以单链的 HCV RNA 为模板合成双链 DNA（dsDNA）。当 T7 RNA 聚合酶以双链 DNA 为模板转录新的病毒 RNA 时，病毒 RNA 的靶位扩增开始，之后，新的 RNA 成为逆转录酶的作用模板，导致循环反复进行。最近，依据 TMA 的 HCV RNA 检测方法已经被美国 FDA 批准，其能检测到的病毒水平最低可达到 2.4IU/ml。PCR 技术也可被用于 HCV RNA 的检测，与 PCR 法检测 HBV 相比较，HCV RNA 逆转录的关键步骤是合成双链 DNA，之后以 DNA 作为 PCR 反应的模板。一旦 HCV 的双链 DNA 被合成，特异的引物开始吸附到每个 DNA 链上。然后，新的 DNA 链开始合成，并在引物后进行扩增。这种 DNA 变性、引物退火和新链合成的过程被反复进行多次，导致靶位 DNA 的扩增。这个过程被称为逆转录 PCR（RT-PCR）。现在，罗氏公司分子检测部已研发出 3 种 PCR 检测法，其检测的最低限≤50IU/ml。

目前已有定量检测 HCV RNA 的方法，该方法使用靶位或信号扩增技术，如分别采用 RT-PCR 法和支链 DNA 法。HCV 的定量检测不如定性检测敏感，它只限于应用在临床监测抗病毒疗效。有 2 种 RT-PCR 定量测量 HCV 的方法（罗氏分子检测部）可被采用，其检测 HCV 的水平在 600～850 000IU/ml。支链 DNA 技术主要指应用专有的"捕获探针"把 HCV RNA 杂交到微孔板上。当支链 DNA 前置放大分子（用于杂交支链 DNA 分子）依次和微孔中的靶位 HCV RNA 杂交时，信号扩增开始。反复多次重复的支链 DNA 扩增序列和碱性磷酸酶催化的化学荧光探针结合，导致荧光释放，并被检测。最新的支链 DNA 检测技术是 Versant HCV RNA3.0，其检测范围为 615～7 690 000IU/ml。

直到最近，各种已报道的检测 HCV RNA 的方法中，均没有体现出准确的病毒含量。因此，世界卫生组织对 HCV RNA 的检测建立了统一单位——国际单位（IU）。所有检测 HCV RNA 的方法均采用此新标准，统一将 HCV 定量表达为 IU/ml 的形式。对于大多数方法来说，1IU/ml 大致相当于 2.7 拷贝/毫升。

除了能发现和定性检测 HCV RNA 外，分子技术还可用于分析 HCV 基因型。为了能更好地治疗，HCV 基因型现在已经作为常规检查。对于基因 2 型或 3 型的患者来说，经过 6 个月的每周一次聚乙二醇干扰素联合每日 800mg 的利巴韦林治疗，其持续病毒学应答率可达到 80%。对于其他基因型的患者来说，联合治疗 1 年，包括大剂量利巴韦林（依据体重小于或等于 75kg 给予每日 1000～1200mg 的剂量）应用，对于这些难治的基因型，其持久应答率为 42%～51%。

目前有两种商用 HCV 基因型检测方法，包括反向杂交线性探针分析法和 HCV 基因组非密码区域直接核苷酸序列分析法。反向杂交线性探针分析法（Versant HCV 基因型分析法 LiPA，拜耳诊断公司）吸附到硝酸纤维膜上，发现 HCV 基因组 5'非密码区序列的变化。最初，生物素标记的 HCV DNA PCR 片段在纤维膜上与寡核苷酸探针进行杂交。接着，杂交复合物通过与碱性磷酸酶结合的抗生物素蛋白复合物孵育显露出来，当探针与生物素相关的 PCR 产物匹配时，可见紫褐色的沉淀。同样，HCV 基因组 5'非密码区的 DNA 序列还可通过另一种试剂检测，这两种方法均可靠。近期，对两者进行比较的研究证实，两者在检测 HCV 基因型方面的结果完全一致。

四、丙型肝炎病毒检测试剂的新技术

HCV 近年来的相关检测新技术研究并不多见，后续还会继续跟进研究情况。

第五节 丁型肝炎病毒体外诊断试剂

一、丁型肝炎病毒结构

丁型肝炎病毒（HDV）是一种单股负链 RNA 病毒，依赖 DNA 病毒 HBV 来传播。其是 Delta 病毒种 Delta 病毒属的唯一成员。HDV 病毒颗粒是一个独特的亚病毒病原体，

由环状 HDV RNA 和丁型肝炎病毒抗原（HDAg）外包 HBsAg 构成。其中的丁型肝炎是由 HDV 侵入人体所引起的，但是，HDV 是一种"缺陷病毒"，它自己没有能力独自侵入人体，必须和乙肝病毒（HBV）一起或者 HBV 先侵入而后它才能侵入人体。研究发现，HDV 必须依赖 HBV 的外壳即 HBsAg 来形成自己的外壳，如果没有 HBsAg，HDV 就不能侵入人体，也不能装配成完整的 HDV，当然也就谈不上侵入人体了。已发现的 HDV 的 3 个主要的基因型与不同的地理位置和临床表型相关。在南美洲北部的一些国家（哥伦比亚、委内瑞拉、秘鲁和厄瓜多尔），HDV 基因型Ⅲ与丁型肝炎的严重性和暴发过程相关。HDV 传播途径与 HBV 相似，通过胃肠道、性接触及感染的血液或体液感染。

二、丁型肝炎病毒的传染性

HDV 主要传染源是丁型肝炎（简称丁肝）的急性、慢性患者和携带者。人感染 HDV 有两种形式，一种形式是 HBV 和 HDV 同时感染，也就是混合感染，另一种形式是 HBV 携带者感染了 HDV，也就是重叠感染。HDV 是一个只有在 HBsAg 存在时才能有效复制的小的 RNA 粒子。只有当存在 HBV 感染时方能感染 HDV。两种病毒之间的相互作用复杂。在被感染的细胞中，HDV 的合成可能会抑制 HBV 标志物的表达，甚至导致病毒复制停止。HDV 是肠道外感染，通过流行地区人群密切接触传播。HDV 感染与静脉吸毒密切相关，能够影响所有 HBV 感染的高危人群。HDV 能够通过性传播或在家族内部传播。

HDV 的感染是世界性的，在南欧、巴尔干半岛、中东、印度南部及非洲的部分地区 HDV 的流行更为广泛。在远东（包括日本）及南非比较少见，但已有在亚马孙河流域、巴西、哥伦比亚、委内瑞拉及非洲近赤道地区关于 HDV 感染流行的报道。在这些地区，贫困人口中的儿童感染率和死亡率很高。

共同感染时，急性丁型肝炎通常是自限性的，因为 HDV 只能在短暂的乙型肝炎抗原血症时存活。有报道称，只有 2%的共同感染病例发展为慢性。临床上常无法与单纯 HBV 感染导致的肝炎相区别。但是可能出现谷丙转氨酶（ALT）双向升高，第二次升高可能是由急性 HDV 感染引起的。

临床上，明显的共同感染通常是严重的并且伴有黄疸，有两种病毒完全的、一过性的表达。急性重型肝炎少见，患者在恢复后会获得对 HDV 的免疫。

当重叠感染时，之前存在慢性肝病的 HBV 携带者可迅速进展为肝衰竭，也可仅表现为血清转氨酶水平升高。当临床上病情稳定的 HBV 携带者出现复发时，应考虑到 HDV 感染的可能。重叠感染的 HBV 携带者极易成为慢性 HDV 携带者。发生重叠感染后，超过 90%的患者发展成慢性肝炎。在其余病例中，重叠感染消失，表现为最初的 HBV 持续感染或者 HBsAg 被清除。在慢性 HDV 感染的最初阶段，HDV 对 HBV 具有明显的抑制效应，因而即使采用敏感的 PCR 方法，仍有可能检测不到 HBV DNA。

对慢性 HDV 感染的自然病程存在一定的争议。早期的研究认为，HDV 感染与肝病严重程度及进展相关，但最近在大样本人群中进行的研究显示，HDV 感染可能并不引起肝脏损害。一项在希腊罗德岛进行的大规模研究显示，只有少数 HDV 感染者患有肝病，而大部分人是健康携带者。相反，在 HBV 和 HDV 同时感染的吸毒成瘾者中，慢性丁型肝炎可以迅速进展，几个月至 2 年即可发展为肝衰竭。

HBV 感染者在感染 HDV 后，相比其他病毒所致的慢性肝炎，坏死性炎症更加活跃，更易进展为肝硬化。另外，丁型肝炎后肝硬化的死亡率是普通乙型肝炎的 2 倍，肝细胞癌的风险是其 3 倍。值得庆幸的是，丁型肝炎的发病率在世界范围内逐渐降低。

其实 HDV 的传播途径类似于 HBV，主要通过血液和其他体液排出体外，并可通过注射或非注射途径进入易感者体内。

（1）输入带有 HDV 的血液和血液制品，或使用病毒感染的注射器和针头而发生感染，此为传播的主要方式。

（2）日常生活密切接触传播，含有 HDV 的体液或分泌物通过破损的皮肤黏膜感染，甚至可通过蚊虫叮咬等方式进入易感者血液，HDV 感染有家庭聚集现象。

（3）性接触传播，接触 HDV 患者的唾液、尿液、精液、阴道分泌物，也可导致 HDV 的传播。

（4）母婴传播，对于 HBsAg 和 HDV 抗体阳性的母亲，若其 HBeAg 为阳性，可直接将 HDV 传播给新生儿，表明 HDV 围产期传播仅在 HBV 活跃复制的条件下才有可能发生，但 HDV 发生率远无 HBV 发生率高。多数学者认为 HDV 很少发生围产期母婴传播，故 HDV 围产期传播有待进一步深入研究。

人类对 HDV 普遍易感。丁型肝炎的高危人群是注射药瘾者和血友病患者、血液透析患者、经常接触血液的其他人员及各种类型的慢性乙型肝炎患者。男性要多于女性，高危人群以男性居多。在 HDV 地方性流行区，男性携带率高于女性。在亚马孙河流域、中非和东欧的部分地区，HDV 高度流行，并与疾病严重程度相关。在亚马孙河流域的土著居民中，大部分急性黄疸型丁型肝炎患者为在慢性 HBV 携带基础上重叠感染了 HDV，而不是 HBV 和 HDV 同时感染，预防乙型肝炎可同时预防丁型肝炎。在发达国家，乙型肝炎疫苗接种率的增加降低了丁型肝炎的发病率，是公共健康的一项胜利。因此，由 HDV 感染导致的急性重型肝炎的病例在南欧越来越少见。大部分现症的 HDV 感染病例为慢性轻度肝炎，或进展迅速但临床表现稳定达 10 余年的肝硬化患者。

丁型肝炎的传播非常广泛，几乎遍布全球，相对集中的区域主要分布在地中海流域、中南美洲、中东地区及非洲的部分地区，流行具有如下特征。

（1）地方性流行：通常乙型肝炎发病率较低的地区，丁型肝炎的感染率也较低，如北欧、美国与大洋洲等。而乙型肝炎高发地区，如地中海、巴尔干半岛、西非和中非地区，丁型肝炎的感染率也比较高。但是东南亚、南非地区，尽管 HBV 感染率很高，但 HDV 的感染率却并不高。

（2）暴发流行：主要出现于某些不发达地区的人群中，如亚马孙河流域，曾多次发生 HDV 暴发流行，而且病情严重，可发展为暴发性肝衰竭，病死率较高，且多见于儿童及青少年。

（3）高危人群发病：主要出现在 HBV 感染率较低国家的静脉注射药瘾者、多次受血者和经常接受血制品的血友病患者中。

三、丁型肝炎病毒检测试剂的检测原理

国家药品监督管理局 HDV 检测试剂盒的批准信息

从国家药品监督管理局官方网站上可以看到，HDV 检测相关批准事项有 19 项，其中包括标准品/质控品、抗体检测试剂盒（酶联免疫法、磁微粒化学发光法等）。近年来国家药品监督管理局对于丁型肝炎病毒检测试剂盒的批准信息见表 8-6。

表 8-6　丁型肝炎检测试剂盒的批准信息表

序号	试剂盒种类	注册数量
1	质控品/校准品	4
2	检测试剂盒（酶联免疫法）	9
3	检测试剂盒（磁微粒化学发光法）	5
4	其他	1

丁型肝炎病毒感染的诊断在临床中主要依靠针对 HDV 抗原引起的抗体的发现。HDV 抗体的滴度通常很低（<1∶100），在急性感染中 90%以上检查不到。然而，HDV 抗体首次出现的时间是变化不定的，所以需要反复多次地检查才能完成对丁型肝炎的确诊。在急性感染发生自愈后 HDV 抗体仅会持续短暂时间，随后就会消失，不会留下既往感染的标志。HDV 抗体 IgM 在急性感染期间出现，但是并不能区分急性和慢性感染。在慢性感染中，HDV 抗体 IgM 会持续存在，在发生严重肝脏疾病的患者中会出现较高的滴度。在慢性乙型肝炎重叠感染 HDV 的患者中，HDV 抗体在早期就会出现，达到高滴度后会持续存在。在这部分患者中，HDV 感染的血清学诊断是相当可靠的。

急性 HDV-HBV 同时感染的常规诊断是血清中发现 HDV 抗体和抗 HBc IgM。因为 HDV 会抑制 HBV 的复制，故 HBsAg 的缺失可能会促使 HDV-HBV 同时感染，偶尔在这部分人中也会出现抗 HBc IgM 阳性，是急性 HBV 感染的唯一标志。在慢性乙肝基础上发生了 HDV 感染的诊断主要是 HBsAg 及抗 HBc IgG 阳性的患者血清中出现了 HDV 抗体。高滴度的 HDV 抗体持续超过 6 个月往往提示感染慢性化。

免疫测定方法（RIA 和 EIA）虽然有了研究进展，但是还不能广泛应用于血清 HDV 抗原的检测。在大部分早期感染的患者体内可发现 HDV 抗原，但是在慢性感染患者体内却很少能发现。相反，通过蛋白质印迹法可在超过 70%的慢性 HDV 感染中发现 HDV 抗原。然而，通过该方法检测 HDV 抗原，在技术上有一定的难度，且过程烦琐，并不适合常规的诊断检查，仅适合一些专业实验室的研究工作。

其他的一些研究方法已经被用到 HDV 感染的诊断中。在急性感染的短暂时期和慢性感染中，可通过分子杂交的方法发现 HDV RNA。尽管对 HDV RNA 的检测现在仅能作为研究工具而有限地应用，但是，在不久的将来，对于 HDV RNA 的检测极有可能应用到慢性 HDV 感染抗病毒治疗的效果观察中。用于检测肝内 HDV 的研究技术包括原位杂交法检测 HDV RNA，在冷冻和甲醛溶液固定的标本中应用免疫荧光和免疫过氧化物

酶染色检测 HDV 抗原。但是这些技术应用很有限，因为 HDV 抗原的染色随着标本保存时间的延长变得不准确。在保存超过 10 年的慢性 HDV 感染患者的活检标本中，只有 50% 的样本中 HDV 抗原的染色呈阳性。

四、丁型肝炎病毒检测试剂的新技术

HDV 的检测手段目前主要还是血清学检测的方法，还没有分子诊断的方法用于实际检测中，虽然 PCR 扩增技术本身已经很成熟，但是由于 HDV 的自身特性原因，还无法使用 PCR 技术对其进行定量分析。另外，HDV 的标准品也是一个检测方面的瓶颈，由于标准品的缺乏，导致 PCR 技术无法大规模地使用。因此，对于 HDV 的检测，首先应着手统一标准，从实验室水平规范检测标准，使其具有良好的实验室间的可比性；其次推广 PCR 检测技术用于 HDV 的检测研究，使病毒的检测更快速、更灵敏。

第六节 戊型肝炎病毒体外诊断试剂

一、戊型肝炎病毒结构

戊型肝炎病毒（HEV）现认为属于杯状病毒属。应用免疫电镜术（IEM）观察到的病毒样颗粒的报道不完全相同，存在 HEV 序列的差异，但这些病毒颗粒间有明显的交叉反应，提示 HEV 可能只有一个血清型。目前研究者普遍认为 HEV 只有一种血清型。

HEV 直径 27～34nm，其形态为圆球状，无外壳，基因组为单股正链 RNA，含有 3 个开放阅读框架（ORF1、ORF2 和 ORF3）。颗粒表面有凸起和缺刻，可见实心和空心两种颗粒，实心者为完整的 HEV，空心者为不含完整基因的 HEV。与人类疾病相关的 HEV 主要有 4 个基因型，其中 HEV-1 和 HEV-2 仅见于人类，HEV-3、HEV-4 在猪、鹿等若干动物中传播，也可造成人类感染。

二、戊型肝炎病毒的传染性

戊型肝炎的传染源是急性及亚临床型患者。以潜伏末期和发病初期粪便的传染性最高。戊型肝炎病毒主要通过粪-口途径传播，水源被污染可引起暴发流行；也可经日常生活接触传播。各年龄普遍易感，感染后具有一定的免疫力。与其他各型肝炎之间无交叉免疫，可重叠感染或先后感染。戊型肝炎的发病与饮水习惯及粪便管理有关，常以水作为媒介继而流行的形式出现，多发生于雨季或洪水泛滥之后，由水源污染导致的流行期较短（约持续数周），如水源长期污染，或通过污染环境或直接接触传播，则持续时间较长。发病者以青壮年为多，儿童多为亚临床型。

HEV 感染是散发的，并主要发生在发展中国家，主要在印度、东南亚及中亚地区流行。在世界上其他地区的发生率较低，且患者明显局限于曾到上述地区旅行的人群。HEV 感染经肠道传播，主要是由于饮用污染水，并且可以在患者的大便中发现 HEV 全基因组。人-人传播并不常见，母婴传播则更罕见。社会经济地位低下及饮用井水是发生感染的最

重要的危险因素。与 HAV 相比，HEV 主要感染年轻人，儿童少见。感染的潜伏期为 2～10 周，起病隐匿，前驱期持续 1～4 天，表现为流感样症状、发热、厌食、腹部不适，偶尔可出现呕吐及腹泻，可出现关节痛及皮肤斑丘疹。这些症状持续几天，之后出现黄疸，然后症状改善。在流行区，HEV 感染与急性重型肝炎及急性肝衰竭相关，可能出现胆汁淤积，但并不会慢性化。妊娠后期 3 个月的妇女感染戊型肝炎死亡率非常高（约25%），流行期间妊娠妇女发生严重病例的比例明显高于散发病例期间。暴发性 HEV 感染需要与急性妊娠性脂肪肝相鉴别。HEV 抗体（抗 HEV-IgG）具有保护性，并具有长期免疫性。诊断需要进行相关抗体的检测，包括 IgG 和 IgM，目前抗体检测并不完全尽如人意。也可以采用 PCR 技术进行 HEV RNA 的检测。

三、戊型肝炎病毒检测试剂的检测原理

国家药品监督管理局 HEV 检测试剂盒的批准信息

从国家药品监督管理局官方网站上可以看到，至 2022 年底 HEV 检测相关批准事项有 81 项，其中包括标准品/质控品、抗体检测试剂盒（酶联免疫法、化学发光法等）。近年来国家药品监督管理局对于 HEV 检测试剂盒相关批准信息见表 8-7。

表 8-7 HEV 检测试剂盒相关批准信息

序号	试剂盒种类	注册数量
1	质控品/校准品	4
2	检测试剂盒（酶联免疫法）	27
3	检测试剂盒（化学发光法）	10
4	检测试剂盒（PCR 法）	3
5	检测试剂盒（胶体金法）	19
6	检测试剂盒（磁微粒）	8
7	其他	9

戊型肝炎的实验室检测方法包括肝功能指标、抗原检测、抗体检测和核酸检测。血清特异性抗体检测是目前辅助诊断戊型肝炎的重要手段，免疫层析法、酶联免疫法和化学发光法抗体检测试剂在临床中广泛应用。

四、戊型肝炎病毒检测试剂的新技术

血清特异性抗体检测是目前辅助诊断戊型肝炎的重要手段，如免疫层析法、酶联免疫法和化学发光法。实验室层面检测血清中抗 HEV 的免疫层析法灵敏度可达到 80%～90%，这种检测基于 HEV 基因组结构区域的重组蛋白。免疫荧光方法可以检测肝脏内 HEV 的抗原，实验室应用扩增方法检测 HEV RNA，在潜伏期和急性 HEV 感染前驱期的粪便、胆汁和肝脏中可以检测到 HEV 抗原。急性戊型肝炎患者血清中也可以检测到 HEV 抗原。

参 考 资 料

霍华德. 托马斯，2013. 病毒性肝炎. 第 3 版. 牛俊奇，译. 天津：天津科技翻译出版有限公司.

吕晓峰，李保义，2011. 慢性病毒性肝炎的诊断与治疗. 石家庄：河北科学技术出版社.

孙玉凤，王娜，姚冬梅，2011. 急慢性病毒性肝炎. 北京：科学技术文献出版社.

第九章　结核病体外诊断试剂

第一节　概　　述

一、结核病简介

结核病是由结核分枝杆菌、牛结核分枝杆菌和非洲分枝杆菌等引起的慢性传染性疾病，可累及全身各器官，以肺结核最为多见。其中，结核病的病原菌主要是结核分枝杆菌，牛结核分枝杆菌次之。结核分枝杆菌主要经空气传播，大多数人在感染结核分枝杆菌后并无症状，称为潜伏感染。潜伏感染可持续几十年，仅有 5%～10% 的潜伏感染者发展为活动性肺结核患者。

结核病作为人畜共患慢性传染病，在世界范围内具有高致病性和致死性，为全世界十大致死因素之一。其中最为常见的是肺结核，可分为肺内结核与肺外结核。世界人口约有 1/4 感染结核分枝杆菌。

结核病感染不分人群、地点，但大多数患者为成年人，男性患者多于女性患者。结核病患者往往面临经济困难、边缘化、污名和歧视等。

结核病传播的途径主要包括呼吸道传播、消化道传染，其他传播途径包括接触受损的皮肤、黏膜、生殖器等。呼吸道传播方式主要为打喷嚏、咳嗽、唾液飞沫等；消化道传染可能性比较小，但是也呈现一定的感染概率，所以要避免食物被污染；其他途径的感染如受伤的皮肤接触了污染源、母婴传播等。

二、结核病的危害

结核病曾经被认为是绝症，严重威胁着人类生命安全，其曾经是导致人类死亡的主要原因之一。据统计，在 19 世纪，结核病在欧洲和北美曾经发生过大规模流行，社会上各个阶层都受到感染的威胁，生活在最底层的贫苦人群更是深受其害，造成大面积的人口死亡。1900 年死于肺结核的人数约有 210 万，一度被称为"巨大的白色鼠疫"。虽然在现代医学条件下，早发现和早治疗已经能够使结核病的治愈率达到 90% 以上，化学药物疗法已得到广泛应用，但随着人口不断增长和流动人口持续增多，目前结核病在许多国家仍然被视为一个难题，并成为传染病中的第一杀手。肺结核是许多发展中国家青壮年的主要致死疾病之一，95% 的病例和 98% 因本病而死亡的患者集中在发展中国家。除了贫穷、人口众多、营养不良、防治不到位等原因以外，一些地区的长期社会动乱、没有全国性的防治规划和医疗投入过少也是造成肺结核蔓延的主要原因。据世界卫生组织统计，全世界有 1/3 的人口感染了结核分枝杆菌。约有 10% 的结核菌感染者会在其生命的某个时期发展为活动性结核病，通常在感染后的第一年风险最高，也有可能在多年后才发病。如果活动性结核病不进行治疗，死亡率将超过 50%。结核病控制不仅关系到公共卫生安全，也是一个严重的社会经济问题。

世界卫生组织于 1995 年底确定每年的 3 月 24 日为"世界防治结核病日"，有的地区由于宣传不足，患者对结核病认识不充分，未及时就医造成延误，或未能接受足量、足疗程的药物治疗，擅自停药，使机体对药物产生耐药性，增加了治疗困难，甚至危及患者生命。有报道指出，治疗一个耐多药肺结核患者，其费用是治疗普通肺结核患者的 100 倍，且治愈率也大大降低。放眼世界，结核病的控制工作任重道远，需要各地政府加以重视，加大医疗投入，制定现代和科学的防治策略，并长期坚持、不断努力。

三、结核病的实验室诊断

结核病的实验室诊断方法主要包括细菌学诊断、免疫学诊断、分子生物学诊断及病理学诊断。

1. 细菌学诊断

传统的结核病实验室诊断技术基本上是基于细菌学的检查方法，这些方法虽然已经有几十年，甚至上百年的历史，但目前仍然是结核病实验室诊断的主要检查手段，并且分枝杆菌培养技术目前仍然被认为是结核病诊断的金标准。

2. 免疫学诊断

从结核分枝杆菌侵犯机体，在宿主体内形成潜伏感染，到转变为活动性结核病，机体与结核分枝杆菌之间的作用、宿主对细菌的免疫防御及免疫调节机制贯穿全过程。因此，从宿主免疫反应的角度对结核病进行免疫学诊断具有重要的临床价值。近年来经过一系列探索，结核病的免疫学诊断技术获得了新的进展，其中最瞩目的成就是结核分枝杆菌特异性细胞免疫反应（IGRA）的推广及使用。目前结核病免疫学诊断技术应用最广泛的是传统的结核菌素皮试（TST）及新型的 IGRA 检测法。传统的 TST 是皮内注射结核分枝杆菌培养的蛋白衍生物，测定人的迟发型超敏反应，为体内试验；新型的 IGRA 检测方法主要是测定人体外周血 T 细胞在结核特异性抗原刺激下分泌 IFN-7（一种细胞因子干扰素）的水平，为体外试验。两者从不同角度检测受试者对结核分枝杆菌的细胞免疫反应水平，TST 作为传统的方法，虽然不能区分卡介苗（BCG）接种、活动性结核病及潜伏性结核分枝杆菌感染（LTBI），但具有操作简单、价格低廉的优点；IGRA 检测法虽然特异性较强，可有效区分 BCG 接种、活动性结核病及 LTBI，但在结核分枝杆菌感染水平不同的国家及地区，IGRA 对结核病的诊断价值受到一定程度的影响。因此，在 LTBI、结核病的大规模筛查、活动性结核病的诊断方面，IGRA 尚不能取代 TST 的地位。在一定条件下，提倡两者联合诊断 LTBI 及活动性结核病。最近有新的研究致力于区分 LTBI 及活动性结核病，期待新技术能有益于结核病的有效、快速诊断。

3. 分子生物学诊断

分子生物学方法以其简便、快速、特异性高的特点成为结核分枝杆菌检测研究的热点。国内外大量研究证明 PCR 检测结核分枝杆菌敏感度达到 100%。目前分子生物学结核分枝杆菌检测方法主要有 DNA 探针技术、PCR 测序、PCR 定性检测、双重实时荧光 PCR 技术、探针技术及环介导等温扩增（LAMP）技术等。分子生物学的发展使 PCR 限制性片段长度多态性分析、PCR 核酸杂交、直接核酸测序技术等为结核分枝杆菌的分类、鉴定提供了新途径。据研究报道，双重实时荧光 PCR 和 TaqMan 探针技术只需几小时即可在 1 支管内同时完成临床样本的结核分枝杆菌/非结核分枝杆菌核酸检测,特异性较好、污染少，可作为临床结核分枝杆菌常规检测，也可为流行病学非结核分枝杆菌调查和分布状况的研究提供辅助检测方法。肺结核有 40%～60% 为菌阴肺结核，此类患者如不予治疗，可有近一半发展为涂阳肺结核而成为新传染源。荧光 PCR 检测样本中的结核分枝杆菌核酸若遇到病灶排菌量少，或处于排菌间歇期，则无法检测到样本的结核分枝杆菌核酸。故菌阴肺结核的检测应联合其他方法进行确诊。

有研究报道应用一对 PCR 引物和一个荧光双标记探针的检测灵敏度为每毫升 10 个结核分枝杆菌，反应管在 PCR 循环结束后无须开盖；可用于对可疑结核病患者的痰标本结核分枝杆菌核酸定性检测，辅助诊断结核病。

PCR 结果的精确性在各研究实验室之间有显著不同，但是，一旦解决了包括最佳样本处理、扩增检测方法及污染物、抑制剂的消除等技术问题，一致性肯定能够提高。目前，虽然 PCR 技术在检测结核分枝杆菌时存在一定的差异性，但在一些干扰结果精确性的因素被消除之后，对结核分枝杆菌的早期检测和耐多药结核病的直接检测会更见其优势，同时认为，新暴露的人群经 PCR 检测结果阳性，但结核菌素试验和结核分枝杆菌培养阴性时，对其阴性预测值（NPV）的研究较有价值。

4. 病理学诊断

结核病是由结核分枝杆菌引起的一种特殊炎性疾病，虽具有一般炎症的渗出、增生和坏死等基本病理变化，但亦有其相对特征性的病理改变，如肉芽肿性病变和结核结节等。结核病基本病理变化主要为渗出性病变、增生性病变和坏死性（变质性）病变。在结核病的发展过程中，由于结核分枝杆菌毒力的强弱、感染菌量的多少、机体自身免疫力不同等因素的影响，上述三种病理变化常混杂存在，在不同阶段，多以某种病理改变为主并相互转化。

（1）常规病理学诊断：通常采用外观大体观察、组织观察及细胞学检查。外观大体观察，如使用放大镜、量尺等工具对大标本进行观察；组织观察是对病变组织取样后，使用 10%中性福尔马林溶液固定和石蜡包埋后制成切片，切片经 HE 染色法染色后进行镜下检查，该方法是目前病理学诊断最基本和最常用的方法；细胞学检查是采集病变处的细胞、涂片染色后进行诊断。

（2）特殊染色法：主要有抗酸染色、网状纤维染色、六胺银染色（GMS）和过碘酸希夫染色（PAS）、金胺-罗丹明染色。常用的抗酸染色方法是齐-内染色法，油镜下观察可见红染的两端钝圆稍弯曲的杆状菌，常位于坏死区的中心或坏死区与上皮样肉芽肿交界处；网状纤维染色法可显示组织结构是否完整、坏死的范围和程度，由于干酪样坏死对于结核病具有一定的诊断价值，而仅仅通过 HE 染色对坏死性质进行判定可能出现一定的偏差，因此，网状纤维染色对结核病的诊断和鉴别诊断有一定的帮助；GMS 和 PAS 染色是最常用的识别真菌的染色方法，这两种特殊染色虽然对于直接诊断结核病没有太大的价值，但是却可以起到与真菌病进行鉴别诊断的作用，有效防止误诊；金胺-罗丹明染色结果可在 40 倍物镜下观察而不需用 100 倍油镜，且与抗酸染色相比，具有更高的灵敏度，但需要注意荧光染色片无法长期保存且有时会出现假阳性结果。

（3）免疫组织化学法：是利用抗原-抗体的特异性结合反应原理，以抗原或抗体来检测和定位组织中的目标蛋白质的一种技术方法。免疫组织化学（IHC）染色主要使用两种类型的抗体。第一种类型是针对不同细胞类型的抗体，如抗 CD68 抗体可以帮助区分类上皮细胞与上皮来源细胞，有助于确认肉芽肿结构，但对于结核病的诊断没有很大帮助。第二种类型是针对结核分枝杆菌特异抗原的抗体，这类抗体可以在组织切片中显示结核分枝杆菌蛋白的表达，对提高结核病诊断阳性率很有帮助。目前报道的抗体主要识别 BCG、MPT64、PstSl、Ag85B 等抗原，免疫组织化学检查操作简便，阳性信号易于观察，不需要使用油镜，可以有效提高灵敏度和工作效率，但该方法现阶段缺少第二种类型的高质量商业化 IHC 抗体及其判读标准。因此，还需要加快研究成果向临床应用的转化进程。

第二节　结核病分枝杆菌介绍

一、分枝杆菌的形态特征

结核分枝杆菌（mycobacterium tuberculosis，MTB）是人类结核病的病原体，是专性需氧的一类细菌，抗酸染色呈阳性。无鞭毛，有菌毛，有微荚膜但不形成芽孢，其细胞壁既没有革兰氏阳性菌的磷壁酸，也没有革兰氏阴性菌的脂多糖。结核分枝杆菌细长略弯曲，聚集呈分枝状排列。因其细胞壁含有大量脂质，不易着色，经齐-内抗酸染色呈红色，现证明有荚膜。单个、成双、间或成丛排列。在人工培养基上，由于菌型、菌株和环境条件不同，可出现多种形态，如近似球形、棒状或丝状。在电镜下观察结核分枝杆菌具有复杂结构：由微荚膜、细胞外壳的三层结构、胞质膜、胞质、间体、核糖体及中间核质构成。

典型的结核分枝杆菌的形态为细长稍弯曲或直的、两端圆钝的杆菌，长 $1 \sim 4\mu m$，宽 $0.3 \sim 0.6\mu m$，单个散在，有时呈"X""Y"形或条索状。痰标本涂片经过抗酸染色后在 1000 倍的显微镜下可以看到。

二、分枝杆菌的致病机制

结核分枝杆菌的宿主是人，主要通过结核病患者形成含有该菌的气溶胶进行传播。吸入的结核分枝杆菌进入肺部上端，在巨噬细胞中繁殖。初次感染该菌后先在感染部位繁殖，传播到肺部局部淋巴结，然后扩散到身体其他部位。不同于其他通过逃避吞噬而致病的细菌，结核分枝杆菌主要是利用宿主细胞表面的多个受体而进入巨噬细胞。这些受体包括甘露糖受体、补体受体和 Fc 受体。结核分枝杆菌进入巨噬细胞后，滞留在膜包围的液泡中。结核分枝杆菌感染所致的宿主临床症状和组织破坏往往是由宿主免疫反应导致，但是具体哪些因素影响人的易感性还不清楚，如为何多数感染者能够成功地控制入侵的结核分枝杆菌，而少数人却发病呢？对结核病的研究已进入了新的阶段，其致病的机制不同于其他胞内致病菌，脂类在致病中具有重要的作用。这些都将成为人们进一步认识结核病的突破点。

结核分枝杆菌感染需多个阶段：①在巨噬细胞中成功繁殖；②结核分枝杆菌能够诱发宿主的免疫反应，使宿主能够控制但不能清除细菌；③能够在宿主中相对不活跃地持续存在而保留被激活的潜力。

感染的不同阶段涉及变化的环境，因此结核分枝杆菌内一定有一套系统调控多个基因的表达，使细菌能适应环境的变化。目前对这三个阶段的分子水平的了解还较少，但是对有限的突变菌株和特性进行的分析表明，结核分枝杆菌的繁殖和持续感染机制确实与众不同。

成人初次感染往往不会表现出症状，宿主免疫反应就可以控制，使细菌不能活跃繁殖和扩散，但是几乎不能根除细菌。结核分枝杆菌是胞内致病菌中最容易维持潜伏状态的细菌，即最容易出现无症状携带者，潜伏期的唯一临床指标是无症状携带者能够对结核分枝杆菌的抗原产生迟发超敏反应。

无症状携带者的潜伏态细菌往往会被激活，最容易被激活者是免疫功能缺陷的艾滋病患者。复发常见器官是肺，但是任何器官都有可能出现复发。结核病是慢性、消耗性疾病，特征是发热、消瘦，肺部复发时有咳嗽症状。咳嗽是慢性肺部炎症的症状，也是结核分枝杆菌传播到新宿主的表现。结核的许多症状其实是宿主的免疫反应所致，而非细菌的直接毒性作用。因此，结核分枝杆菌致病机制研究的一个重要目标是弄清宿主免疫反应与细菌致病机制之间的相互作用关系。

三、分枝杆菌的抵抗力

目前对于结核分枝杆菌耐药机制的研究有很多，但主要有以下 3 种观点：细胞壁结构与组成发生变化，使细胞壁通透性改变，药物通透性降低，产生降解或灭活酶类，改变了药物作用靶位；结核分枝杆菌中存在活跃的药物外排泵系统，外排泵将菌体内药物泵出，使得胞内药物浓度不能有效抑制或杀死结核分枝杆菌，从而产生耐药性；结核分枝杆菌基因组上编码药物靶标的基因或与药物活性有关的酶基因突变，使药物失效，从而产生耐药性，这是结核分枝杆菌产生耐药性的主要分子机制。

分枝杆菌对理化因素抵抗力较强，耐干燥、耐酸、耐碱、对湿热敏感、在 70%～75% 乙醇中数分钟即被杀死、对紫外线敏感。直接日光照射数小时可被杀死，可用于结核患者衣服、书籍等的消毒。结核分枝杆菌在干燥痰内可存活 6～8 个月，对抗结核药物易产生耐药性。

结核分枝杆菌的抵抗力与环境中有机物的存在有密切关系，如痰液就可增强结核分枝杆菌的抵抗力。因大多数消毒剂可使痰中的蛋白质凝固，包在细菌周围，使细菌不易被杀死。5%苯酚在无痰时 30 分钟可杀死结核分枝杆菌，有痰时需要 24 小时；5%煤酚皂溶液（来苏儿）在无痰时 5 分钟可杀死结核分枝杆菌，有痰时需要 1~2 小时。

结核分枝杆菌对酸（3% HCl 或 6% H_2SO_4）或碱（4% NaOH）有抵抗力，15 分钟的酸、碱作用对结核分枝杆菌无影响。可在分离培养时用于处理有杂菌污染的标本和消化标本中的黏稠物质。结核分枝杆菌对 1∶13 000 的孔雀绿有抵抗力，加在培养基中可抑制杂菌生长。结核分枝杆菌对链霉素、异烟肼、利福平、环丝氨酸、乙胺丁醇、卡那霉素、对氨基水杨酸等敏感，但长期用药容易出现耐药性，而吡嗪酰胺的耐药性＜5%。

形成上述顽固性抵抗力的主要原因是结核分枝杆菌体内含有大量类脂质，占菌体干重的 40%，脂质在细胞壁内含量最多，因其富脂外壁的疏水性，一般的消毒剂难以渗入，对外界条件有异常强的抵抗力，使用通常的灭菌方法易失败，用 15%硫酸或 15%氢氧化钠溶液处理 30 分钟，可杀死一般的病原菌，但不能杀死结核分枝杆菌。在阴暗潮湿的地方结核分枝杆菌可生存数月，在阳光暴晒下能生存数小时，在-7℃以下可生存 4~5 年。在沸水中（100℃）数分钟结核分枝杆菌可死亡，因此，煮沸消毒是最有效、最经济的方法。脂溶性溶剂乙醇能渗入其脂层而发挥奇效，用 75%乙醇 2 分钟便可将结核分枝杆菌杀死。

对结核分枝杆菌生物学特性的研究最终是为结核病的防治提供理论基础。有效控制结核病对人类的威胁日益受到重视，由此带动了对结核分枝杆菌的分子生物学和免疫致病机制的深入研究，而且对于结核病这种感染性疾病的致病机制的研究要求广泛了解许多专业领域，还需要加强临床医生和科研人员的合作。

第三节　结核病诊断试剂检测原理

一、结核分枝杆菌检测试剂盒的批准信息

从国家药品监督管理局官方网站上可以查询结核分枝杆菌检测试剂盒的批准信息，至 2022 年底可以搜索到各类批准信息 99 条，具体情况见表 9-1。

表 9-1　结核分枝杆菌检测试剂盒批准信息

序号	试剂盒种类	注册数量
1	结核分枝杆菌药敏检测试剂盒	8
2	结核分枝杆菌抗体检测试剂盒	35
3	结核分枝杆菌核酸检测试剂盒	22
4	结核分枝杆菌特异性细胞免疫反应检测试剂盒	24
5	结核分枝杆菌耐药基因检测试剂盒	9
6	结核分枝杆菌抗原检测试剂盒	1

从表 9-1 中可以看出，结核分枝杆菌的检测试剂盒主要分成 6 个类别：①药敏检测

试剂盒；②抗体检测试剂盒；③核酸检测试剂盒；④特异性细胞免疫反应检测试剂盒；⑤耐药基因检测试剂盒；⑥抗原检测试剂盒。

二、各类检测试剂盒原理说明

1. 结核分枝杆菌药敏检测试剂盒的检测原理

目前对于结核分枝杆菌耐药机制的研究很多，普遍认为主要有以下 3 种观点。

（1）细胞壁结构与组成发生变化，使细胞壁通透性改变，对药物通透性降低，降解或灭活酶改变了药物作用靶位。例如，异烟肼和乙硫异烟胺抑制合成分枝菌酸，乙胺丁醇则主要干扰阿拉伯糖的合成药物。药物依赖细胞壁特定位点作为靶位时，当细胞壁靶位发生了变化，对药物作用会产生极大的影响。另外，这种细胞壁的变化也会对有些巨噬细胞的吞噬作用产生干扰或破坏，从而使得结核分枝杆菌在体内能够存活。

（2）结核分枝杆菌中存在活跃的药物外排泵系统，外排泵将菌体内的药物泵出，使得药物浓度不能有效抑制或杀死结核分枝杆菌，从而产生耐药性。

（3）结核分枝杆菌基因组上编码药物靶标的基因或与药物活性有关的酶基因突变使药物失效，从而产生耐药性，这也是结核分枝杆菌产生耐药性的主要分子机制。

结核分枝杆菌药敏检测试剂盒（培养法）主要由药敏培养基和药敏测试板组成，药敏培养基由基础培养基、促生长剂和抑菌剂组成，它们能为细菌的生长繁殖提供无机盐、碳源、氮源和水分，丰富的营养促进分枝杆菌生长，通过多种抗生素抑制其他微生物的生长。药敏测试板提供不同种类及浓度的药物。使用时，将一定量的细菌接种到培养液，混匀后分装至药敏测试板培养，根据各含药孔、对照孔的生长结果判断药物敏感性。通过药敏测试能了解分枝杆菌耐药状况，为临床指导用药。此试剂盒包含药物利福平、异烟肼、乙胺丁醇、利福喷汀、阿米卡星、莫西沙星、卷曲霉素、氯法齐明等。

近年来，结核分枝杆菌耐药机制的研究已经取得了一些进展，目前在临床上已有多种结核分枝杆菌耐药性方面的分子生物学检测方法得到实际应用，如线性探针技术、基因芯片检测方法等，但这些方法均是根据结核分枝杆菌基因突变的分子机制建立起来的，而基因突变介导的分子机制其实仅是引起结核分枝杆菌耐药的一部分原因。科学家对结核分枝杆菌耐药机制的继续研究可以总结如下：首先，抗结核药物作用的靶分子突变是引起结核分枝杆菌耐药的主要原因；其次，是物理屏障的作用，细胞壁的特殊结构减少了抗菌药物的摄取而产生耐药性；最后，药物外排泵能够将菌体内的药物泵出，使得菌体内药物浓度降低，导致不能有效抑制或杀死结核分枝杆菌，从而产生耐药性，药物外排泵系统是对结核分枝杆菌耐药机制的重要补充方式。

尽管从结核分枝杆菌的细胞壁、基因突变、外排泵等方面都部分阐明了结核分枝杆菌的耐药机制，但细胞壁和基因突变之间、基因突变和外排泵之间、细胞壁和外排泵之间如何相互作用，目前还不是很清楚，药物如何突破或作用于结核分枝杆菌的细胞壁使抗结核药物发挥作用等，都需要进一步研究。

2. 结核分枝杆菌抗体检测试剂盒的检测原理

机体对结核分枝杆菌可发生体液免疫应答，产生特异性 IgM、IgG 和 IgA 类抗体，但这些抗体不是保护性抗体，而是伴随抗体，即体内有结核分枝杆菌存在且增殖时，就会产生抗体，否则抗体消失。采用酶联免疫吸附试验测定抗结核特异性 IgG、IgM 和 IgA 抗体对结核病有辅助诊断价值。目前常用的结核抗体检测主要为 IgG 抗体，但是发现有相当部分 IgG 抗体检测阴性的结核病患者样品，IgM 和（或）IgA 抗体检测为阳性，且 IgM 和 IgA 抗体检测亦存在一定互补性，这表明 IgG、IgM 和 IgA 抗体联合检测可提高检测的灵敏度。各类结核病患者的抗体产生规律如下：病变重、受损范围大者细胞免疫功能弱，而抗体产生较多，即细胞免疫随病变加重而减弱，体液免疫随病变加重而增强，所以检测体液中结核抗体有助于对活动性结核进行正确的诊断并对抗结核药物治疗的疗效进行考核。

以结核分枝杆菌特异性抗原包被 ELISA 板，然后加入患者的标本，如标本中存在结核抗体，则将与包被的抗原结合，洗涤后加入酶标记的抗人 μ 链抗体或酶标记抗人 γ 链抗体，再加入底物，通过颜色变化即可对结核抗体 IgM 或 IgG 进行检测。

结核分枝杆菌抗体检测的主要临床适应范围：①肺内及肺外活动性结核病的诊断；②涂片、培养阴性但伴临床症状；③癌等其他肺部疾病的鉴别诊断；④结核病化疗过程的动态观察；⑤正常人体检；⑥艾滋病混合感染的诊断。

最近几年，多数研究都集中在体外生长的结核分枝杆菌外分泌蛋白上，而且一些蛋白已经被克隆并且体现了它们的血清学诊断价值。利用几种不同的重组结核分枝杆菌分泌蛋白进行的研究表明，它们的免疫识别在不同的患者之间是随机变化的，没有一种绝对的抗原或一组抗原能被所有的患者或大多数患者所识别。所以目前尚无任何一种用于 ELISA 抗体检测的抗原灵敏度能够达到 100%，不同的患者需用不同的抗原检测抗体。这表明不同结核患者的抗体反应是不完全相同的，需设计一个由多种抗原组成的结核病血清学诊断试验，具有灵敏度高和特异性强的结核病血清学诊断试剂要求由多种抗原的混合体构成。因此，筛选各种特异性强、灵敏度高的抗原组成混合抗原，研制结核病血清学诊断试剂成为今后的主要研究方向。

3. 结核分枝杆菌核酸检测试剂盒的检测原理

核酸检测是肺结核病原学诊断的重要参考。2009 年，美国疾病控制与预防中心（CDC）更新了肺结核的诊疗指南，将核酸检测作为肺结核的辅助诊断方法，明确对于所有疑似肺结核患者，应至少进行一个呼吸道样本的核酸检测。我国《临床诊疗指南·结核病分册》也明确，结核分枝杆菌的 DNA 检测可作为肺结核诊断的参考。

与其他实验室检查方法比较，核酸检测的价值在于：①可快速鉴别结核分枝杆菌复合群与非结核分枝杆菌，提高涂片阳性肺结核的诊断特异性；②与涂片比较，灵敏度较高，可提高涂片阴性肺结核的检出率；③与培养相比，操作快速，可及早进行正确的医疗处置。

结核分枝杆菌复合群核酸检测试剂是指利用分子生物学检测技术，如 PCR 等，以特定的结核分枝杆菌复合群共有的核酸序列为检测靶标，对痰、支气管肺泡灌洗液中的结核分枝杆菌复合群进行体外定性检测的试剂，用于肺结核的辅助诊断。

本法原理是选用结核分枝杆菌保守的基因片段设计成特异的引物及探针，该探针能与引物扩增区域中间的一段 DNA 模板发生特异性结合,在 PCR 延伸反应过程中,Tap 酶的活性外切酶将 5′端荧光基团从探针上切割下来,使之游离于反应体系中,从而脱离了 3′端荧光猝灭基团的屏蔽,既能接收光刺激而发出可供仪器检测的荧光,从而实现在全封闭反应体系中对结核分枝杆菌核酸的检测。

4. 结核分枝杆菌特异性细胞免疫反应检测试剂盒的检测原理

受到结核分枝杆菌抗原刺激致敏的 T 淋巴细胞(T 细胞)再次遇到相同抗原时可产生γ干扰素,IGRA 通过检测全血或分离自全血的外周血单个核细胞(PBMC)在结核分枝杆菌特异性抗原刺激下产生的γ干扰素,判断受试者是否存在结核分枝杆菌感染。目前,国际上比较成熟的 IGRA 有两种:一是采用 ELISA 方法检测全血中致敏 T 细胞再次受到结核分枝杆菌特异性抗原刺激后释放的γ干扰素水平;二是采用酶联免疫斑点技术(ELISPOT)测定在结核分枝杆菌特异性抗原刺激下,外周血单个核细胞中能够释放γ干扰素的效应 T 细胞数量。

目前,结核分枝杆菌特异性细胞免疫反应检测试剂是指利用免疫学检测技术,如 ELISA 或 ELISPOT 等,以结核分枝杆菌特异抗原刺激 T 细胞产生的γ干扰素为检测靶标,对人静脉全血中的结核分枝杆菌特异性细胞免疫反应进行体外检测的试剂,可用于结核分枝杆菌感染的检测或用于结核病的辅助诊断。

5. 结核分枝杆菌耐药基因检测试剂盒的检测原理

结核分枝杆菌耐药基因检测试剂盒是指利用分子生物学技术,对结核病患者的临床样本或培养物样本中的结核分枝杆菌复合群耐药基因突变进行体外定性检测的试剂。针对该定义,需要强调如下几点。

(1)适用人群:结核病患者。需要特别注意的是,对于同一注册单元内可同时进行结核分枝杆菌复合群核酸检测及耐药基因突变检测的双功能试剂,尽管其核酸检测部分的适用人群为疑似结核病患者,但只有核酸阳性才能进行下一步的耐药基因突变检测,因此其耐药基因突变检测的适用人群为结核病患者。

(2)适用样本:痰、支气管肺泡灌洗液或其他体液等临床样本或培养物样本;进行结核分枝杆菌复合群耐药基因突变检测的上述样本应为结核分枝杆菌复合群阳性的样本,即来自结核病患者的结核分枝杆菌复合群阳性的痰、支气管肺泡灌洗液或其他体液等临床样本或培养物样本。

(3)结核分枝杆菌复合群阳性的确认方法:已获国家市场监督管理总局批准上市的结核分枝杆菌复合群检测试剂或临床普遍认可的结核分枝杆菌复合群鉴定方法(如结核分枝杆菌复合群核酸检测试剂或传统的结核分枝杆菌复合群培养鉴定方法)。

6. 结核分枝杆菌抗原检测试剂盒的检测原理

结核抗体检测技术简便、快速,但相比结核抗原检测"窗口期"较长,无法实现真正意义上的早期检测。结核病在疾病发展的不同阶段,T 淋巴细胞识别的结核抗原不尽相同。目前发现的诊断结核特异性抗体最常用的是 38kD 抗原,38kD 抗体阳性是涂片阳性结核患者中抗体阳性率最高的一种。38kD 抗原无疑是迄今为止作为单项诊断结核病最好的抗原,是结核病感染中后期检测的重要抗原。16kD 抗原适于结核早期感染的患者,可以尽早地检出活动性结核病。

抗原检测反应原理：在多孔反应板上，固相结核分枝杆菌抗原与血清中的结核分枝杆菌抗体形成复合物，胶体金标记的抗人 IgG 抗体再与复合物结合，形成肉眼可见的红色圆斑点，即为阳性结果，否则为阴性结果。

结核分枝杆菌特异性抗原检测的技术方法有以下几种。

（1）凝集试验：据报道，有研究人员通过纯化抗结核分枝杆菌胞膜抗原免疫球蛋白致敏乳胶颗粒来检测脑脊液，观测凝集发生与否，从而诊断结核性脑膜炎；另外，建立实验模型，通过将牛分枝杆菌抗体连接乳胶颗粒，对组织液标本中的结核抗原进行检测，从而较大地提高了检测敏感度。

（2）酶联免疫吸附试验（ELISA）：基本原理是将结核分枝杆菌的特异抗体包被在酶联微孔板，加入待测样品，如果样品中存在结核分枝杆菌抗原，体系中将会形成抗原抗体复合物，此时再加入标记的抗结核分枝杆菌单抗或多抗，会形成抗体-抗原-标记抗体复合物，经过酶底物显色，用酶联免疫仪测定结果。国内外众多学者应用不同形式的 ELISA 方法对结核分枝杆菌特异性抗原检测进行了探索。与凝集试验相比，ELISA 检测结果的敏感度和特异性都有一定的提高。

（3）免疫斑点试验（DIBA）：是 20 世纪 80 年代中期发展起来的固相标记免疫测定技术。其原理类似于 ELISA 方法，只是将抗原包被于固相的硝酸纤维素膜上，通过相应的抗体特异性吸附，洗涤，最后应用酶标二抗检测。与 ELISA 法相比，DIBA 操作更为简单，所需试剂少，结果用肉眼即可判读，检测结果还可长时间保存，不需特殊设备，易于普及和推广。

（4）免疫金标技术：该技术也是 20 世纪 80 年代中后期发展的一种新型免疫学标记和检测技术，目前在医学检验中的应用主要是免疫金标层析法和免疫金标渗滤法。免疫金标技术是在 DIBA 检测原理的基础上进一步发展形成的，但应用胶体金标记替代了酶标记，利用金颗粒具有高电子密度的特性，当标记物在相应的配体处大量聚集时，肉眼即可见红色或粉红色斑点，因而可以用于定性检测或半定量检测。与 ELISA 和 DIBA 技术相比，其操作更为简便、快速，可将常规 ELISA 检测所需的操作时间由 2～4 小时缩短至 5～15 分钟，且检测的敏感度和特异性保持不变。

第四节　结核病诊断试剂新技术

一、结核病诊断技术新方向

（1）影像学技术及计算机辅助诊断技术。

（2）显微镜学诊断技术。

（3）结核分枝杆菌快速培养技术。

（4）活动性结核病和结核潜伏感染的免疫学诊断技术。

（5）分子诊断技术，包括病原体检测及耐药检测。

二、影像学技术及计算机辅助诊断技术

1. 常规 X 线检查

胸部 X 线透视是筛选、早期发现肺结核患者的常规方法。胸部平片为肺结核诊断的基础影像学检查方法，胸部正位片与侧位片能对大多数肺结核做出诊断，与病理诊断相比有 95%的符合率；但有 15%已确诊的肺结核患者胸部 X 线检查可能表现正常。另外，对于早期粟粒型肺结核、艾滋病并发的肺结核并不敏感。胸部断层片可清晰显示微小病灶、小空洞、胸内肿大淋巴结，提高了发现率；在 CT 出现之前，同时应用胸部正侧位片、断层片的检查效果与目前 CT 检查效果相当，目前胸部透视与胸部 X 线片仍为肺结核诊断的首选及常规方法。

2. CT 检查诊断

应用 CT 检查进行肺结核的发现及定位诊断有 100%的准确率，但定性诊断不如常规 X 线检查。肺结核的 CT 诊断价值如下。

（1）CT 检查有助于发现普通 X 线检查不易发现的病变，包括气管内、肺尖区、肺门旁、脊柱旁、心脏后、胸膜缘、膈面上、膈面后、胸腔积液掩盖部位等。

（2）对于急性肺结核粟粒样病灶，CT（特别是薄层 CT）可清晰显示出其"三均匀"的特征，即分布、大小及密度均匀，以此可与其他弥漫性肺病进行鉴别。

（3）鉴别诊断位于肺部、胸膜的结核球和其他孤立性球形病灶的作用显著。

（4）易于对结核性空洞类型进行判定，鉴别诊断结核性空洞及非结核性空洞。

（5）可较好地鉴别诊断囊性病灶及实质性病灶。

（6）使用 CT 特别是纵隔窗层面，有助于发现作为诊断结核病重要依据的微小钙化灶。

（7）有利于发现胸内淋巴结结核并进行诊断，淋巴结结核直径多为 15～20mm，而肿瘤直径则多大于 20mm。胸内淋巴结结核表现有"六多"特征：单侧多、右侧多、单组多、单个多、肺门多、肿瘤型多。对于体检不易发现的锁骨上窝、腋窝淋巴结结核也较易发现并诊断。

（8）可清晰显示支气管结核的肉芽型及瘢痕狭窄型，患者如无法进行纤维支气管镜检查，可使用 CT 诊断，另外，CT 检查还可取代支气管或瘘管的造影，诊断结核性支气管扩张及结核性瘘管。

（9）诊断胸膜结核、胸腔积液的敏感度较好，发现少量（＜150ml）胸腔积液、包裹性胸腔积液、叶间积液、纵隔积液、胸膜肥厚的效果都较普通 X 线检查更佳。但 CT 检查仍不能作为肺结核诊断的首选，亦无法取代传统常规的 X 线检查。

3. MRI 检查诊断

MRI 检查技术具有无创性的优点，其应用于中枢神经（脑与脊髓）、纵隔肿瘤及淋巴结病变的效果比较好。对于普通 X 线检查不易发现的胸部隐蔽部位病变的诊断效果很好，有利于诊断胸壁结核、纵隔淋巴结结核。但对于肺结核的病变，MRI 检查效果却较常规 X 线或 CT 检查差。通常，对于已有胸部症状但普通 X 线检查结果显示阴性的患者

进行胸部 CT 检查，如能发现病变，则不必再行胸部 MRI 检查。MRI 检查适用于肺结核鉴别诊断困难的病例。

4. 超声检查诊断

超声检查具有无创性、简便、经济的优点，是诊断结核性胸膜炎的重要首选方法，其效果较普通 X 线检查佳，而与 CT 检查相似。B 超检查能精确查出胸腔内 0.5～1.0ml 的微量积液，精确且立体（上下、左右、前后）地定位胸腔积液，并对渗出性、血性和脓性积液进行区分，诊断胸腔积液、胸膜肥厚、包裹性积液、实质性包块。诊断肺底积液特别是肺底微量积液及包裹性积液的准确率可达 100%，但对于肺实质的结核病变及含液囊肿，只可进行一定程度的鉴别诊断。

5. 其他

如放射性同位素扫描与数字减影血管造影（DSA）技术，只用于鉴别诊断部分肺结核及非结核性肺病。

三、显微镜学诊断技术

显微镜下结核病病变通常为坏死性肉芽肿性炎，但亦可为非坏死性肉芽肿性炎。典型的病变是肉芽肿伴干酪样坏死，外周有纤维结缔组织和慢性炎症细胞浸润，病变周边可见朗汉斯巨细胞。结核病的基本病理变化主要为渗出性病变、增生性病变和坏死性病变，这 3 种病变可以共存，随机体抵抗力、对结核分枝杆菌的超敏反应强度、结核分枝杆菌的菌量及毒力强度而相互转化。

四、结核分枝杆菌快速培养技术

为了突破传统的改良罗氏培养基所需时间过长的局限，研究者致力于"快速培养"的研究，以期适应临床诊断的需要。有不少自制培养基通过添加营养成分在一定程度上缩短了调整期生长速度，但结核分枝杆菌生长缓慢的特性本质是由遗传属性即一系列遗传因素所决定的，故人们把研究方向由促进其快速生长转向快速检出，以观测细菌的早期生长来帮助诊断。

（1）BACTEC 460 TB 全自动分枝杆菌培养鉴定仪实现了结核分枝杆菌快速分离。其主要工作原理是测定分枝杆菌的代谢产物，于培养瓶中加入放射性 ^{14}C 棕榈酸产物后，将经过处理的检测标本进行接种，若有分枝杆菌存在，则分枝杆菌代谢利用 ^{14}C 标记底物产生的 $^{14}CO_2$ 能被检测到，测定其 $^{14}CO_2$ 气体量进行结核分枝杆菌的换算。

（2）继 BACTEC 460 之后，又推出了 BACTEC MGIT 960 系统。该系统的全自动快速分枝杆菌培养鉴定药敏仪基于荧光增强原理，其荧光指示剂对培养管内的氧气浓度高度敏感，被包埋于 MGIT 系统培养管底部，使培养管内的氧气浓度能直接被感应。当分枝杆菌在培养管内生长时，出现氧气消耗，二极管激发荧光显示剂发出荧光，每隔 60 分钟，荧光强度记忆探测器会对培养管内荧光的强度变化进行测定，若荧光强度出现加速变化，系统将报告该标本阳性，且直接打印出结果。对于阳性的培养管，可以即刻取出，将涂片染色，判断是否为结核分枝杆菌，并可分离菌种，制备菌悬液，第二次接种于预先配制好的含药物敏感试验所需标准浓度药物的培养管和空白对照培养管中，然后置入仪器内培养，以分枝杆菌的生长对比情况来判断药物的敏感性。根据该药敏实验结果可做出分枝杆菌菌种的初步鉴定。对阳性标本进行涂片后，如可确认为结核分枝杆菌，则发出相应报告。

（3）BacT/ALERT 3D：自 1990 年进入市场，已超过 10 000 台该仪器在全球各地担负起血液、体液培养和（或）分枝杆菌的检测任务。其应用原理为培养全封闭式的比色法，此举解决了放射性的污染问题。

仪器检测原理：假定测试品中存在微生物，当其在培养基中代谢消耗基质时，会产生 CO_2，置于每个标本瓶底部的传感器随之发生变色，其蓝绿色变浅。发光二极管（LED）将光线投射到传感器上，使用一个光电探测器来测量反射光。产生的 CO_2 量与被反射的光成比例增长。故通过比较产生 CO_2 的量值与标本瓶中初始的 CO_2 水平即能判断出结果。如下情况可确定样品为阳性：CO_2 产生的速率持续增加，初始 CO_2 含量高，和（或）CO_2 生成速率异常高。亦能视所产生的微量 CO_2 或 CO_2 缓慢持续的变化状态，对样本报告为阳性。若处于理想条件下，超过规定的时间后，CO_2 水平仍无明显变化则系统会自动报告样本为阴性。

（4）ESP 培养系统：美国 Difco 公司研制的最新 ESP 系统也是如今在中国推广使用的自动化非介入性连续瓶外检测的血培养仪代表之一。

仪器原理：系统对需氧菌（12 分钟）、厌氧菌（24 分钟）行持续监测，由于细菌在生长代谢过程中消耗氧气，产生二氧化碳、氢气和氮气，培养瓶内的压力随之发生改变，系统采用的为气压感技术，由压力传感器随时检测瓶内新变化，如果细菌生长，就会发出报警提示。系统使用的培养基为改良 Middlebrook 7H9 液体培养基。

五、活动性结核病和结核潜伏感染的免疫学诊断技术

1. 皮肤结核菌素试验

结核菌素皮试（TST）是临床上针对结核病最常用、最低廉、最传统的诊断工具，又称结核菌素试验。此方法应用结核菌素对机体进行测定，观察人体能否被引发皮肤迟发超敏反应，以此来判定人体对于结核分枝杆菌有无免疫力，进而判断受试者是否曾经感染过结核分枝杆菌。结核菌素皮试为诊断结核菌感染的特异方法，对结核病的流行病学调查、卡介苗接种、筛查预防对象、临床诊断与鉴别诊断等都有重要意义。

TST 是一项传统的检查方法，目前的研究离不开与之相辅相成的新诊断方法——γ干扰素释放试验（interferon-gamma release assay，IGRA）。这是一项新的细胞免疫学诊断技术，可检测受试者外周血单核细胞在结核特异性抗原刺激下分泌细胞因子的水平，若结果阳性则提示受试者为活动性结核病，具有重要的诊断价值。IGRA 的优势在于其使用的是结核特异性抗原，该抗原为结核分枝杆菌复合群所特有，大部分非结核分枝杆菌的该抗原检测结果阴性。因此，目前的研究大多推荐联合使用 TST 与 IGRA 进行活动性结核病及肺外结核的诊断。

2. 结核抗体测定

结核分枝杆菌感染机体，患者血清中有特异性抗体 IgG、IgM 和 IgA 形成，因此可采用酶联免疫吸附试验测定特异性 IgG、IgM 和 IgA 抗体。目前常用的结核抗体检测主要为 IgG 抗体，但是发现有相当部分 IgG 抗体检测阴性的结核病患者样品，IgM 和（或）IgA 抗体检测为阳性，且 IgM 和 IgA 抗体检测亦存在一定互补性，所以临床实践中，IgG、IgM 和 IgA 抗体联合检测可大幅提高检测的灵敏度。

3. 结核抗原测定

结核抗体检测技术简便、快速，但相比结核抗原检测"窗口期"较长，无法实现真正意义上的早期检测。血清学抗原检测技术能够实现早期检测，且简便快捷，但由于高特异性抗体较难获得，目前尚缺乏高度敏感、特异的结核抗原检测试剂。然而，致病性结核分枝杆菌特异分泌性抗原的存在使早期检测抗原并区分感染菌成为可能。

4. 细胞因子检测

细胞因子是由细胞分泌，可影响细胞生物学行为、造血免疫功能和对炎症反应的一类物质。结核病在免疫学上可定义为与免疫反应密切联系的免疫紊乱性疾病。结核分枝杆菌感染机体后，淋巴细胞、吞噬细胞在肺内感染部位蓄积，细胞因子和趋化性细胞因子及其受体对形成结核结节及细胞介导的免疫反应起着非常重要的作用。随着细胞和分子免疫学的进展，对有关细胞因子在结核病免疫发病中的作用有了广泛而深入的研究。这些细胞因子有肿瘤坏死因子、白细胞介素和干扰素等。细胞因子免疫学检测的优点是特异性强、操作简便，但灵敏度仍有限，且不能完全反映其活性水平。

六、分子诊断技术

分子生物学方法（包括病原体检测及耐药检测）以其简便、快速、特异度高的特点成为结核分枝杆菌检测研究的热点。国内外大量研究证明 PCR 检测结核分枝杆菌的敏感度达到 100%。目前，分子生物学结核检测方法主要有 DNA 探针技术、PCR 测序、双重实时荧光 PCR 技术、TaqMan 探针技术及环介导等温扩增（LAMP）技术等。

1. DNA 探针技术

DNA 探针技术运用于临床重要的分枝杆菌（如鸟分枝杆菌、细胞内分枝杆菌、鸟分枝杆菌复合群、堪萨斯分枝杆菌和戈登分枝杆菌等）的鉴定已有一段时间。其原理是提取细菌的 rRNA 与具有种特异性的经标记的 DNA 探针进行杂交，通过发光计就可以得到结果。培养后，仅需 2 小时即可完成种属鉴定。这种方法的优点是简单、快速、敏感、特异性强，且不需要特殊的设备，在临床已得到广泛应用，缺点是不能用于所有致病分枝杆菌的鉴定。

2. PCR 测序

PCR 测序是分枝杆菌鉴定的金标准。使用特异性引物 PCR 扩增分枝杆菌 DNA，然后检测扩增的序列，与参考序列相比较可得到鉴定结果。仅需一个测序反应就可得到确定的结果。许多分枝杆菌的感染可用该法确诊。

3. 双重实时荧光 PCR 技术和 TaqMan 探针技术

利用结核分枝杆菌和分枝杆菌特异性的核酸序列，联合双重实时荧光 PCR 技术与 TaqMan 探针技术检测分枝杆菌。二者分别针对结核分枝杆菌和分枝杆菌的特异性序列进行引物和探针设计，探针分别标记不同荧光物质。当反应体系中有目的基因存在时，随着 PCR 反应的进行，显现荧光释放，检测不同通道的荧光信号便能得到结果。

综上所述，结核分枝杆菌分子生物学检测方法将是大势所趋。随着检测技术的更新，结核病诊断的灵敏度不断提高，检测时间不断被缩短，准确度方法覆盖面不断扩大，这些方面也将成为诊断技术开发的重点考虑因素，期待将来有更多的产品应用到实际中来，实现早诊断、早治疗。

参 考 资 料

陈效友，2017. 结核病诊断新进展. 北京：北京科学技术出版社.

张贺秋，赵雁林，2013. 现代结核病诊断技术. 北京：人民卫生出版社.

第十章 新型冠状病毒感染体外诊断试剂

第一节 概 述

一、冠状病毒的由来

人的冠状病毒在 1965 年已被分离出来，但目前对它们的认识相当有限。在 50%的 5～9 岁儿童中可检出中和抗体，70%的成人中和抗体阳性。鼻病毒是 20 世纪 50 年代被发现的，人们发现鼻病毒与感冒有关，但是只有大约 50%的感冒由鼻病毒引起。1965 年，Tyrrell 等用人胚气管培养方法，从普通感冒患者鼻洗液中分离出一株病毒，命名为 B814 病毒。随后，Hamre 等用人胚肾细胞分离到类似病毒，代表株命名为 229E 病毒。1967 年，Mclntosh 等用人胚气管培养从感冒患者中分离到一批病毒，其代表株是 OC43 株。1968 年，Almeida 等对这些病毒进行了形态学研究，经电子显微镜观察发现这些病毒的包膜上有形状类似日冕的棘突，故提出命名这类病毒为冠状病毒（coronavirus）。1965 年，Tyrrell 与 Bynoe 利用胚胎的带有纤毛的气管组织首次培养出冠状病毒，此病毒在电子显微镜下可见如日冕般外围的冠状结构，因此被称为冠状病毒。

冠状病毒是自然界中广泛存在的一大类病毒，属于套式病毒目、冠状病毒科、冠状病毒属，是一类具有囊膜、基因组为线性单股正链的 RNA 病毒，病毒基因组 5′端具有甲基化的帽状结构，3′端具有 poly（A）尾，基因组全长 27～32kb，是目前已知 RNA 病毒中基因组最大的病毒。冠状病毒与人和其他动物的多种疾病有关，可引起人和其他动物呼吸道、消化道和神经系统疾病。

二、冠状病毒的分类

冠状病毒可分为四个属：α、β、γ、δ，其中β属冠状病毒又可分为 4 个独立的亚群——A 亚群、B 亚群、C 亚群和 D 亚群。根据感染的特性可以将冠状病毒分为可感染人类的冠状病毒和动物冠状病毒。

（1）可感染人类的冠状病毒：目前除新型冠状病毒（2019-nCoV）外，已知有 6 种冠状病毒会感染人类并引起疾病，包括 HCoV-229E、HCoV-OC43、SARS-CoV、HCoV-NL63、HCoV-HKU1 和 MERS-CoV。其中，SARS-CoV 引起的严重急性呼吸综合征（SARS）及 MERS-CoV 引起的中东呼吸综合征（MERS）都造成了较大范围的疫情传播及较严重的临床后果。HCoV-229E 和 HCoV-NL63 属于α属冠状病毒，HCoV-OC43、

SARS-CoV、HCoV-HKU1 和 MERS-CoV 均为β属冠状病毒，其中，HCoV-OC43 和 HCoV-HKU1 属于 A 亚群，SARS-CoV 属于 B 亚群，MERS-CoV 属于 C 亚群。

（2）动物冠状病毒：包括哺乳动物冠状病毒和禽冠状病毒。哺乳动物冠状病毒主要为α、β属冠状病毒，可感染包括猪、犬、猫、鼠、牛、马等多种动物。禽冠状病毒主要为γ、δ属冠状病毒，可引起多种禽鸟类，如鸡、麻雀、鸭、鹅、鸽子等发病。

三、冠状病毒的理化特性

冠状病毒对热较为敏感，病毒在 4℃合适维持液中为中等稳定，-60℃可保存数年，但随着温度的升高，病毒的抵抗力下降，如 HCoV-229E 于 56℃ 10 分钟或者 37℃数小时即可丧失感染性，SARS-CoV 于 37℃可存活 4 天，在 56℃加热 90 分钟、75℃加热 30 分钟能够将其灭活。

冠状病毒不耐酸、不耐碱，病毒复制的最适宜 pH 为 7.2。冠状病毒对紫外线和热敏感，氯己定不能有效灭活冠状病毒。冠状病毒对有机溶剂和消毒剂敏感，75%乙醇、乙醚、氯仿、甲醛、含氯消毒剂、过氧乙酸和紫外线均可灭活病毒。

冠状病毒中的 SARS-CoV 于 24℃条件下在尿液里至少可存活 10 天，在腹泻患者的痰液和粪便里能存活 5 天以上，在血液中可存活约 15 天，在塑料、玻璃、金属、布料、复印纸等物体表面均可存活 2～3 天。

第二节　新型冠状病毒的特点

一、病原学特点

新型冠状病毒（2019-nCoV）属于β属冠状病毒，有包膜，颗粒呈圆形或椭圆形，直径 60～140nm。其具有 5 个必需基因，分别针对核蛋白（N）、病毒包膜（E）、基质蛋白（M）和刺突蛋白（S）4 种结构蛋白及 RNA 依赖性的 RNA 聚合酶（RdRp）。核蛋白（N）包裹 RNA 基因组构成核衣壳，外面围绕着病毒包膜（E），病毒包膜包埋有基质蛋白（M）和刺突蛋白（S）等蛋白。刺突蛋白通过结合血管紧张素转换酶 2（ACE2）进入细胞。

与其他病毒一样，新型冠状病毒基因组也会发生变异，某些变异会影响病毒生物学特性，如 S 蛋白与 ACE2 亲和力的变化将会影响病毒入侵细胞、复制、传播的能力，康复者恢复期和疫苗接种后抗体的产生，以及抗体药物的中和能力，因此新型冠状病毒基因变异引起了广泛关注。世界卫生组织提出的"关切的变异株"（variant of concern，VOC）有 5 个，分别为阿尔法（alpha）、贝塔（beta）、伽马（gamma）、德尔塔（delta）和奥密克戎（omicron）。2022 年，omicron 株感染病例已取代 delta 株成为主要流行株。有证据显示 omicron 株传播力强于 delta 株，但致病力有所减弱，我国境内常规使用的 PCR 检测诊断准确性未受到影响，但可能降低了一些单克隆抗体药物对其的中和作用。

体外分离培养约 96 小时后，新型冠状病毒即可在人呼吸道上皮细胞内被发现，而在非洲绿猴肾细胞 VeroE6 和人肝细胞系 Huh-7 中分离培养约需 6 天。新型冠状病毒基因组序列已通过测序解析完成，结果显示基因组含有约 29 000 个碱基，有 12 个蛋白编码区/开放阅读框。

新型冠状病毒在流行过程中基因组不断发生变异，新的变异株可能在传播力、致病性、免疫逃逸能力等方面发生改变。变异株可能影响检测试剂的性能，甚至出现漏检。

二、新型冠状病毒的传染性

模型研究揭示了新型冠状病毒具有两大特征：高传染性和高隐蔽性。

1. 高传染性

新型冠状病毒与 SARS 病毒依赖病毒表面的 S 蛋白与细胞表面的 ACE2 结合，才得以进入细胞。但是新型冠状病毒的传染性要比 SARS 病毒强很多。新型冠状病毒感染暴发之初，中国科学院上海巴斯德研究所和中国科学院武汉病毒研究所的科学家发现，与 SARS 病毒一样，新型冠状病毒也是通过 S 蛋白结合人类细胞表面的 ACE2 受体进入细胞进行繁殖。ACE2 受体与新型冠状病毒的亲和力是与 SARS 病毒亲和力的 10～20 倍，这也说明了新型冠状病毒有如此强的传染性的原因。

传染性强弱一般用基本传染数 R_0 表示。传染病的威胁主要表现在传染性和病死率两个方面，其中传染性在流行病学中用 R_0 衡量，R_0 是指在没有外力介入、同时所有人都没有免疫力的情况下，一个感染某种传染病的人会把疾病传染给多少人的平均数。通常，R_0 值越大，则证明传染性越强，防控难度也就越大。当 $R_0>1$ 时，传染病将以指数方式传播并将成为流行性疾病；$R_0=1$ 时，传染病将成为地方性流行性疾病；$R_0<1$ 时，该传染病将会逐步消失。

2020 年 1 月，世界卫生组织的报告表明 COVID-19 的 R_0 在 1.4～2.5，但随后的一系列研究将 R_0 的测算值不断提升，国外一个联合研究小组发表的研究显示，使用 SEIR 模型（S、E、I、R 分别代表易感染者、潜伏者、传染者、康复者）测算出 COVID-19 的 R_0 在 2.4～4.1。

2. 高隐蔽性

新型冠状病毒潜伏期一般在 1～14 天，多数情况为 3～7 天，也有极少数感染者可能会超过 14 天。在潜伏期即有传染性，发病后 5 天内传染性较强。

三、新型冠状病毒的传播途径

（1）经呼吸道飞沫和密切接触传播是主要的传播途径。

（2）在相对封闭的环境中经气溶胶传播。

（3）接触被病毒污染的物品后也可造成感染。

第三节　新型冠状病毒诊断试剂检测原理

一、新型冠状病毒诊断试剂批准信息

新型冠状病毒诊断检测试剂盒类别归为第三类诊断试剂，由国家药品监督管理局负责批准。2022 年底在国家药品监督管理局官网可查询到新型冠状病毒（2019-nCoV）各类检测试剂盒 109 项，详细的批准信息见表 10-1。

表 10-1　新型冠状病毒诊断试剂盒

序号	试剂盒种类	注册数量
1	新型冠状病毒（2019-nCoV）核酸检测试剂盒	35
2	新型冠状病毒（2019-nCoV）抗原检测试剂盒	36
3	新型冠状病毒（2019-nCoV）抗体检测试剂盒	38

从表 10-1 中可以看出，新型冠状病毒诊断试剂可以分为三大类：①基于核酸检测技术的诊断试剂；②针对病毒抗原检测的诊断试剂；③针对病毒抗体检测的诊断试剂。

二、基于核酸检测技术的诊断试剂

核酸检测主要采用逆转录 PCR、二代测序等方法，在鼻拭子、咽拭子、痰液和其他下呼吸道分泌物等标本中均可检测出新型冠状病毒核酸。目前诊断新型冠状病毒在分子生物学手段上的常用方法主要有两种，分别为病毒核酸特异基因检测和病毒基因组测序。

（1）病毒核酸特异基因检测：目前最常用的是实时荧光逆转录 PCR 法。实时荧光 PCR 法是一种快速简便、成本较低且已在临床广泛使用的感染性病原体核酸检测技术。新型冠状病毒属于 RNA 病毒，PCR 扩增前需要先进行逆转录反应，商品化试剂盒通常把逆转录（RT）反应液与 PCR 反应液预混在一起，一步法完成逆转录与扩增检测的整个过程，简便且明显降低逆转录后开盖易导致污染的风险。

目前国家药品监督管理局已批准多家基于实时荧光 RT-PCR 的新型冠状病毒核酸检测试剂盒，还有基于高通量测序的试剂盒。实时荧光 RT-PCR 试剂盒主要分为 2 类：二重实时荧光 RT-PCR 和三重实时荧光 RT-PCR。二重实时荧光 RT-PCR 检测的靶基因主要是 RdRp 基因和 N 基因；三重实时荧光 RT-PCR 是针对 RdRp 基因、N 基因和 E 基因。目前关于新型冠状病毒基因组序列，已有多个研究公布了其检测的引物和探针序列，美国疾病控制与预防中心也在其官网上公布了引物和探针序列。

（2）病毒基因组测序：宏基因组二代测序法（NGS）指以宏基因组为研究对象，直接利用 NGS 对临床样本中的基因组进行检测，实现病原微生物的快速识别、性能鉴定、功能研究，以及研究微生物间、微生物与环境间关系的方法。最近研究报道利用 mNGS 快速检测新型冠状病毒感染患者肺泡灌洗液样本中的新型冠状病毒，并通过进一步进化树分析表明新型冠状病毒与蝙蝠来源的冠状病毒株 bat-SL-CoVZC45 和

bat-SL-CoVZXC21 核酸一致率大于 87.5%。

与前述实时荧光 RT-PCR 相比，NGS 不但可以鉴定新的病毒株，也可以用于早期低病毒含量样本的检测或实时荧光 RT-PCR 检测可疑或灰区结果的确认；但鉴于目前大多数医院缺乏测序设备、缺乏生物信息学分析人员来协助解读测序结果，缺乏研发阶段的流程和试剂配比的优化，缺乏阳性和阴性参考品的设立及初步预临床试验的支持，再加上 NGS 的成本高和检测周期较长，目前还不适于常规临床检测。

三、基于抗体检测技术的诊断试剂

新型冠状病毒侵入人体后，人体会产生相应的特异性抗体进行防御。其中，特异性抗体 IgM 最早产生并进行早期防御，但该抗体维持时间短、消失快，在血中持续数日至数周；随后产生 IgG 抗体，在 IgM 接近消失时，IgG 的含量达到高峰，并在血中持续较长时间。在临床应用中，新型冠状病毒特异性 IgG 在病毒感染早期检出率较低，因此该标志物不单独用于新型冠状病毒感染的辅助诊断，应与新型冠状病毒特异性 IgM 抗体检测联合使用。

新型冠状病毒疫苗的接种会刺激人体产生保护性抗体，随着大规模人群新型冠状病毒疫苗接种率的提高，在新型冠状病毒血清学检测过程中，应充分考虑疫苗接种对检测结果的影响，新型冠状病毒感染相关的诊疗方案提出，新型冠状病毒特异性 IgM 检测不适用于近期接种过新型冠状病毒疫苗的人群。同时，关于新型冠状病毒疫苗接种后抗体持续阳性的时间，尚未有明确的研究结论，新型冠状病毒特异性 IgG 检测亦不适用于接种过新型冠状病毒疫苗或曾经感染过新型冠状病毒的人群。在新型冠状病毒抗体临床应用上，我国《新冠病毒疫苗接种技术指南（第一版）》明确规定，接种疫苗后不建议常规检测抗体作为免疫成功与否的依据。

四、基于抗原检测技术的诊断试剂

新型冠状病毒的 N 蛋白、E 蛋白和 S 蛋白等抗原可作为免疫原，在病毒感染人体后，刺激浆细胞产生特异性抗体。依据双抗夹心 ELISA 原理，将样本滴加在样本垫上，通过液相层析依次通过结合垫、NC 膜上的检测线（T 线）和质控线（C 线）。结合垫内含有标记的抗原特异性抗体，可以与样本中的抗原（病毒蛋白）结合，当液流到达检测线（T 线）时，固定在这条线上的第二种抗原特异性抗体再次与抗原结合，将会呈现阳性结果。质控线（C 线）包被 IgG 抗体，可以结合样本垫中的抗体，用于判断层析过程是否顺利。新型冠状病毒抗原检测可直接检测出人体样本中是否含有新型冠状病毒，诊断快速、准确、对设备和人员要求低，采用双抗夹心法，使用两种抗原特异性抗体去识别和结合一个靶点抗原的不同表位，则可以大大降低交叉反应的概率，从而有效提高其特异性。

第四节　冠状病毒诊断试剂新技术

基于目前实验室检测新型冠状病毒积累的经验和常见问题，并结合国内外最新研究进展和应用实践，中国医院协会临床微生物实验室专业委员会组织相关领域专家共同制定了《新型冠状病毒抗原快速检测专家共识（2022）》。该共识核心意见如下。

（1）新型冠状病毒抗原检测主要靶标为 N 蛋白，以保证较高的检测敏感度、特异度和对病毒变异株较高的包容性（共识度：100%）。

（2）抗原快速检测主要采用免疫层析技术（共识度：100%）。

（3）抗原检测特异度较高，敏感度受患者疾病严重程度、采样时机、样本类型、样本处理技术、样本病毒载量、病毒变异情况和检测试剂盒差异等因素的影响（共识度：100%）。

（4）抗原检测方法主要推荐用于发病早期、病毒载量较高的感染者（共识度：100%）。

（5）抗原检测主要适用标本类型为鼻腔拭子、鼻咽拭子和口咽拭子等（共识度：100%）。

（6）抗原、核酸和抗体检测结果解读及处置建议，根据被测者临床症状、疫苗接种史及接触史不同而采取不同措施（共识度：98.63%）。

（7）对于疑似病例，抗原检测结果无论阳性还是阴性，均应进行核酸检测确认（共识度：98.63%）。

（8）抗原检测推荐在高风险、高流行区域人群中应用，一般人群不建议进行抗原检测（共识度：94.52%）。

（9）抗原检测主要适用场景：基层医疗卫生机构就诊的有症状人员、隔离观察人员、有自我检测需求的社区居民等（共识度：98.63%）。

（10）抗原检测其他适用场景：高风险工作人员监测，封闭/半封闭场所人员监测，疫情流行期间发热门诊、急诊聚集患者快速分流管理等（共识度：98.63%）。

（11）抗原检测应选择经国家药品监督管理局审批的试剂盒，严格按试剂说明书操作（共识度：100%）。

（12）医疗机构开展抗原检测应进行试剂性能评价和质量控制（共识度：100%）。

（13）建议对抗原自测流程及结果进行有效管理，以保障检测的准确性和对疫情的及时监控（共识度：100%）。

因此，目前对于冠状病毒的检测主要基于核酸检测技术的不断更新，使检查更加灵敏、迅速，可信度不断提高。虽然都是对病毒核酸进行检测，但同时有不同的核酸检测原理和方法，主要有实时荧光定量 RT-PCR 技术、基因测序核酸检测技术、数字 PCR 技术、等温扩增技术、核酸 POCT 技术、核酸质谱检测技术等，各方法的原理及发展情况如下。

一、实时荧光定量 RT-PCR 技术

实时荧光定量 RT-PCR 技术是指在 PCR 反应体系中加入荧光基团，每扩增一条 DNA 链，就有一个荧光分子产生，通过荧光信号不断累积而实现实时监测 PCR 全程，然后通过标准曲线对未知模板进行定量分析的方法。实时荧光定量 RT-PCR 是目前临床上新型冠状病毒感染的主要确诊方法，其基本原理是通过荧光标记的特异性探针对反应过程中 PCR 产物进行检测，实时监测产物量的增长，根据扩增曲线计算得出起始模板量。针对

新型冠状病毒基因组中的特异基因设计引物，通过特异性引物与病毒基因组的结合来检测新型冠状病毒的存在。疫情发生后，各科研单位及企业快速参与其中，结合自身的优势，以最快的速度研发核酸检测试剂盒，包括一步法和两步法 RT-PCR，且各有优缺点，工作中应根据实际情况选择应用。

二、基因测序核酸检测技术

基因测序技术在疫情初期甄别病原体中起到了至关重要的作用，也为后续基因扩增检测新型冠状病毒的开展提供了特异性基因组序列信息。目前研究者可以在 GISAID、GenBank 等平台下载新型冠状病毒的基因组序列，如果经检测，患者的病毒基因组测序结果与已公布的新型冠状病毒基因序列高度同源，则可作为确诊的依据。但基因测序存在仪器昂贵、操作复杂、耗时长、需要专业人员进行分析等不足，无法在临床上大范围推广利用。因此，基因测序核酸检测技术可用于临床高度疑似且 RT-PCR 检测阴性患者的确诊。

三、数字 PCR 技术

数字 PCR 技术是一种核酸分子绝对定量技术。当前核酸分子的定量有三种方法：①分光光度法基于核酸分子的吸光度来定量；②实时荧光定量 PCR 基于 C_t 值来定量，C_t 值是指可以检测到荧光值对应的循环数；③数字 PCR 是最新的定量技术，基于单分子 PCR 方法来进行计数的核酸定量，是一种绝对定量的方法。数字 PCR 主要采用当前分析化学热门研究领域的微流控或微滴化方法，将大量稀释后的核酸溶液分散至芯片的微反应器或微滴中，每个反应器的核酸模板数少于或等于 1 个。这样经过 PCR 循环之后，有核酸分子模板的反应器就会给出荧光信号，没有核酸分子模板的反应器就没有荧光信号。根据相对比例和反应器的体积，可以推算出原始溶液的核酸浓度。数字 PCR 技术克服了荧光 PCR 不能绝对定量的缺点，且结果不依赖 C_t 值，不采用内参基因和标准曲线，直接给出待测核酸的浓度，实现了绝对定量。具有准确度高、重现性好等优点。中国计量科学研究院宣布基于高灵敏数字 PCR 技术，针对新型冠状病毒 ORF1ab 基因、N 基因、E 基因，研发出检测试剂盒。其他单位或企业也宣布成功研制出三通道数字 PCR 新型冠状病毒检测试剂盒。但是，此方法的缺点是对设备依赖性强，且价格高，仅集中在少数大医院使用，实际应用上的困难限制了其作用的发挥。

四、等温扩增技术

等温扩增技术属于核酸体外扩增技术，其反应过程始终维持在恒定的温度下，通过添加不同活性的酶和各自特异性引物（或不加）来达到快速核酸扩增的目的。与传统 PCR 相比，等温扩增技术设备简单、扩增时间缩短，同时保持了较高的灵敏度及特异度，适合快速检测，在病原检测及分子诊断中广泛应用。根据反应原理的不同，等温扩增技术可分为环介导等温扩增（LAMP）技术、重组酶聚合酶扩增技术、依赖核酸序列型扩增技术、链置换扩增技术、滚环扩增技术等，部分已经实现商业化。LAMP 技术是应用最广泛的等温扩增技术。等温扩增技术的重要进展之一是与 CRISPR 系统联合，检测基因更精准、快速，发展潜力很大。另一重要进展是在病毒等病原微生物检测方面的应用，已有研究显示 LAMP 技术能够快速精准地检测 MERS-CoV 的 ORF 基因和 N 基因，效果优于实时定量 RT-PCR。自新冠疫情发生以来，已有多个团队利用等温扩增技术研发新型冠状病毒诊断试剂盒。该技术具有快速、简便、结果直观和高通量筛选等优点。扩大了新型冠状病毒的检测手段。但等温扩增技术具有引物设计要求高、不能扩增较长目的片段、易产生假阳性等局限性，因此其在新型冠状病毒的检测中能否克服上述缺陷，达到快速精准检测的目的，仍有待于临床进一步应用和评估。

五、核酸 POCT 技术

POCT 又称"床旁检测""近患检验"等，是指在患者附近或其所在地进行的，其结果可能导致患者的处置发生改变的检验。核酸 POCT 作为一类极具潜力的检测技术，省去了诸多分区标本处理和大型仪器设备检测的步骤，也简化了数据处理等烦琐过程，可直接快速地得到可靠的结果，用于指导患者治疗。因此无论是在重大公共卫生事件紧急应对，还是在院内感染诊治和管理中，核酸 POCT 都有为精准治疗和科学防控提供重要技术支撑和保障的发展前景。病原体核酸 POCT 主要应用于发热门诊、急诊、儿科门诊、检验科和某些特定病区。与普通理化指标 POCT 不同的是，病原体核酸 POCT 首先需评估生物因子的危害程度，在符合生物安全要求的条件下方可开展工作。根据现阶段技术条件及未来技术的发展趋势，不同病原体核酸 POCT 技术的主要应用场景有所不同，如表 10-2 所示。

表 10-2　不同病原体核酸 POCT 技术的主要应用场景

实验室场景	目的	病原体检测举例
急诊	初步诊断和治疗	A 群链球菌、流感病毒
发热门诊	诊断、治疗和监测	疟原虫、登革病毒、A 群链球菌、新型冠状病毒、非典型病原体
儿科门诊	诊断、治疗和监测	疟原虫、登革病毒、A 群链球菌、呼吸道感染病原体、出疹综合征病原体、腹泻综合征病原体
检验科	诊断、治疗和监测	TB 病毒、HIV、HCV、登革病毒、疟原虫、A 群链球菌、中枢神经系统感染病原体、血流感染病原体、呼吸道感染病原体、多重耐药菌
特定病区	治疗监测	中枢神经系统感染病原体、血流感染病原体、呼吸道感染病原体、多重耐药菌

核酸 POCT 的缺点如下。

（1）病原体核酸 POCT 的灵敏度比免疫 POCT 高，而且非核酸检测人员的使用会带来检测失败和环境交叉污染的风险。

（2）病原体核酸 POCT 试剂比常规实时荧光 PCR 检测和基于抗原的检测更为昂贵。虽然其比 POCT 抗原检测具有更高的灵敏度和特异度，但是在经济欠发达地区，不能承担分子诊断的高额成本时仍需考虑抗原抗体快速筛查。

（3）尽管核酸 POCT 仪器通常小巧、便携，但检测通量较低，甚至部分仪器每次只能运行 1～2 个样本。在大型医院的发热门诊、急诊科或紧急护理诊所，往往需要多台仪器才能有效满足相应病原体检测通量的需求。

六、核酸质谱检测技术

核酸质谱是一种新型软电离生物质谱分析技术，其将微流控芯片与质谱集成整合，能最大限度获取信息，实现精准诊疗。其具有高灵敏度、高通量、操作简便等特点，适用于呼吸系统感染性疾病病原体等的鉴定。但是由于核酸质谱的两个核心技术芯片和质谱都对仪器设备、工作环境、人员资质等要求很高，难以进行普及。

质谱技术的基本原理是通过将样品离子化，产生不同质荷比的离子，然后再经过质量分析器测定该样品中不同种类离子的分子量，并按照从小到大的顺序依次排列，从而得到一幅质量图谱。质谱仪器平台虽然种类众多，但可以通过样品进样方式、离子源、质量分析器等进行简易分类。其中，基质辅助激光解吸电离-飞行时间-质谱（MALDI-TOF-MS）采用的是样品与基质混合进样，用激光解吸方式电离及飞行时间方法进行质量分析。目前仪器灵敏度达到 500fmol，采用标准样品牛血清白蛋白进行测定，分辨率达到 50% 以上。

1. 基质

MALDI-TOF-MS 需要基质参与电离的过程，基质多为具有很强激光能量吸收能力的有机酸，其主要作用为增强样品对激光的吸收，并在一定程度上降低激光对样品的破坏。基因检测所选用的基质通常为羟基吡啶甲酸（HPA）。

2. 离子源工作原理

样品与基质混合结晶后，在激光的照射下基质迅速蒸发，基质和样品分子间的作用力快速削弱，使得样品分子被释放出来。同时，基质可将吸收到的激光能量传递至样品分子并使其电离。因此，基质辅助激光解吸电离（MALDI）技术属于光子激发的表面解吸离子源，其能量由激光的光子提供。另外，MALDI 电离技术灵敏度极高，仅需 pmol 至 fmol 级别的微量样本即可进行检测。

3. 飞行时间质谱（TOF-MS）原理

飞行时间质谱最早出现于 1955 年，20 世纪 80 年代后期开始快速发展，并常与 MALDI 离子源联用。其原理是通过间歇式的脉冲电场对离子化的样品进行加速，然后不同分子量的离子在真空飞行管内以各自不同的恒定速度飞向离子检测器。由于真空管内离子飞行速度与其质荷比（m/z）的平方根成反比，不同质荷比的离子到达检测器的飞行时间不同，从而可以区分出样品中具有不同分子量的物质。理论上，TOF 分析器的分子量检测范围为 0 至无限大，但在实际基因检测应用中，该检测范围多限制在 1000～10 000。

早期的 TOF-MS 分辨率较低，主要原因是当时所采用的离子连续引出技术存在缺陷，即同时离开离子源的相同 m/z 离子间的动能存在差异。Wiley 和 Mclaren 在 20 世纪 50 年代开发了延迟引出技术，离子化后的样品首先进入无场区，然后在几百纳秒或几微秒的延迟后加上电压脉冲引出离子，纠正了具有相同质荷比离子的能量离散，增强了 TOF 分析器的分辨率。但是，延迟引出的方式每次只能对分子量相对较低的部分进行优化，对高质量区无效，因此，Mamyrin 和 Shmikk 提出了另一种采用反射器提高分辨率的方法。该方法引入一个迟滞场，从而偏转离子并将其送回飞行管中，该迟滞场位于与离子源相对的自由场的后面，并将检测器设置在迟滞场的一侧用于捕获被反射的离子。反射器可以修正相同质荷比离子的动能偏差，使得不同动能的离子在同一时间到达检测器，从而达到提高分析器的分辨率的效果。与延迟引出技术的弱点相比，反射器对高质量区离子同样可以进行优化，但代价是损失灵敏度和缩小质量范围。由于基因检测的分子量多集中于 1000～10 000，属于低质量区，因此检测时主要采用带有延迟引出技术的线性模式。

　　为了更好地防控疫情，开发和利用更灵敏、高效、快速的检测技术，已成为急需解决的问题，上述检测方法在不同的应用场景可以选择使用，以达到快速反应和控制病毒传播扩散的目的。但是每个方法又有其局限性，所以新技术的开发和利用，还需寻找方法破局，突破方法的局限性，让新技术、新方法尽快在实际临床中规模化应用。

参 考 资 料

刘克洲，2010. 人类病毒性疾病. 北京：人民卫生出版社.

刘懿卿，卢春明，孙素梅，2020. 预防新冠病毒肺炎宣传手册. 沈阳：辽宁科学技术出版社.

杨扬，谭文杰，2012. 冠状病毒载体研究进展.病毒学报，28（3）：297-302.

中华人民共和国国家卫生健康委员会，2005. 关于推荐《传染性非典型肺炎（SARS）诊疗方案（2004版）》的通知.［2022-12-29］. http://www.nhc.gov.cn/wjw/gfxwj/201304/278fa1328d5148189a4f74476ac8e3f3.shtml.